全国高等教育药学类规划教材

分子生物药剂学

何 伟 尹莉芳 主编

刘建平 主审

化学工业出版社

·北京·

内容简介

《分子生物药剂学》全书共十一章，其中：第一章概述了分子生物药剂学的研究内容、发展现状以及与其他学科之间的关系；第二章主要介绍了几种药物吸收的预测模型；第三章简要介绍了药物转运体的种类、性能、研究模型以及在新药研发中的应用；第四章讲述药物代谢的途径、酶学、影响因素等；第五章则从分子水平探究药物排泄的机制；第六章分别从药代动力学、药效学两方面阐述药物相互作用的分子机理；第七章重点讲述生物药物的体内过程及其载体设计；第八章分析了药物制剂尺寸、形态、表面性质及力学性能对循环转运系统的影响；第九章探究了药物制剂特性与细胞生物学行为的关系；第十章简介了药物的胞内靶向与动力学研究；第十一章综述了分子生物药剂学研究的新模型与新方法。全书内容新颖，架构合理，重点突出从分子与细胞水平研究剂型因素对药物作用的影响，以促进新型药物递送系统的研究与开发。

《分子生物药剂学》可作为高等院校药物制剂专业方向的本科生教材，也可作为药物制剂及相关领域中从事新药研究、制剂开发和质量控制等方面工作的高级科学技术型与创新型人才的参考书籍。

图书在版编目（CIP）数据

分子生物药剂学/何伟，尹莉芳主编．—北京：化学
工业出版社，2021.12
全国高等教育药学类规划教材
ISBN 978-7-122-40563-0

Ⅰ.①分… Ⅱ.①何…②尹… Ⅲ.①分子生物学-
生物药剂学-高等学校-教材 Ⅳ.①R945

中国版本图书馆 CIP 数据核字（2021）第 277226 号

责任编辑：褚红喜　　　　　　　　　　　文字编辑：王聪聪　朱　允
责任校对：李雨晴　　　　　　　　　　　装帧设计：关　飞

出版发行：化学工业出版社（北京市东城区青年湖南街 13 号　邮政编码 100011）
印　　装：大厂聚鑫印刷有限责任公司
880mm×1230mm　1/16　印张 14½　字数 391 千字　2022 年 6 月北京第 1 版第 1 次印刷

购书咨询：010-64518888　　　　　　　售后服务：010-64518899
网　　址：http://www.cip.com.cn

凡购买本书，如有缺损质量问题，本社销售中心负责调换。

定　　价：48.00 元　　　　　　　　　　　　　　　　版权所有　违者必究

《分子生物药剂学》编审人员

主　审

　　刘建平

主　编

　　何　伟　尹莉芳

副主编

　　蔡　铮　张兴旺　张文丽

编　者（按姓氏拼音顺序）：

　　蔡　铮　南方医科大学

　　陈大全　烟台大学

　　何　伟　中国药科大学

　　李永勇　同济大学

　　潘　昊　辽宁大学

　　孙晓译　浙大城市学院

　　王永军　沈阳药科大学

　　徐翔晖　湖南大学

　　尹莉芳　中国药科大学

　　张文丽　中国药科大学

　　张兴旺　暨南大学

　　赵龙山　沈阳药科大学

前　言

　　分子生物药剂学是一门从分子与细胞水平研究剂型因素对药物疗效影响的新学科。它着重从分子和细胞水平解释制剂特性和药物体内处置过程，研究剂型因素对药物作用的影响；重点阐述药物、辅料、载体等剂型因素与内源性物质的相互作用等。其基本任务是从分子和细胞水平，研究药物递送系统和机体相互作用的各种分子机制与途径等，了解其体内过程，以促进新型药物递送系统的应用与转化。

　　作为全国高等教育药学类规划教材之一，基于"三基、五性、三特定"原则，立足于新学科建设，本书首先介绍了涉及活性药物体内过程的基础理论，如分子结构与消化道屏障的相互作用与预测、药物与生物膜和体内大分子的相互作用；其次介绍药物与给药系统在特定条件或特定场所的体内过程，主要包括复方药物相互作用的分子机制、生物药物体内过程、药物与制剂在循环系统的转运、制剂特性对细胞生物学行为的影响以及药物的胞内靶向与动力学研究等；最后简单介绍了分子生物药剂学的研究手段与方法。本教材重点在于凸显分子与细胞水平研究剂型因素对药物作用的影响，以期满足在药物制剂及其相关领域中从事新药研究、制剂开发和质量控制等方面工作的高级科学技术型与创新型人才的培养需求。

　　本教材在编写过程中得到了湖南大学、同济大学、中国药科大学、沈阳药科大学、暨南大学、南方医科大学、烟台大学、辽宁大学、浙大城市学院等院校多位专家学者的大力支持，在此表示感谢。

　　分子生物药剂学是多学科融合发展的产物，其相关领域，如药剂学、药用材料学、分子成像与影像技术、细胞生物学等，正在飞速发展。作为此方向第一本教材，难免有不当之处，在此恳请有关专家学者和读者提出宝贵建议或修改意见，以便进一步完善再版教材。

编者

2021 年 12 月

目 录

第五章　药物排泄的分子机制 / 84

第六章　药物相互作用的分子机理 / 104

第七章　生物药物体内过程及载体设计 / 128

第八章　药物与制剂的循环转运系统 / 151

第一章

概　述

第一节　分子生物药剂学的概念和特点

一、分子生物药剂学的概念

分子生物药剂学（molecular biopharmaceutics）是一种从分子和细胞水平研究药物制剂在体内生物学过程的学科。其综合运用药剂学、分子生物学、细胞生物学和药理学等学科，着重研究**药物递送系统**（drug delivery system，DDS）和机体内源性物质的相互作用，以及递送系统的特性对制剂体内行为的影响。

二、分子生物药剂学的特点

传统的生物药剂学着眼于药物在体内的吸收、分布、代谢与排泄过程，研究各种生物因素对药物从吸收到消除的整个过程以及药效的影响。分子生物药剂学是伴随着生物药剂学和药剂学等学科的发展，以及现代创新制剂研究的进步，而衍生出来的新兴学科。其着眼于从分子和细胞水平，阐述药物制剂与机体相互作用的各种分子机制与途径，主要特点如下：

① 从分子和细胞水平阐述药物递送系统的体内过程、跨屏障机理和入胞机制；

② 研究药物递送系统的理化性质（结构、表面特性和机械强度等）对其流体（血液、气体、尿液、淋巴液和其他体液等）力学行为和细胞内动力学（入胞、摄取和转运等）的影响；

③ 分子生物药剂学的目的系利用递送系统特性和体内行为的相互作用关系，指导药物递送系统的设计和临床用药。

第二节　分子生物药剂学的主要研究内容

一、药物递送系统和内源性物质的相互作用

药物递送系统在药物递送、诊断和治疗方面具有巨大的潜力和重要的应用价值，很大程度上

是由于其独特的性质和功能，包括尺寸、靶向能力和可控释放性能等。然而，药物递送系统在体内的生物分布过程十分复杂，在到达靶点之前面临许多生物屏障，如蛋白冠、剪切力、吞噬系统吞噬作用、肝脏代谢和肾脏清除等。药物递送系统与内源性物质的相互作用不仅影响其药物代谢动力学（pharmacokinetics，PK；简称药代动力学或药动学）和药物效应动力学（pharmacodynamics，PD；简称药效动力学或药效学）特性，而且影响其生物利用度、治疗效果和毒性，研究这些相互作用分子的作用机制有助于有效地设计制剂，提高药物的疗效。

1. 蛋白冠

多数情况下，药物递送系统如纳米颗粒、脂质体、聚合物等一旦进入血液，其表面就会被生物分子覆盖，尤其是蛋白质。蛋白质快速吸附在药物递送系统表面，并且在其表面形成动态的吸附/解吸，形成**蛋白冠**（protein corona，PC）。蛋白冠能改变药物递送系统的大小和表面性质，影响药物递送系统的生物功能，使递送系统难以到达靶部位，甚至引发严重毒性。一旦形成蛋白冠，体内细胞"看见"的其实是蛋白冠，而不是被 PC 包裹的药物递送系统，从而减弱药物递送系统的细胞吸附、降低细胞渗透性、抑制特定的受体-配体相互作用等。因此，研究药物递送系统与蛋白质的相互作用有利于优化药物递送系统的递送效率和靶向性等，为递药系统的合理化设计开辟新的方向。例如，通过对蛋白冠的研究，科学家们发现调理素和脱调理素是蛋白冠中两种重要的蛋白。单核巨噬细胞能识别药物递送系统上的调理素并迅速将它们从循环中清除；而脱调理素能阻止巨噬细胞摄取药物递送系统，从而延长其循环时间。白蛋白是一种典型的脱调理素，用白蛋白包裹药物递送系统可显著抑制调理素的吸附、减少巨噬细胞吞噬、降低细胞毒性，并延长血液循环时间。

2. 药物代谢酶

药物代谢过程由一系列的酶促反应完成，药物代谢酶在药物代谢中起重要的催化作用，包括微粒体酶和非微粒体酶。其中，肝脏微粒体酶系是促进药物生物转化的主要酶系，包括细胞色素 P450 亚型和 Ⅱ 相代谢酶等。因此，肝脏是药物代谢、内源性物质以及外源性物质（包括各种药物递送系统）脱毒的主要场所。研究表明，肝脏能清除 30%～99% 的注射纳米颗粒。此外，药物递送系统在肝脏的蓄积可能会干扰药物代谢酶的表达，增强或抑制肝脏药物代谢酶的活性，从而引发药物递送系统的毒性反应。因此，研究药物递送系统与药物代谢酶的相互作用及其在肝脏的清除机制等，对推进药物递送系统在疾病诊断和治疗中的临床应用具有重要意义。

3. 膜蛋白

细胞膜表面特异性表达的膜蛋白和受体等是实现靶向药物递送的一个重要前提。药物递送系统通过与特定的膜蛋白相互作用，实现药物精准靶向递送，从而促进药物进入细胞发挥作用。例如：血管管腔表面的内皮细胞是治疗心血管疾病的关键靶点，疾病状态下，内皮细胞表面的受体如血管紧张素转换酶、细胞黏附分子（如 PECAM-1、ICAM-1）等表达增多，利用特定配体修饰的药物递送系统可靶向内皮细胞，从而实现血管靶向。此外，多种肿瘤分子靶向药物现已应用于临床，包括表皮生长因子受体酪氨酸激酶（EGFR-TK）抑制剂吉非替尼，表皮生长因子 2（Her-2）的单克隆抗体曲妥珠单抗等。因此，研究疾病状态下细胞膜表面蛋白的表达及变化，并进一步研究药物递送系统和膜表面蛋白的相互作用，能丰富靶向药物递送的种类，促进靶向药物递送系统的应用。

综上所述，分子生物药剂学的研究能为药物递送提供依据，设计具有多功能的递送系统。例如：在药物递送系统的表面修饰不同的分子，如多聚体、蛋白质和配体，以防止蛋白冠的形成，特别是避免单核巨噬细胞的快速清除，常用的方法是聚乙二醇（PEG）改性，即聚乙二醇化。聚乙二醇化在纳米粒子表面形成 PEG 接枝物，PEG 接枝物与水分子紧密作用，形成水合层，减轻蛋白质对纳米粒子的吸附；在表面连接具有屏蔽血清干扰作用的 PEG 侧链或在递送系统表面连接具有靶向功能的配体以达到不同的目的。

二、药物递送系统克服生物屏障的分子机制

复杂的生物屏障阻碍了药物的递送，从而使药物的体内行为不能得到精确控制。药物的体内行为主要取决于药物与不同生物屏障之间的相互作用。体内药物递送的生物屏障与给药途径、给药时间和治疗目的有关。药物需要经过一个循序渐进、复杂的过程，才能到达特定的组织、细胞甚至细胞器。对于大多数药物，它们必须首先进入特定的组织，然后进入细胞，最后分布在某些亚细胞部位。在这个连续的过程中，药物需要与多种生物屏障发生相互作用，包括皮肤屏障、内皮屏障、胃肠屏障、细胞膜屏障以及细胞外基质等。

1. 皮肤屏障

皮肤作为覆盖在身体外层的最大的器官，是一种连续的具有保护作用的上皮组织，主要作用是防止水分从人体流失，并提供物理和免疫屏障，以抵御病原体入侵，减少机械、化学和热刺激的伤害。皮肤的外边界是表皮，一种蛋白质-脂质基质，即角质层。角质层限制亲脂和亲水化合物的被动扩散，药物跨越皮肤屏障渗透必须穿过角质层。角质层的组成成分主要有丝聚合蛋白、角质化包膜、桥粒、蛋白酶、细胞间脂质等。角质层下方是包含血管、腺体、神经和毛囊的真皮层，真皮层下方是由脂肪组织和很多血管组成的皮下层。皮肤屏障主要由角质层和紧密连接构成。克服皮肤屏障常用的策略是提高角质层的渗透性，例如将药物制成亲脂性更强的前药或在药物中加入渗透增强剂。

2. 内皮屏障

内皮屏障由内皮细胞、血管周围细胞和细胞外基质组成。在药物递送过程中，内皮屏障具有防止药物渗出血液的功能，从而限制药物进入组织。血管壁是液体、溶质和细胞在血液系统中循环的屏障，由内皮细胞形成的这一屏障主要覆盖在血管的内表面。内皮连接复合物组织成拉链状，因此可以保持内皮屏障关闭状态。内皮连接开放机制有以下几种：通过连接复合物的分离或连接蛋白的内吞作用破坏内皮连接；通过聚集结缔组织复合物和局部黏附连接形成小间隙以及通过连接复合体的横向移动形成间隙。因此，促进药物穿透内皮屏障，增加药物在靶组织的蓄积，是控制药物分布的关键因素。以肿瘤治疗为例，药物到达网状内皮系统需要克服肿瘤内皮屏障，使药物在肿瘤组织中的积累达到最大化。随后，有效的细胞内化和抑制药物外排可以提高细胞内的药物浓度并发挥治疗作用。

3. 胃肠屏障

胃肠屏障是药物口服吸收的主要生理屏障。胃部的强酸性环境、种类繁多的蛋白酶易使药物不稳定，甚至失去活性。口服药物在发挥药效之前，必须先经历胃酸和消化酶的攻击，通过细胞间或细胞旁途径穿过肠上皮屏障，然后分泌到血液中。胃肠道黏膜层上覆盖着黏液层，黏液层在肠上皮形成筛状结构，是影响口服药物生物利用度的关键因素。肠上皮细胞位于肠绒毛与黏液层下面，是影响口服吸收的决定因素。亲水性药物不易进入肠上皮细胞细胞膜，一般通过细胞旁途径转运；疏水性或大分子药物的摄取主要依赖于扩散和内吞作用或与特定的膜转运体结合实现转运。药物分子的转运主要通过连接复合体如**紧密连接**（tight junctions，TJs）、**贴壁连接**（ahension junctions，AJs）和**桥粒**的存在来调节。细胞旁通路由相邻的上皮细胞之间的 TJs 控制，是机体转运亲水性药物的首选途径。TJs 是最顶端的黏附复合物，主要封闭细胞间连接，由跨膜蛋白、外周膜蛋白（如 ZO-1、ZO-2）和调节蛋白组成。随着各种 TJ 跨膜蛋白（包括 Claudins、

Occludins 和 Tricellulins 等）陆续被发现并研究，科学家们发现 TJ 跨膜蛋白不仅是细胞旁的选择性屏障，更参与调控细胞的生长、分化和信号转导等过程。因此，随着对 TJ 跨膜蛋白研究的不断深入，其相关的信号通路的激活因子以及抑制因子的研究也随之展开，为科学家们更好地了解肠道疾病并进行相应的靶向治疗提供了更好的思路和依据。此外，药物在胃肠道的吸收亦可通过肠道黏膜吸收上皮细胞中的各种转运蛋白实现。常见的肠道转运蛋白包括多药耐药蛋白、多药耐药辅助蛋白、有机离子转运蛋白、肽转运蛋白等。充分了解药物及其递送系统跨越胃肠屏障的分子机制，通过结构修饰、底物间相互作用等方式，能提高目标药物的生物利用度，控制药物的不良反应，为胃肠道给药的体系设计和开发提供新的思路。

4. 细胞膜屏障

生物膜包括细胞外表的质膜和细胞内的各种细胞器膜。而药物在体内递送过程中的主要细胞膜屏障包括肠黏膜细胞膜、肾小管的上皮细胞膜以及血管内皮细胞膜。细胞膜主要由膜脂（磷脂、胆固醇与糖脂）和膜蛋白组成。膜脂是指细胞膜上的脂类，主要构成细胞膜的骨架，其分子排列呈连续的双层，是细胞膜的主要结构。而膜蛋白根据与膜脂分子的结合方式，可分为外周蛋白、内在蛋白和脂锚定蛋白，是膜功能的主要体现者。药物跨膜转运的方式主要包括细胞间途径和跨膜途径。跨膜转运可分为被动转运和主动转运。主动转运又称转运体介导的跨膜转运，是指药物依靠细胞膜中特异性蛋白载体（转运体），由低浓度或低电位差的一侧向较高侧转运的过程。转运体介导的跨膜转运又分为摄入型转运体介导的跨膜转运和外排型药物转运体介导的跨膜转运。药物克服细胞膜屏障的影响因素主要有药物的理化性质，细胞膜上的蛋白质和吸收部位的生理、病理特征。特别地，膜蛋白在药物跨膜转运过程中起到了重要的甚至是决定性的作用。例如，P 糖蛋白（P-glycoprotein，P-gp）是广泛存在于细胞膜表面的一种跨膜糖蛋白。研究表明，多种药物的多药耐药机制是由于 P-gp 外排泵的作用，抑制 P-gp 的作用，可以有效地抵抗药物的多药耐药，从而提高生物利用度。因此，研究药物克服细胞膜屏障的分子机制，可以有效指导药物递送系统的设计和开发。

5. 细胞外基质

细胞外基质（extracellular matrix，ECM）是广泛存在于人体多种组织中的非细胞动态结构。它们不仅为其细胞成分提供生化和基本结构支持，还能为细胞提供适当的化学和机械信号来调节细胞增殖、生存、迁移和分化，以维持组织的稳态和功能。ECM 是由蛋白质与糖类等生物大分子在细胞表面或细胞间构成的复杂网络结构，主要由胶原蛋白、透明质酸（HA）、糖胺聚糖、弹性蛋白、纤连蛋白、层黏连蛋白等组成。

ECM 分子通过大量的细胞表面受体与细胞相互作用。经典的 ECM 受体包括整合素、盘状蛋白结构域受体、细胞表面 PGs、透明质酸受体等。此外，基质分子通过生长因子受体和 TOLL 样受体（TLRs）等非一般受体相互作用和调控信号转导。各种类型的细胞，包括成纤维细胞、免疫细胞、内皮细胞、上皮细胞和周细胞，都存在于 ECM 中，通过不同的细胞表面受体与基质成分相互作用，以调整其功能和行为。加之，ECM 作为一个高度动态的结构网络，在多种基质降解酶的介导下不断发生重构，包括基质金属蛋白酶（MMPs）、崩解素、纤溶酶原激活剂以及非典型蛋白酶（如细胞内组织蛋白酶和颗粒酶）等。研究表明，各种疾病的发展如肺纤维化、癌症和骨关节炎与异常的 ECM 重塑相关。因此，大量的 ECM 分子已经成为疾病预后和治疗有价值的靶点。例如：在肿瘤组织中，由透明质酸和胶原蛋白等纤维网络组成的细胞外基质结构致密。ECM 对肿瘤干细胞的多种生物学行为（如生长、迁移、化学抗性等）都具有调节作用，因此，靶向 ECM 是治疗癌症的一种新策略。

三、药物递送系统的理化性质对其胞内动力学的影响

细胞对于粒子的摄取过程分为被动和主动两种形式。其中，控制粒子被动（非特异性）摄取的关键因素包括粒径、粒子的膜黏附能、膜弹性模量和膜张力等；对粒子进行特异性受体-配体修饰能够促进其主动摄取。细胞摄取过程主要包括溶酶体介导的内吞作用、巨胞饮作用、网格蛋白或钙黏蛋白介导的内吞作用等。其中，溶酶体介导的内吞作用是最常见的细胞摄取途径，也是巨噬细胞、单核细胞等吞噬细胞摄取营养、排除体内衰老细胞的途径。目标颗粒的形状和大小会显著影响该内吞过程，通常大颗粒在体循环过程中容易被细胞通过溶酶体途径内吞消除。据此，有人设计盘状纳米粒以减少纳米颗粒在体循环中的清除，这种特殊形状的药物颗粒设计可能是未来研究的一种方向。此外，为了避免药物在溶酶体中失活，通过膜融合、孔洞形成、形成中性电子对等方式，或者借助质子海绵效应设计特殊的药物递送系统可以降低溶酶体稳定性并促进其破裂，实现粒子的溶酶体逃逸。除溶酶体途径内吞外，膜融合、膜交换等均属于非溶酶体途径摄取，这些摄取途径通常与粒子的大小有关。其中巨胞饮是细胞通过形成小囊泡，以非特异性方式摄取液体和较小的颗粒。网格蛋白介导及钙黏蛋白介导的细胞摄取会随着药物颗粒尺寸的变化而变化，通常，药物颗粒尺寸越大，越容易向后者转变。

细胞膜与粒子之间的相互作用由结合引起的自由能减少和膜变形引起的自由能增加之间的平衡决定。其中粒子本身的性质对于其与细胞膜的相互作用有重要影响。Helfrich提出的弹性理论根据细胞膜和颗粒特性对二者作用情况进行了量化。由于细胞膜主要由磷脂双分子膜组成，其膜上插有带负电的蛋白质与糖等，细胞膜通常带有负电。因此，阳离子药物颗粒与阴离子细胞膜之间的库仑力有利于二者间的热力学相互作用。但这种相互作用通常会导致细胞毒性。疏水相互作用能在焓和熵两方面促进粒子与细胞膜相互作用，因为疏水作用能将水分子从其紧邻的排列状态中被释放排除。疏水性纳米材料能够有效黏附在细胞膜上，甚至沉积在细胞膜内。药物颗粒的刚度在一些特定配体受体相互作用的情况下，能影响细胞摄取。通常若摄取过程不导致细胞骨架变形，则软颗粒比硬颗粒能与细胞膜表面有更多的相互作用，从而促进颗粒吸收。

细胞核靶向药物递送是一种有前景的疾病治疗策略，但药物进入细胞核受到多种条件的制约。首先，细胞核核孔极小，它的内外口径约为 $70 \sim 80$ nm，故粒子的大小是最基本的约束条件。此外，核孔不是单纯开放的孔，其本质是核孔蛋白复合物，能选择性地控制物质透过。小型的水溶性分子可以直接通过，而大型分子如核酸与蛋白质则会受到阻碍，需要透过主动运输才能进入细胞核。例如，即使粒径只有 10 nm 的蛋白质也可能很难进入细胞核；而粒径 60 nm 左右的 RNA 却可以轻松地从细胞核进入细胞质。该主动运输过程需要内输蛋白的参与，故对药物粒子进行相应的配体修饰，能有效提高其被转运进入细胞核的可能性。

综上所述，通过研究药物理化性质和药物胞内动力学的关系，有利于加深对药物吸收转运机制的了解，同时也为改善药物代谢动力学、减少药物相互作用等提供理论依据。从而进一步指导药物颗粒的设计，规避药物颗粒的弊端，提高药效。

四、体内不同流体力学特征对药物递送系统的作用与影响

流体力学是一门应用极广的学科，所有传递过程的设计都离不开应用流体力学的基本原理，药物递送系统也不例外。近年来，越来越多的研究着手于通过数学建模等途径对体内病变前后血液、淋巴液、气体等的流体力学特征进行归纳与模拟。这些特征首先能提升人们对药物递送系统体内命运的理解，其次可以为药物递送系统的设计提供可靠的理论支持。

1. 血液

血液是人体内最大的流体系统，其本质是多种有形成分的浓缩悬浮液。其中，有形成分包括红细胞、白细胞以及血小板。悬浮液指血浆，是一种含有多种化学物质（包括从离子到分子质量高达 500 kDa 的大分子）的水溶液。在有形成分血细胞中，红细胞通常为直径 $6\sim8$ μm、厚 2 μm 的双凹形圆盘，具备很强的变形能力。由于红细胞是体内比容最大的血细胞，其对血液流变学的影响占主导地位。血液为牛顿流体，不同部位血液剪切力的大小与红细胞的流速等密切相关。血液动力学的研究包括宏观上血液的黏度性质及其影响，以及微观上体内外性质的研究，微观研究包括对血细胞以及血细胞与血管内皮细胞相互作用的研究等。

血管的直径对其内部血液的流变性质有重要的影响。在正常状态下，红细胞具备聚集趋势；随着血管直径减小到单个红细胞尺寸，血液剪切力逐渐增大，导致红细胞解聚。体循环中血管狭窄或阻塞区域的剪切力一般大于 1000 dyn❶$/cm^2$，而其他部位一般小于 70 dyn$/cm^2$。这一特点为肺部或其他栓塞性疾病的治疗提供了可能。

由于血液为低雷诺数体系，故粒子在血液内的惯性低于黏滞力；同时由于粒子具备的无轨布朗运动，使其只能被动的扩散，到达病灶部位的可能较低。基于该血液流体力学特点，药物递送系统开始从单纯被动的药物粒子向主动运动的"微型机器人"转变。通过赋予药物粒子电机或能量，"微型机器人"能够有效向前推动，从而提升运输效率，为药物被递送至靶部位增加可能性。

2. 淋巴液

与血液密切相关的另一种体液是淋巴液。淋巴液作为血液循环的重要辅助系统，对于物质、能量代谢的运输等具有重要意义。相比于血液，淋巴液的表观黏度、相对黏度以及淋浆黏度均显著降低，其可能是由淋巴液较血液中的蛋白含量以及细胞数量低等所致。即使存在这些差异，淋巴系统和血管系统之间的相似性表明二者对于剪切力的反应可能存在一些相同点。通过淋巴不同部位的剪切力变化可以诱导一氧化氮的释放；此外，该过程涉及的一些淋巴部位受体的激活需要依赖剪切力实现，这些现象都为药物递送系统的设计提供了基础。

3. 气体

除了体内重要的液体体系，人体流体力学的另一方面是针对气体的研究。呼吸系统由左右两个肺组成，通过初级支气管连接到气管和上呼吸道。成人的气管直径为 1.8 cm，经过层层分支，支气管直径逐渐减小，直到直径为 $200\sim300$ μm 的终末肺泡。在正常通风率的条件下，雷诺数变化很大，气管中的雷诺数值可达到数千，而肺泡中的雷诺数远小于 1。肺内部有液体衬里。前端分支支气管，液体衬里由浆液层和黏液层组成。浆液是牛顿流体；黏液层在浆液层之上，具有许多非牛顿特性，包括黏弹性、剪切稀化和屈服应力。

肺泡 II 型细胞分泌表面活性剂，这些表面活性剂定向分布于气液界面，显著降低表面张力，从而保持肺部顺应性。然而，早产婴儿难以分泌足够的表面活性剂，导致肺部表面张力高、机械僵硬难以通气，这是导致早产婴儿死亡的一大原因。临床上已有的治疗方案是通过气管插管将表面活性剂液体丸剂滴入肺部，然而死亡率仍居高不下。通过对不同状态下气道的流体动力学模型拟合，能够将气管内流体的不同阶段拟合成不同模型，从而有节律地进行给药，将表面活性剂更准确地涂覆在气管壁上，优化治疗。根据这种拟合手段，可以将该模型应用到其他呼吸类疾病的给药中，利用生物节律进行智能药物递送系统的设计，实现疾病的更高效治疗。

---

❶ 1 dyn=1×10^{-5} N。

第三节 分子生物药剂学的发展历程及研究现状

一、分子生物药剂学的发展历史沿革

分子生物药剂学的发展与其他学科发展的水平密切相关。20世纪50～70年代，临床药理学、药动学和分析技术的发展使药物制剂的评价标准从原来的从体外化学标准向体内、外相结合转变。20世纪90年代，高分子材料、生物技术、电子技术、信息技术、纳米技术等学科的发展，大大拓宽了药物制剂的设计思路，剂型的处方设计、制备工艺和临床应用进入了系统化和科学化阶段，诞生了药物递送系统的概念。

药物递送系统的诞生解决了难溶性小分子药物的递送问题，但是化学药物的弊端日渐凸显。其中，最突出的问题就是药物本身并不能区分正常器官与病灶组织，治疗疾病的同时也带来极大的副作用。因此，20世纪末期，靶向药物递送系统应运而生。1997年，美国食品药品监督管理局（FDA）批准了首个分子靶向治疗药物——利妥昔单抗，用于对其他治疗无效的B细胞非霍奇金淋巴瘤的适应证。此后，靶向药物成了药物研究的热点，不断有新的靶向药物诞生并应用于临床。

2000年，Dan Luo课题组开发了递送DNA的合成载体，药物递送系统由器官组织靶向进入了胞内靶向研究。随后，胞内靶向药物由基因扩展到包括蛋白质和小分子在内的其他生物活性剂。随着药物递送系统和内源性物质的相互作用研究的深入，克服生物屏障的分子机制逐渐明晰。

2003年，第二届国际分子生物药剂学学术会议在夏威夷召开；2004年，美国药学会创刊了*Molecular Pharmaceutics*杂志，这两大事件标志着分子生物药剂学这一学科的正式创立（图1-1）。

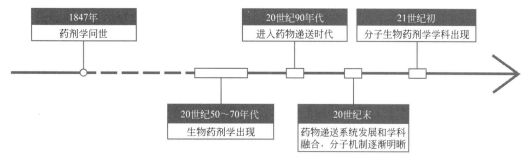

图 1-1 分子生物药剂学的诞生时间轴

二、重要研究成果

1. 胞内靶向给药系统研究

胞内靶向给药系统的靶点通常是细胞内或细胞膜上的蛋白质、核酸、酶和受体等功能性生物分子。这些分子通常分布于胞内，因此需要设计递药系统将药物转运到各级靶部位，如细胞质、细胞核、线粒体、溶酶体和内质网等。细胞内靶向给药系统应能携带药物完成以下过程：①递药系统通过配体-受体引导、抗原抗体结合、阴阳离子吸附等机制到达细胞膜；②以内吞、融合、扩散、磷脂交换等途径穿透细胞膜到达细胞质；③释放药物于特定细胞器。

胞内由载体释放的药物剂量和生物活性取决于几个变量，包括：①细胞附着和内化的动力学；

②载体的胞内命运和最终位置；③细胞周期。细胞附着和内化的动力学受纳米粒子的大小、形状、电荷和表面化学、生物活性的影响。细胞中含有大量的细胞器，载体是否能在合适的位置释放其内容物对于药物治疗效果有着重要影响。剂型设计能使递药系统靶向特定细胞器，调控药物在胞内的动力学过程。常用的纳米载体包括聚合物、金属纳米粒、脂质体、聚合物胶束和树枝状聚合物等。

2. 药物与生物膜和生物大分子的相互作用

许多药物和内源性分子穿过细胞膜的行为受转运蛋白控制，因此，药物的体内过程与生物膜的大分子及特殊膜转运体密切相关。阐明药物与转运体的相互作用机制，可为剂型与制剂的设计提供理论依据。例如，肠细胞膜上存在多种转运体，它们在营养物质、内源性化合物及药物吸收过程中有重要的作用。研究表明，膜转运蛋白分为两个主要的超家族——三磷酸腺苷结合盒（ABC）超家族和溶质载体（SLCs）超家族。迄今为止，人类基因组中已经注释了 400 多种转运蛋白，为后续药物递送的分子机制研究提供了可靠依据。例如：二肽和三肽类药物对肽转运体的亲和力与其口服吸收率呈线性关系，同时也会增加肾小管的重吸收而延缓排泄，可用于小分子肽类药物的筛选。因此，科学家们利用多肽模拟设计药物，以多肽化学、分子生物学和结构生物学为基础，设计合成小分子肽和非肽模拟物抑制蛋白。

3. 基因递送系统研究

基因治疗（gene therapy）是依靠人源或外源的遗传物质，来纠正人类基因的结构或功能上的错乱，阻止和杀灭病变的细胞，或抑制外源病原体遗传物质的复制，从而达到治疗疾病的目的。**基因递送系统**（gene delivery system）是基因治疗疾病的核心技术。载体在递送基因的过程中主要会遇到胞内和胞外两大屏障，前者为载体进入机体到达靶细胞之前的障碍，包括降解酶系统、吞噬系统、调理化作用和胞外黏膜层等；后者包括靶细胞膜、内吞小泡和细胞核膜等。重组病毒载体曾在基因治疗的研究中取得巨大成果，但在认识到病毒的主要缺陷和临床试验的一些问题后，基因递送系统设计逐渐转向非病毒载体的使用，包括脂质体、纳米粒、聚合物胶束等。

4. 药物递送系统的组成对药物靶向分布的影响

药物递送系统的组成是靶向制剂的基础，其成分、结构和特性决定靶向效率。按照靶向性，药物递送系统可分为主动靶向和被动靶向两种。被动靶向制剂的靶向能力受 pH、温度、分子位点和形状等特性的影响。在制备具有主动靶向性的制剂时，多采用抗体和肽等物质与药物递送系统偶联，使药物递送系统靶向于受体。随着计算机科学的进步以及蛋白质、肽和生物靶标的分类和纯化实验程序的发展，靶向药物递送系统的设计进入了新时代。

三、研究现状

目前，分子生物药剂学的研究主要针对药物递送过程的各种生物屏障，以增加药物递送效率、提高制剂体内稳定性、增强制剂对组织和细胞的靶向性和降低制剂对正常组织的毒性等为目的，通过纳米技术、微针技术、光热技术和仿生学技术等，为临床上疾病治疗提供安全、高效的药物递送技术平台。

在分子生物药剂学的指导下，药物制剂的设计不再局限于单一的或单功能的剂型，而是趋向于形成具有多功能的递送系统。对于一个微粒递送体系来说，其表面不仅可以连接具有屏蔽血清干扰的聚乙二醇侧链，还可以在聚乙二醇链另一端嫁接具有靶向功能的配体。它不仅赋予了制剂长循环的可能性，同时也提高了制剂的靶向性。除此之外，还可以在制剂内部通过自组装的方式引入膜激动剂或核定位序列，以提高药物的递送效率。不同特点的技术也可以相互补充、相互融合，以更好地发挥制剂的治疗效果。例如，纳米技术与微针技术的联合、微针技术与光热技术的联合，为肿瘤、皮肤病以及心血管疾病等重大疾病的治疗带来了新的希望。

四、国内外科学家对分子生物药剂学发展的研究贡献

1892 年，O. Hertwing 创立了实验细胞学，为细胞体外培养技术的建立与应用奠定了基础。1909 年，R. Harrison 和 A. Carrel 创立了组织培养技术，开辟了细胞生理学研究的新途径。1943 年，A. Claude 使用高速离心机从活细胞中成功分离出各种细胞器，并在体外研究其生理活性，极大丰富了细胞生理学的研究内容。此后，科学家们不断探索细胞器的功能和化学组成，并将其知识运用于药物递送系统的设计。例如，科学家们根据不同的溶酶体逃逸机制，将许多物质用于合成和促进逃逸溶酶体的纳米载体，如聚合物、蛋白质、多肽和脂质体等，对临床实际应用具有重要价值。

1924 年，R. Feulgen 等首创了特异性检测细胞内 DNA 的方法，即福尔根反应（Feulgen reaction）。此后，科学家先后发明了甲基绿-派洛宁染色法、紫外显微分光光度法等来测定细胞内核酸物质的含量，这些方法对细胞内核酸的代谢研究具有极大的促进作用。1975 年，O'Farrel 建立了双向电泳技术，用于组织与细胞中大规模蛋白质的分离分析，是蛋白质组研究技术的重大突破。随着现代生物技术的快速发展，科学家对核酸和蛋白质等生物组成成分的分子结构、代谢过程和作用机制的了解愈发透彻，对物质跨膜运输和信号跨膜转导等内容的深入研究，使科学家们能够在分子与细胞层面指导药物剂型的设计。

20 世纪 80 年代，科学家发现将神经节单苷脂插入磷脂双分子层中可有效延长脂质体的血液循环时间，首次提出了长循环脂质体的概念，这是脂质体发展史上的重大突破。1990 年，科学家尝试使用合成的聚乙二醇-脂质衍生物来增加脂质体的体内外稳定性，并取得了里程碑式的进步。基于核酸类药物带负电的生物学基础，采用阳离子脂质体介导基因转染，是递送外源基因进入细胞的最早策略之一。1987 年，Felner 等设计合成了基于脂肪链和甘油骨架的阳离子脂质材料 DOTMA，并成功将质粒 DNA 导入活细胞。自此，一系列新型阳离子脂质材料问世，如含有不同连接键的阳离子脂质（如 DOTAP）、含有不同疏水骨架的阳离子胆固醇衍生物以及多价阳离子脂质（如 DOGS 和 DOSPA）等。

Amidon 等在 1995 年提出了**生物药剂学分类系统**（biopharmaceutical classification system，BCS），即将药物活性成分按照水溶解性和肠道渗透性分为四类：**高溶解性-高渗透性药物**（BCS Ⅰ 类），**低溶解性-高渗透性药物**（BCS Ⅱ 类），**高溶解性-低渗透性药物**（BCS Ⅲ 类），**低溶解性-低渗透性药物**（BCS Ⅳ 类）。该分类原则对于药物的剂型选择和药物体内-体外相关性的建立等方面具有重要指导意义。

第四节　分子生物药剂学和其他学科的关系

一、分子生物药剂学与药剂学的关系

随着药剂学（pharmaceutics）和相关学科的不断发展，药剂学的分支学科逐渐形成，包括物理药剂学、工业药剂学、生物药剂学、药物动力学、临床药剂学和药用高分子材料学等。传统的药剂学及其相关学科均着眼于药物和制剂，研究药物的体内过程和代谢，阐明药物剂型对其疗效的影响，利用物理化学的理论解释药物制造和储存过程中存在的现象和规律，以患者为研究对象研究合理、有效、安全用药等。在过去的几十年，药剂学的发展经历了描述性时期和经验时期，

已经形成了坚实的科学基础。利用药剂学的科学理论指导药物递送系统的设计已然成为药剂学的发展方向。但是，如何更好地解释药物及其制剂在研究对象体内的生物学过程、分子机制以及流体力学行为，是合理设计药物递送系统与应用转化的迫切需求。

二、分子生物药剂学与分子生物学的关系

分子生物药剂学是一种从分子和细胞水平上揭示药物递送系统生物学过程的学科。**分子生物学**（molecular biology）是在分子水平上研究生命的重要物质（注重于核酸、蛋白质等生物大分子）的化学与物理结果、生理功能及其结构与功能的相关性，是人类从分子水平上揭开生物世界的奥秘的基础学科。因此，分子生物药剂学的研究必然要利用分子生物学的理论基础和研究方法，以阐述药物递送过程中的分子机制，为药物递送系统的开发和应用提供合理依据。例如：利用基因组学、蛋白质组学、代谢组学和核糖核酸组学等研究药物递送系统的靶点和信号通路等。

三、分子生物药剂学与细胞生物学的关系

细胞生物学（cell biology）是研究和揭示细胞基本生命活动规律的科学，它从显微、亚显微与分子水平上研究细胞结构与功能，细胞增殖、分化、代谢、运动以及细胞信号转导、细胞物质运输和细胞运动等。运用细胞生物学的理论能揭露药物递送系统的细胞生物学机制，从而指导药物递送系统的设计。

总而言之，分子生物药剂学是各个学科广泛渗透和综合交叉而衍生出来的学科。其目的是从"技术"走向"科学"，再从"科学"回归"技术"，最终实现新型药物递送技术的产业化和应用，造福全人类。

第五节　分子生物药剂学的发展前景与应用

一、 分子生物药剂学在药物递送中的应用

利用药物递送理论和技术，能一定程度上控制药物释放、改善游离药物的脱靶情况等。尽管如此，药物递送技术还没能完全发挥它的治疗潜力，主要原因如下：①药物的体内递送存在诸多生物学障碍，如细胞膜、细胞外基质等；②药物递送的诸多分子生物学机制尚不明确。因此，全面而系统地研究分子生物药剂学，能为药物递送提供理论支持，更加智能地将药物输送到病灶部位，为药物递送开辟崭新的途径。例如：通过调整载体的尺寸避免单核吞噬细胞系统（the mononuclear phagocyte system，MPS）或网状内皮系统（the reticular endothelial system，RES）的清除；通过掩蔽疏水性和改变表面电荷，从而实现在特定靶向配体的特定部位进入并改善细胞摄取。

二、分子生物药剂学对药学研究的推动作用

中国是一个有着五千多年历史的泱泱大国。从神农尝百草到《本草纲目》，再到现代医药研

究，中国的药学研究接受着历史长河的洗礼，变得越来越丰富、精彩。物理学、化学、生物学等自然学科的巨大进步和融合为药学研究奠定了良好的理论基础。20 世纪 90 年代以来，由于分子药理学、生物药物分析、细胞药物化学、药物分子传递学等学科的发展、渗入以及新技术的不断涌现，药剂学的研究进入了药物递送时代。利用药物递送技术改造药物，可能对医疗保健的未来产生重大影响。然而，这些技术的临床转化具有明显的挑战性。这些挑战之一是有效地将药物递送到特定的细胞群和亚细胞目标体内，以引起所需的生物和治疗反应。对于研究人员来说，了解药物递送系统如何与生物系统相互作用，预测和控制体内递送系统的运输，提高临床效益是至关重要的。但是，普通的药剂学理论无法解释药物递送系统的诸多生物学行为，只有从分子和细胞水平，结合患者、病因、器官组织细胞的生理特点与药物分子的关系来反映剂型的结构与有效性，才能逐步将先进的药物递送系统推向临床应用。因此，分子生物药剂学理论体系的建立和发展是迫在眉睫的。

三、 分子生物药剂学的研究方法和趋势

多学科交叉是发展分子生物药剂学的重要手段，包括药剂学、高分子材料学、分子生物学、细胞生物学、计算机辅助药物设计、人工智能等。高效运用现代生物学技术是阐述分子生物药剂学的分子和细胞机制最有效的手段，包括基因组学、蛋白质组学、代谢组学等现代分子生物学技术，以及冷冻电子显微镜、高分辨率显微镜、复合激光显微成像系统、分子影像系统等分子成像技术等。例如：采用冷冻电子显微镜技术可以研究生物大分子的空间结构，那么，利用该技术亦能研究细胞等微观水平上药物递送系统在生物体内的位置、行为和形态。

自 2015 年深化医疗改革以来，鼓励创新成为我国医疗改革的重要方向。从此，促进创新药发展的政策陆续出台，创新药也迎来最好的时代。2015—2019 年，全球医疗卫生支出总额的复合年增长率为 2.6%，而中国医疗卫生支出的复合年增长率高达 12.3%，进一步验证了我国推进医疗改革的决心。中国制药行业正处于从仿制经仿创结合到首创的转型期。因此，分子生物药剂学的发展，要结合整个医药领域的发展动态和形势，关注"first-in-class"创新药及其制剂的分子生物学机制，为促进我国从医药大国转变为医药强国提供理论和技术支持。

参考文献

[1] 陈晔光，张传茂，陈佺. 分子细胞生物学 [M]. 3 版. 北京：高等教育出版社，2019.

[2] 唐星. 药剂学 [M]. 4 版. 北京：中国医药科技出版社，2019.

[3] 朱玉贤，李毅，郑晓峰，等. 现代分子生物学 [M]. 5 版. 北京：高等教育出版社，2019.

[4] 程刚. 生物药剂学 [M]. 5 版. 北京：中国医药科技出版社，2019.

[5] 梁文权，陈海靓. 基因给药的分子生物药剂学研究 [C] //中国药学会学术年会. 2004 年中国药学会学术年会论文集，2004.

[6] Zhao Z M，Ukidve A，Krishnan V，et al. Effect of physicochemical and surface properties on *in vivo* fate of drug nanocarriers [J]. Advanced Drug Delivery Reviews，2019，143：3-21.

[7] Duncan R. Polymer therapeutics as nanomedicines：new perspectives [J]. Current Opinion in Biotechnology，2011，22（4）：492-501.

[8] Ferreira L. Nanoparticles as tools to study and control stem cells [J]. Journal of Cellular Biochemistry，2010，108（4）：746-752.

[9] Jetter A，Kullak-Ublick G A. Drugs and hepatic transporters：a review [J]. Pharmacological Research，2020，154：104234.

[10] Khan M，Khan I，Umar MN，et al. Nanobiotechnology and its applications in drug delivery system：a review [J]. IET Nanobiotechnology，2015，9（6）：396-400.

[11] Leget GA, Czuczman MS. Use of rituximab, the new FDA-approved antibody [J]. Current Opinion in Oncology, 1998, 10 (6): 548-551.

[12] Luo D, Saltzman WM. Synthetic DNA delivery systems. [J]. Nature Biotechnology, 2000, 18 (1): 33-37.

[13] Kumari P, Ghosh B, Biswas S. Nanocarriers for cancer-targeted drug delivery [J]. Drug Target, 2016, 24: 179-191.

[14] Mohammadinejad R, Dadashzadeh A, Moghassemi S, et al. Shedding light on gene therapy: carbon dots for the minimally invasive image-guided delivery of plasmids and noncoding RNAs [J]. Journal of Advanced Research, 2019, 18: 81-93

[15] Michael R, Wilfred V. Recent advances in nanomaterials for gene delivery: a review [J]. Nanomaterials, 2017, 7 (5): 94.

[16] Summers H D, Rees P, Holton M D, et al. Statistical analysis of nanoparticle dosing in a dynamic cellular system [J]. Nature Nanotechnology, 2011, 6 (3): 170-174.

[17] Wong P T, Choi S K. Mechanisms of drug release in nanotherapeutic delivery systems [J]. Chemical Reviews, 2015, 115 (9): 3388-3432.

[18] Li H, Wang Y, Tang Q, et al. The protein corona and its effects on nanoparticle-based drug delivery systems [J]. Acta Biomaterialia, 2021, 129: 57-72.

[19] Zhou S, Li X, Zhu M, et al. Hepatic impacts of gold nanoparticles with different surface coatings as revealed by assessing the hepatic drug-metabolizing enzyme and lipid homeostasis in mice [J]. NanoImpact, 2020, 20: 100259.

[20] Meng H, Wei L, Leong K W, et al. Walking the line: the fate of nanomaterials at biological barriers [J]. Biomaterials, 2018, 174: 41.

[21] Wang J, Ni Q, Wang Y, et al. Nanoscale drug delivery systems for controllable drug behaviors by multi-stage barrier penetration [J]. Journal of Controlled Release, 2020, 331: 282-295.

[22] Chambers E S, Vukmanovic-Stejic M. Skin barrier immunity and ageing [J]. Immunology, 2020, 160 (2): 116-125.

[23] Kim S M, Faix P H, Schnitzer J E. Overcoming key biological barriers to cancer drug delivery and efficacy [J]. Journal of Controlled Release, 2017, 267: 15-30.

[24] Vancamelbeke M, Vermeire S. The intestinal barrier: a fundamental role in health and disease [J]. Expert Review of Gastroenterology and Hepatology, 2017, 11 (11): 1-14.

[25] Bischoff S C, Barbara G, Buurman W, et al. Intestinal permeability: a new target for disease prevention and therapy [J]. BMC Gastroenterology, 2014, 14 (1): 1-25.

[26] Frieske H, Mahnig M. Elastic properties of lipid bilayers: theory and possible experiments [J]. Zeitschrift für Naturforschung C, 1973, 28 (11/12): 693-703.

[27] Han X, Wang C, Liu Z, et al. Red blood cells as smart delivery systems [J]. Bioconjugate Chemistry, 2018, 29 (4): 852-860.

[28] Li J X, Esteban-Fernández de ávila B, Gao W, et al. Micro/nanorobots for biomedicine: delivery, surgery, sensing, and detoxification [J]. Science Robotics, 2017, 2 (4): 2-9.

[29] Grotberg J B. Respiratory fluid mechanics [J]. Physics of Fluids, 2011, 23 (2): 21301.

（中国药科大学　何伟）

第二章

药物吸收的预测模型

对患者来说口服是最方便的给药途径。然而，药物的口服吸收过程十分复杂。近年来，已开发出许多高通量技术来鉴定化合物是否具有良好口服吸收特性，这些方法在人员和成本方面都是资源密集型的，而且体内预测并不总是可靠的。故人们对开发最佳的人体吸收计算机模型的兴趣日益增加。这些将在本章第二节和第三节中介绍。然而，鉴于模型测量数据的局限性和准确性、化学空间覆盖范围的有限性、描述符的适用性以及不同数学工具的选取，计算机模型也不是完美的。与此同时，药学工作者建立并发展了许多用于预测口服药物吸收程度和速度的胃肠道生理模型，在本章第四节中有详细介绍。由于不同的胃肠道生理模型综合了口服药物吸收的多重过程及影响因素，拥有更好的模拟和预测能力，而且还能评估食物的影响和药物-药物间相互作用，研究体内外相关性。

第一节　口服药物的吸收

药物的吸收指药物自给药部位通过细胞组成的屏障膜进入体循环的过程。药物经口服后，跨越胃肠道（包括胃、小肠、大肠）上皮细胞进入血液，到达各组织器官而发挥作用。受药物的溶解性、脂溶性、稳定性等物理化学性质的影响，以及胃肠道及肝脏内各种酶等生理因素的影响，药物在体内发生变化，出现吸收不好、生物利用度差、显效慢和效力持续时间短等问题，因此，在进行非临床和临床的体内试验之前，如能依靠体外数据预测药物的口服吸收和生物利用度，可大大提高新药研发的效率。

一、药物的吸收

（一）生物膜的结构和功能

物质通过生物膜的现象称为**膜转运**。膜转运对于药物的吸收、分布、代谢和排泄过程十分重要，是不可缺少的重要生命现象之一。药物的吸收过程就是一个膜转运的过程。真核细胞的质膜（细胞膜）与各种亚细胞器的膜统称为**生物膜**。生物膜呈双分子层状结构，厚 $5 \sim 9$ nm。在化学组成上，生物膜主要由膜脂和膜蛋白借助非共价键结合而形成，在膜的表面还含有少量膜糖类，主要是一些寡糖和多糖链，它们都以共价键的形式和膜脂或膜蛋白结合，形成糖脂和糖蛋白。膜脂主要包括磷脂、糖脂和胆固醇三种类型。

细胞膜的结构形态多种多样，取决于物质分子的排列形式。1935年，Danielli与Davson提出蛋白质-脂质-蛋白质的"三明治"模型。1972年，Singer和Nicolson提出生物膜**流动镶嵌模型**（fluid mosaic model），如图2-1所示。该模型认为细胞膜为脂质双分子层，磷脂与结构蛋白相聚集形成球形蛋白和脂质的二维排列，是一种液态的流体膜。流动的脂质双分子层构成细胞膜的连续主体，蛋白质分子以不同的方式和不同的深度嵌入磷脂双分子层中。细胞膜上含有少量糖类，主要是寡糖和多糖链，这些糖链绝大多数存在于膜的外表侧，它们以共价键的形式与膜内脂质或蛋白质结合，形成糖脂和糖蛋白。在细胞膜的质膜侧存在细胞骨架丝，胞外侧有胞外基质纤维。1975年由Wallach提出晶格镶嵌模型，进一步解释了膜的流动性和完整性特征，认为其流动性是由于脂质能可逆地进行无序（液态）和有序（晶态）的相变过程。

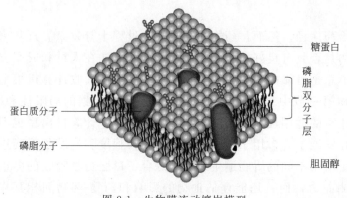

图 2-1 生物膜流动镶嵌模型

扫码看彩图

（二）生物膜的性质

1. 膜的流动性

生物膜的流动性是膜脂与膜蛋白处于不断的运动状态，在相变温度以上时，膜脂处于流动状态。磷脂分子的运动方式包括：旁向扩散、旋转运动、翻转运动、摆动运动、伸缩振荡运动以及异构化运动等；膜蛋白也可发生侧向扩散运动和旋转运动。影响膜脂质流动性的因素主要包括：膜的组成、遗传因素及环境因素（如温度、pH、离子强度、药物等）。磷脂脂肪酸链不饱和键使分子间排列疏松而无序，相变温度降低，从而增强了膜的流动性；同时，随着磷脂脂肪酸链的增长，链尾相互作用的机会增多，易于凝集（相变温度增高），使膜的流动性下降；胆固醇对膜的流动性有调节作用，在相变温度以上，它可使磷脂的脂肪酸链末端的甲基运动减小，限制膜的流动性，在相变温度以下，则能增加脂肪酸链的运动，增强膜的流动性。

2. 膜的不对称性

细胞膜的内外两层的组分和功能有明显的差异，称为**膜的不对称性**。膜脂、膜蛋白、糖脂和糖蛋白在膜上均呈不对称分布，导致膜功能的不对称性和方向性，即膜内外两层的流动性不同，使物质转运有一定方向，信号的接受和传递也有一定方向等。糖脂和糖蛋白只分布于细胞膜的外表面，这些成分可能是细胞表面受体、表面抗原。膜蛋白的不对称性是指每种膜蛋白在细胞膜上都有明确的方向性，都有特定的领域。

3. 膜的选择透过性

细胞膜具有选择透过性，可以让水分子自由透过，选择吸收的离子和小分子也可以通过，而其他的离子、小分子和大分子则不能通过。影响细胞膜透过性的因素有载体蛋白的种类、数量以及能量（ATP），例如膜上特异性表达的载体蛋白是某些药物选择性透过的载体；细胞膜本身的磷脂双分子层具有疏水特征，使得脂溶性药物较易透过而脂溶性很小的药物难以透过。

（三）药物跨膜转运

生物膜具有复杂的结构和生理功能，因而药物跨膜转运的方式也存在多种。按驱动力与转运机制不同，药物跨膜转运可分为**被动转运**、**主动转运**及**膜动转运**；若以转运是否需要载体参与，又可分为**载体介导的转运**和**非载体介导的转运**。图 2-2 为药物主要的跨膜转运机制示意图。

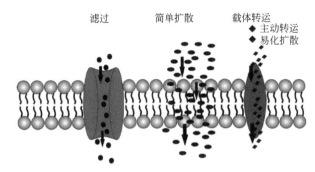

图 2-2　药物主要的跨膜转运机制示意图　　　　扫码看彩图

通常低分子量、高脂溶性的药物较易通过脂质双分子层，而高分子量和水溶性药物较难通过脂质双分子层，所以需要借助专属性转运蛋白（如转运体、离子通道、受体等）介导或者膜动转运来实现药物的跨膜转运。药物跨膜转运机制及特点见表 2-1。

表 2-1　药物跨膜转运机制及特点

转运途径	转运机制	转运形式	载体参与	能量	膜变形
细胞间途径	被动转运	单纯扩散	无	不需要	无
		膜孔扩散	无	不需要	无
		易化扩散	有	不需要	无
跨细胞途径	主动转运	主动转运	有	需要	无
	膜动转运	胞饮作用	无	需要	有
		吞噬作用	无	需要	有

二、药物吸收的影响因素

口服药物的吸收在胃肠道上皮细胞进行，影响药物吸收的因素有**生理因素**、**药物的理化性质**以及**剂型与制剂因素**等。

（一）生理因素

口服给药时，胃肠道生理环境的变化对药物吸收产生较大的影响。影响药物吸收的主要生理因素有**消化系统因素**、**循环系统因素**和**疾病因素**。

1. 消化系统因素

胃肠道中不同的 pH 环境决定了弱酸性和弱碱性物质的解离状态，而上皮细胞膜是一种类脂膜，分子型药物比离子型药物易吸收。胃肠液中含有酶类、胆盐等物质，对药物的吸收产生促进或抑制作用。胃肠道黏膜表面有黏液，黏液中含有大约 95％ 的水和多种大分子物质，且紧贴于黏膜表面的黏液层和非流动水层（unstirred water layers，UWL）存在一致性，因其亲水性、黏性、不流动性以及药物与黏液成分之间可能存在的相互作用，故胃肠道黏膜成为药物尤其是高脂溶性药物扩散、吸收的屏障。

胃空速率决定了药物到达肠道的速度，对药物的起效快慢、药效强弱及持续时间有显著的影响。当胃空速率增大时，药物吸收加快；然而少数在特定部位吸收的药物，其在胃空速率大时吸收反而差。例如维生素 B_2 的转运体主要分布在十二指肠，胃空速率大时，大量的维生素 B_2 同时快速通过吸收部位，可致吸收达到饱和、吸收时间缩短，因而只有小部分药物被吸收。

小肠的固有运动可促进固体制剂进一步崩解、分散，使之与肠分泌液充分混合，增加药物与肠表面上皮的接触面积，有利于难溶性药物的吸收。除了延缓或减少药物的吸收外，食物也可能促进药物的吸收或不影响吸收。消化道黏膜内存在着各种消化酶和肠道菌群产生的酶，这些代谢酶使得某些药物尚未被吸收就可能在消化道内发生代谢反应（水解反应、结合反应等），如阿司匹林的脱乙酰化。

2. 循环系统因素

影响药物吸收的循环系统因素主要有胃肠血流速度、肝首过效应、肝肠循环和胃肠淋巴循环。血流量对于胃吸收的速度会造成影响，而血流量针对小肠的吸收并不会造成明显影响，这主要由于小肠黏膜的血流量比较充沛；随着肝首过效应逐渐增大，所代谢的药物就越多，这就使血药浓度慢慢减小，最终影响药效。若肠肝循环药物存储的时间较长，则会导致部分药物的血药浓度渐渐转变为双吸收峰，药物的作用时间明显延长。药物于消化道内大量吸收，大多数是经毛细血管由循环系统完成相应的转运，而淋巴系统在机体内的转运往往可以忽略，但是针对一些大分子的药物吸收其起到的作用非常明显。

3. 疾病因素

疾病对药物吸收的影响机制比较复杂，主要是造成生理功能紊乱而影响药物的吸收。胃肠道疾病引起的胃肠道 pH 等内环境的改变会干扰药物吸收。腹泻时肠内容物快速通过小肠而降低药物的吸收，或改变小肠绒毛生理功能干扰吸收。除胃肠道疾病外，其他系统疾病也可能对药物的胃肠道吸收产生影响，比如甲状腺功能不足的儿童对维生素 B_2 的吸收增加；而甲状腺功能亢进的儿童则减低。

（二）药物的理化性质

药物的理化性质，如药物的**解离度**（degree of dissociation）、**分子量**（Relative molecular mass）、**脂溶性**（liposolubility）、**溶出速率**（dissolution rate）等，对药物的胃肠道吸收有着不同程度的影响。

1. 药物的解离度

由于胃肠道上皮细胞的结构主体为类脂质双分子层，对于以被动扩散机制吸收的药物来说，脂溶性大的易于穿透细胞膜，未解离的分子型药物比离子型药物易于穿透细胞膜，离子型药物虽不能通过生物膜，但可以通过生物膜含水小孔通道吸收，尽管该吸收通道作用不强，但也是离子型药物吸收的重要途径。

2. 药物的脂溶性和分子量

胃肠道上皮细胞膜为类脂膜，而细胞外为水性环境。因此药物分子要通过被动扩散进入细胞，需要具有适宜的亲水性和亲脂性。某些药物口服后，即使以大量的未解离型药物存在时，吸收仍然不佳，主要原因是药物的脂溶性差。pK_a 大小相仿的药物，脂溶性大的易被吸收。但是脂溶性太强的药物进入生物膜后可与磷脂强烈结合，不易转运至水性体液中。同时，药物的分子量也与吸收相关，相同脂溶性的药物，其分子量越小越易穿透生物膜。

3. 药物的溶出速率

口服药物在吸收前，必须先溶解于胃肠液中。因而药物的溶解速率直接影响药物吸收的速率和程度，尤其是难溶性物质。药物的溶解度与药物的晶型、溶剂化物等性质有关。一般稳定型结晶的溶解度小、溶出速率慢，无定形药物溶出最快，亚稳定型结晶介于上述二者之间。药物含有溶剂而构成的结晶称为溶剂化物（solvate）。在多数情况下，药物在水中的溶解度和溶出速率的顺序为：水合物<无水物<有机溶剂化物。对于难溶性药物，药物在胃肠道内的溶出速率直接影响药物的起效时间、药效强度和作用持续时间，因此提高药物的溶出速率能够显著改善其胃肠道吸收。

（三）剂型与制剂因素

1. 剂型与药物吸收

药物的剂型对药物的吸收及生物利用度有很大的影响。不同药物的剂型，给药部位及吸收途径各异，药物吸收的速率与程率可能不同。口服给药可能遭受肝首过效应而导致药物生物利用度降低；口腔黏膜、舌下、吸入和直肠等给药途径吸收的药物不经肝脏直接进入体循环，因而避免了肝首过效应；口服给药的不同剂型，由于药物溶出速率不同，其吸收的速率和程度也会相差很大，因而影响药的起效时间、作用强度、持续时间、不良反应等；少数药物由于给药途径不同，药物的作用目的也不一样，例如，硫酸镁的口服溶液剂用作轻泻剂，而其注射剂则有镇静作用。

剂型中药物的吸收和生物利用度情况取决于剂型释放药物的速率与数量。一般认为，口服剂型生物利用度高低的顺序为：溶液剂>混悬剂>颗粒剂>胶囊剂>片剂>包衣片。

2. 制剂处方与药物吸收

制剂的处方组成，包括药物来源及剂量、辅料种类和加入量，对药物的吸收均有影响。不同厂家制备的同一种药物制剂，由于处方组成不同，制剂的体外质量和口服生物利用度有较大的差异。

制剂中常需要添加各种辅料，以获得满意的加工特性。辅料之间、辅料和主药之间都有可能产生相互作用，而影响药物的稳定性和药物的溶出与吸收。如过量的黏合剂可延缓片剂的崩解；疏水性润滑剂包裹在颗粒表面，使水分不易渗入，影响片剂的崩解与溶出；而亲水性润滑剂能够促进药物与胃肠液的接触，使集结的颗粒分散到胃肠液中，能使药物的溶出量大幅度增加等。

3. 制剂工艺与药物吸收

混合方法不同易引起药物溶出速率的差异，尤其是对于小剂量的药物影响更明显。即使是同样的处方，制粒方法不同，不仅所得颗粒的形状、大小、密度和强度不同，而且其崩解性、溶解性也可能有很大差别，药物疗效会受到影响。压片压力的大小影响片剂的孔隙率，进而影响片剂的崩解与药物的溶出。一般情况下，压力增大，片剂的孔隙率减小，硬度变大，比表面积变小，崩解时间延长，溶出速率变慢。对于包衣制剂来说，包衣材料性质、包衣液性质、包衣液组成、包衣层厚度等与包衣相关的因素，均可影响包衣制剂的溶出行为，因而影响药物的吸收的快慢及血药浓度的高低。掌握各种影响药物吸收的因素，对剂型设计、制剂制备、提高药物生物利用度和安全性有重要指导作用。

三、口服药物吸收的预测

（一）概述

药物的吸收是指药物从给药部位通过细胞组成的屏障膜进入体循环的过程。药物只有被吸收入血，达到一定的血药浓度，才能出现药理效应。图 2-3 为药物口服后由消化道吸收入体循环的全过程。如上所述，药物的口服吸收受诸多因素的影响，如胃肠液成分、pH、胃肠道代谢作用等。药物吸收高变异性和首过效应导致的低生物利用度是口服药物递送的主要挑战，并且在生物等效性研究方案中需要大量的受试者才能获得足够的统计数据。因此在进行非临床和临床体内试验之前，对药物的体内行为进行预测，将大大降低研发的成本和风险性。

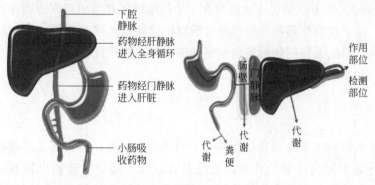

图 2-3　药物口服后由消化道吸收入体循环的全过程

扫码看彩图

（二）预测吸收的方法

口服药物的吸收在胃肠道黏膜的上皮细胞进行。根据药物的理化性质，通过人工生物膜模型、膜转运体细胞模型、离体模型、在体模型研究，可以预测口服药物膜渗透情况。药物吸收可能不是由单一的因素决定的，而是由不同物理化学特性的结合决定的，包括亲脂性、氢键能力、溶质大小和溶质的离子化状态。为了综合考虑这些因素，引入了物理化学描述符，并在适当的描述符的基础上，将定量结构与属性之间的关系通过建立计算机模型应用于吸收的预测，如现已有的 ADAPT、MolSurf、VolSurf 模型等。但是，由于建立模型所需数据的局限性和准确性、化学空间覆盖范围、描述符的适用性以及数学工具的选择等问题，计算机模型也不是完美的，这部分内容将会在第三节详细介绍。

四、生物利用度的预测

（一）概述

药物制剂要产生最佳疗效，其活性药物成分应当在预期的时间段内释放并被吸收进入作用部位，在作用部位达到预期的有效浓度。**生物利用度**（bioavailability，BA）是指药物或药物活性成分从制剂中释放进入全身循环的程度和速率。常用血药浓度达峰时间（t_{max}）及峰浓度（C_{max}）来反映药物进入体循环的速率，用**血药浓度-时间曲线下面积**（area under cruve，AUC）来反映药物吸收的程度。通过生物利用度研究可以说明药物本身的理化性质和制剂改变（包括制剂工艺、处方组成等）对体内药物动力学参数的影响，是新药研究过程中选择合适给药途径和确定用药方案的重要依据之一。对于固体口服制剂而言，如不符合豁免条件，人体生物利用度试验是最常用的评价生物等效性的方法。

（二）预测生物利用度的方法

生物利用度研究的设计取决于研究的目标、体内药物（和代谢物）的分析能力、药物的药效学、给药途径以及药物的性质等因素。生物利用度分为绝对生物利用度与相对生物利用度。**绝对**

生物利用度（absolute bioavailability，F_{abs}）是以同一药物静脉注射制剂（一般认为静脉制剂生物利用度为 100％）为参比制剂获得的药物活性成分吸收进入体循环的相对量；**相对生物利用度**（relative bioavailability，F_{rel}）则是以其他非静脉途径给药的制剂为参比制剂获得的药物活性成分吸收进入体循环的相对量，是同一种药物不同制剂之间比较吸收程度与速率而得到的生物利用度。二者的计算公式如下。

相对生物利用度：

$$F_{rel} = \frac{AUC_T \times D_R}{AUC_R \times D_T} \times 100\% \tag{2-1}$$

绝对生物利用度：

$$F_{abs} = \frac{AUC_T \times D_{iv}}{AUC_{iv} \times D_T} \times 100\% \tag{2-2}$$

式中，AUC_T 为试验制剂血药浓度-时间曲线下面积；AUC_R 为血管外给药的参比制剂的血药浓度-时间曲线下面积；AUC_{iv} 为静脉注射剂参比制剂的血药浓度-时间曲线下面积；D_T 为试验制剂的给药量；D_R 为血管外给药的参比制剂给药量；D_{iv} 为静脉注射剂参比制剂的给药剂量。

目前，口服生物利用度的评价基本上是通过药物在人体内（*in vivo*）的试验来确定，如血药浓度法、尿药浓度法和药理效应法等。但是，这种体内试验的成本和风险大，同时效率也较低。早在 20 世纪 80 年代初，国际制药企业就凭借其拥有大量新药临床前和临床研究数据，开始人体药动学参数预测模型的研究，经典的方法包括**异速放大法**、**动物-人体比例法**和**体外-体内外推法**（*in vitro-in vivo* extrapolation，IVIVE）等，但这些方法大多是经验模型，或将复杂的生理系统简化后用于单个或几个参数的预测，没有形成基于复杂生理系统的预测能力，并缺乏药动学和药效学之间的相关性分析。近 10 年来，基于生理的药动学预测模型（physiologically based pharmacokinetic model，PBPK）逐渐发展起来，并被欧美制药企业普遍用于剂型开发和临床生物等效性的研究支持。这一模型能提供科学和系统的方法预测药物在人体的全身暴露，以及影响药物血液和器官浓度的因素，将体外实验、动物实验与 PBPK 模型相结合，可形成系统的药动学人体预测体系。

第二节　渗透/吸收的研究方法

药物吸收进入体循环是其发挥治疗作用的重要环节。药物对细胞膜的渗透性是药物能否通过生物膜转运的关键因素，药物的理化性质常用于预测、解释药物在生物膜的转运行为，但不能准确反映药物与蛋白质镶嵌的双层磷脂生物膜的作用。因此，研究药物渗透的模型如人工膜模型、细胞模型、动物在体和离体模型相继被开发，对进一步探索药物的渗透和吸收有重要意义。

一、药物的物理化学参数和模型

药物在胃肠道的吸收与药物的物理化学参数息息相关，最早由 Amidon 等提出了**生物药剂学分类系统**（biopharmaceutics classification system，BCS）的概念，根据药物化合物的水溶性和肠渗透性将其分为四类（I～IV类）。BCS 允许通过体外溶解度和渗透性测量来预测药物的体内吸收。此外，还可用吸收潜力、最大可吸收剂量和三维溶解度参数三个无单位的参数来描述药物的吸收特征。

（一）药物分子的理化特性

在药物的理化性质中，药物的解离度、溶出速率和脂溶性对药物的胃肠道吸收有重要影响。由于胃肠道上皮细胞为类脂膜，通常脂溶性较大的未解离型（或非离子型）药物容易通过被动扩散机制透过上皮细胞膜被吸收，而解离后的离子型药物不易透过，难以吸收。未解离型与解离型药物的比例与环境 pH 直接相关，可用 Henderson-Hasselbalch 方程式描述：

弱酸性药物

$$pK_a - pH = \lg \frac{C_u}{C_i} \tag{2-3}$$

弱碱性药物

$$pK_a - pH = \lg \frac{C_i}{C_u} \tag{2-4}$$

式中 C_u、C_i 分别为未解离型和解离型药物。由式（2-3）和式（2-4）可知，胃肠道 pH 条件下，因弱酸性药物 pK_a 较高，故在胃中未解离型药物所占比例大；因弱碱性药物 pK_a 较高，故在肠道中未解离型药物所占比例大。

评价药物脂溶性大小的参数是**油/水分配系数**（$K_{O/w}$）。油/水分配系数是物质在正辛醇和水中的分配系数比值的对数值。通常药物的 $K_{O/w}$ 大，说明该药物的脂溶性较好，吸收率也大，但是 $K_{O/w}$ 与药物的吸收率不呈简单的比例关系。脂溶性太强的药物难以从类质膜中扩散入水溶性体液中，因而药物吸收率下降；对于被动扩散机制吸收的药物，其吸收还与分子量相关，分子量小的药物更易穿透生物膜。

口服固体制剂后，药物在胃肠道内经历崩解、分散、溶出过程才可通过上皮细胞膜吸收。对于水溶性药物而言，崩解是药物吸收的限速过程。对于难溶性药物而言，溶出是难溶性药物吸收的限速过程。

药物粒子与胃肠液或溶出介质接触后，药物溶解于介质，并在固-液界面之间形成溶解层，称为扩散层或静流层（如图 2-4）。当药物在扩散层中的饱和度 C_s 与总体介质中的浓度 C 形成浓度差时，溶解的药物不断向本体质中扩散，从而发生溶出。溶出速率可用 **Noyes-Whitney 方程**描述：

$$\frac{dC}{dt} = \frac{D}{h} S (C_s - C) \tag{2-5}$$

式中，$\frac{dC}{dt}$ 为药物的溶出速率；D 为溶解药物的扩散系数；S 为固体药物的表面积；h 为扩散层厚度。

对于特定药物制剂，在固定的溶出条件下其 D 和 h 为定值，这两个参数可合并表达为溶出速率常数 k，即 $k = \frac{D}{h}$，在漏槽条件下，$C_s \gg C$。溶出由固-液界面上药物的溶解、扩散速率所控制，溶出速率与药物的溶出速率常数、药物的溶解度和固体药物颗粒表面积成正比。

（二）生物药剂学分类系统（BCS）

1. BCS 概述

BCS 是根据影响药物吸收的两个重要参数——体外溶解性与肠道渗透性的高低，将药物进行分类管理，并以此来预测药物在体内的吸收。BCS 根据其渗透性和溶解度特征将化合物分为四类：Ⅰ 类，高溶解度和高渗透性；Ⅱ 类，低溶解度和高渗透性；Ⅲ 类，高溶解度和低渗透性；Ⅳ 类，低溶解度和低渗透性。

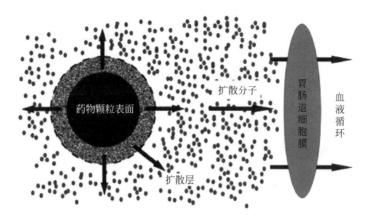

图 2-4　药物溶出原理示意图

2. BCS 用于预测口服吸收及生物利用度

BCS 概念的提出最初是用于药物体内外相关性的研究。通过体内外相关性的研究，并建立体外试验和体内试验结果的相关性，在符合特定条件下，使体外试验替代体内试验成为可能。在上市后药品的工艺放大和变更中，在通过体外溶出试验研究进而豁免生物等效性等体内试验的应用过程中，药物的 BCS 是需要考虑的主要条件。2019 年 11 月，国际人用药品注册技术协调会（International Council for Harmonisation of Technical Requirements for Pharmaceuticals for Human Use，ICH）发布新指导原则《M9：基于生物药剂学分类系统的生物等效性豁免》，允许口服固体常释制剂在某些条件下基于 BCS 豁免 BA 和/或**生物等效性**（bioequivalence，BE）研究。应用 BCS，可通过体外溶出数据预测药物在体内的生物利用度。指导原则指出只有具有高溶解性（BCS Ⅰ 类或 Ⅲ 类）的**活性药用成分**（active pharmaceutical ingredient，API）才适用基于 BCS 的生物等效性豁免，主要依据 WHO 平衡溶解度实验的结果。

（三）吸收潜力

大多数药物的吸收不受溶出限制，主要的渗透机制是被动转运。然而，某些类别药物可能面临难溶出和溶解度低的问题。下面讨论的**吸收潜力**（absorption potential，AP）和**最大可吸收剂量**（maximum absorbable dose，MAD）方法已被用于描述这些化合物并获得潜在的有限口服吸收的早期估计。

化合物的 AP 定义为：

$$AP = \lg \frac{P f_{\text{non}}(S_w V_L)}{X_0} \tag{2-6}$$

式中，P 是辛醇/水分配系数；f_{non} 是在 pH 6.5 时非离子态化合物的百分比；S_w 是在水中非离子态化合物的溶解度；V_L 是管腔内容物的体积；X_0 是给药剂量。

（四）最大可吸收剂量

MAD 是一种简单的方法，它能够将药物的体内吸收与溶解度联系起来，用于估计口服后吸收的最大药物量，最早由 Johnson 和 Swindell 提出：

$$MAD = S \times k_a \times V \times SITT \tag{2-7}$$

式中，S 是 pH 为 6.5 时的溶解度，mg/mL；k_a 是经肠吸收速率常数，min^{-1}；V 是小肠水容量，mL，假定为 250 mL；SITT 是小肠滞留时间，min，假定为 4.5 h（270 min）。假定药物的溶出速率足够高，此时，我们可以认为药物的溶出速率不限制其肠道吸收速率。由于在药物开发的初期很难获得每种化合物在人体中的吸收速率常数 k_a，因此可以使用 P_{eff} 和 S_A 分别代替 k_a 和 V，得到以下方程式：

$$\text{MAD}=S\times P_{eff}\times S_A\times \text{SITT} \tag{2-8}$$

式中，P_{eff} 和 S_A 分别是小肠的膜有效渗透系数和有效表面积。P_{eff} 可以通过单层 Caco-2 细胞的体外测定来测量，并可以转化为人体肠道渗透性。此外，可以使用生物相关介质估算肠道中的药物饱和浓度。

（五）三维溶解度参数

Hansen 理论以 Hildebrand 正规溶液理论为基础，建立三维溶解度参数体系，通过对分子间作用力、各个分量与总量的比例进行计算划分，精确计算分子间作用力的总和。Hansen 的三维溶解度参数与色散力、极性相互作用和氢键形成有关，他开发出了 Hansen 三维溶解度参数软件（HSPiP）。该软件依据溶剂对药物的溶解效果，标出每种溶剂在三维坐标中的相对位置，采用基因遗传算法的计算模式（GA）进行分析和拟合，可以快速准确地模拟计算出药物的溶解度参数，从而更准确地反映药物的溶解行为。药物的溶解度是药物达到预期浓度的一项重要参数，任何药物在吸收部位都要以溶液形式存在。三维溶解度参数已被用于预测人体皮肤的渗透率和直肠中药物的吸收率，并预测胃肠道的吸收部位和吸收持续时间。这些研究可能有助于合理选择剂型。

二、人工膜模型

近二十年来，人工渗透膜模型在预测各种生物屏障的被动渗透性研究中应用广泛。根据膜的组成将人工膜模型分为两类，包括：①由脂质（磷脂）构成的仿生膜，如下文介绍的 PAMPA、IAM、PVPA 和 PermeaPad®；②不含有脂质（磷脂）的非仿生膜，如下文介绍的 AMI 系统。非细胞的人工膜模型除了降低基于细胞和组织培养的渗透模型的成本外，还对诸如药物赋形剂和食品（消化）成分等外源性物质更稳定，可以同时研究目标药物的溶解性和渗透性，而不会损害屏障的完整性。

（一）平行人工膜渗透模型

磷脂是细胞膜的主要成分之一，卵磷脂作为其中一种普遍存在于哺乳动物的细胞膜，能模拟哺乳动物的细胞膜环境。**平行人工膜渗透模型**（parallel artificial membrane permeability assay，PAMPA）也称渗透性测定法，该模型是将卵磷脂的有机溶液涂布在聚偏氟乙烯或者聚碳酸酯膜上，卵磷脂能够在小孔孔隙中心部分形成非常稳定的薄膜。利用这种在支撑材料上成膜的性质，建立了 PAMPA，模拟口服给药中药物在胃肠道中的被动扩散。PAMPA 可基于 96 孔板进行药物测定，具有高通量、低成本、灵活性高和检测简单等优点，同时也存在一定的局限性，如只有单一的被动扩散机制，不能准确预测通过主动转运机制转运的药物渗透率；对亲脂性的小分子化合物不能说明是由细胞旁路径还是被动扩散途径穿过细胞膜等。

（二）固定化人工膜色谱柱

固定化人工膜（immobilized artificial membrane，IAM）是将卵磷脂以共价键形式结合在硅胶上的一种固定相基质。由于药物在模拟生物膜色谱柱上的保留值与药物的小肠吸收有较好的相关性，因而通过测定药物在色谱柱上的保留值的差别，就可以粗略地预测药物在体内的吸收状况。Shin 等用 IAM 卵磷脂柱色谱法预测了 15 种药物在该色谱行为中容量因子的值，结合体外肝微粒消除半衰期来预测口服药物的生物利用度，发现预测和实测的口服生物利用度之间具有良好的相关性。因此在药物研发前期，可采用该方法的色谱容量因子值与体外消除半衰期判断化合物是否具有良好的口服吸收。

（三）磷脂囊泡基质渗透模型

最初的**磷脂囊泡基质渗透模型**（phospholipid vesicle-based permeation assay，PVPA）由卵磷脂组成，主要是磷脂酰胆碱，这是一种存在于肠上皮和许多其他生物膜中的成分。从结构的角度来看（如图 2-5），PVPA 模型与肠细胞膜的磷脂双层膜非常相似。当脂质体沉积在滤膜支架上时，所获得的屏障可被认为是一种合适的肠上皮替代物。通过改变 PVPA 的脂质成分，可以更好地模拟特定的生物膜。例如，为了预测药物在肠道的吸收，引入了一种脂质成分更接近小肠上皮细胞的仿生 PVPA，它由 26.5％的磷脂酰胆碱、26.5％的磷脂酰乙醇胺、7％的磷脂酰丝氨酸、7％的磷脂酰肌醇和 33％的胆固醇组成，该仿生膜具有负的表面电荷，可以更好地模拟小肠上皮细胞。对于带正电荷的化合物，它在这种仿生膜中的渗透性增加。

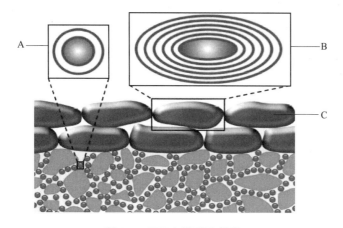

图 2-5　PVPA 模型示意图

扫码看彩图

A、B 为两种不同结构的脂质体，其中 A 为单层脂质体，B 为多层脂质体。C 为滤膜支架（纤维素酯），
脂质体既可以在孔内，也可以在滤膜支架的顶部

（四）PermeaPad®

PermeaPad® 是丹麦南部大学于 2015 年开发的一种全人工磷脂仿生膜，具有层状结构。与 PAMPA 和 PVPA 不同，PermeaPad® 由沉积在两个支撑板之间的磷脂（大豆磷脂酰胆碱 S-100）组成。脂质晶体在与水接触时膨胀，在几分钟内形成一个紧密堆积的球体层，用来模拟细胞膜。当磷脂填充在支撑层之间的空间内，脂质体囊泡紧密相连，从而模拟组织形态。此外，支撑层还可保护脂质层不受环境侵蚀。如图 2-6 所示，PermeaPad® 有多种现成的装置可用于渗透性应用。

（五）人工膜插入系统

2017 年，Ku-Luuven 将**人工膜插入系统**（artificial membrane insert system，AMI 系统）作为一种新的非细胞渗透系统用于研究药物的渗透性，与之前描述的人工膜渗透系统相比，它是一个不包含任何磷脂的人工膜。将透析膜（截留分子质量 2 kDa）安装在两个塑料环之间，如图 2-7（a）所示。利用该系统，对 14 种难溶性药物在模拟禁食状态和人体肠道液（FaSSIF/FaHIF）中的渗透性进行了评价，得到的渗透数据与 Caco-2 细胞模型数据有很好的相关性。由于这种渗透系统的制备步骤相对简单，AMI 系统可以被认为是一种高通量、效益高的用于评价化合物渗透性的工具。

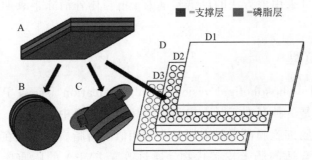

图 2-6　PermeaPad® 仿生膜示意图

A—散装的 PermeaPad® 片；B—与并排扩散池和 Franz 扩散池联用的 PermeaPad® 盘；

C—PermeaPad® 嵌入 6 孔板（表面积 3.8cm²）；D—PermeaPad® 板

（表面积为 0.13cm² 的 96 孔板，包括：D1 盖子，带有 PermeaPad® 作为屏障层的 D2 中间板和 D3 底板）

　　因为肠道黏液层可能会极大地影响亲脂性药物的肠道吸收，并可能作为纳米颗粒的药物储库，从而影响药物渗透的预测结果。Stapperts 等对之前描述的 AMI 系统改进，在透析膜（孔径 2 kDa）和滤膜（孔径 1 μm）之间添加黏液层，如图 2-7（b）所示。该模型可以研究药物与黏液的相互作用及黏液对药物渗透的影响。

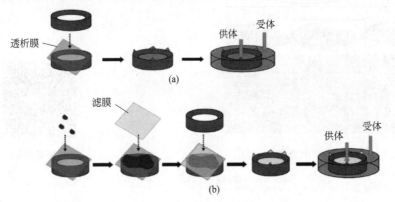

图 2-7　AMI 系统示意图

（a）未添加黏液层的 AMI 系统；（b）添加了黏液层的 AMI 系统

其中橙色表示透析膜，黄色表示滤膜，棕色液滴表示黏液层

三、细胞模型

　　由于药物在转运过程中会受到肠道和胞浆中各种酶的代谢，某些药物还会受到多药耐药蛋白外排作用的影响，如 P 糖蛋白（P-glycoprotein，P-gp）。然而，人工膜和计算机模型往往不能考虑到这些复杂的生物因素，预测结果与药物在体内的实际过程有一定的差别。因此，细胞模型作为体外法评价药物吸收的重要手段受到越来越多研究者的关注。此类基于细胞的模型主要由永生化细胞组成，这些细胞具有内在的能力，将其接种在可渗透的支持物中时，它们可以自动分化形成单层细胞，从而保持其与小肠上皮细胞生理和功能有关的生理特征，最常用的是 Caco-2 细胞模型，其他细胞模型如 MDCK、MDCK-MDR1、HT29 细胞模型和 T84 细胞模型等，近年发展也较为迅速。

（一）　Caco-2 细胞模型

Caco-2 细胞系来源于人结肠腺癌细胞，在常规的细胞培养条件下，即可自发分化成类似小肠上皮细胞的单细胞层，具有极性、微绒毛及紧密连接等特征。Caco-2 细胞模型可模拟小肠上皮细胞吸收转运的过程，广泛应用于新药开发、药物肠吸收机制的研究等。通常用公式 $P_{app} = \dfrac{dQ}{dt} \times \dfrac{1}{A \cdot C_0}$（其中 C_0 是药物的初始浓度，$\dfrac{dQ}{dt}$ 是单位时间药物转运量，A 是转运膜的表面积）求算药物的表观渗透系数（P_{app}）。通常认为体内完全吸收的药物其相应的 P_{app} 值较高，一般大于 1×10^{-4} cm/s；而不完全吸收的药物具有较低的 P_{app} 值，一般小于 1×10^{-7} cm/s。

此外，Caco-2 细胞还能过度表达 P-gp，P-gp 是一种与**多药耐药**（multidrug resistance，MDR）有关的糖蛋白。因此，许多研究者都利用 Caco-2 细胞模型来研究 P-gp 对药物肠道吸收的影响。通过公式 ER $= P_{app\ B-A} / P_{app\ A-B}$（其中 $P_{app\ B-A}$ 为分泌表观渗透系数，$P_{app\ A-B}$ 为吸收表观渗透系数）计算**外排率**（efflux ratio，ER），来评价对 Caco-2 细胞单层膜上高度表达的 P-gp 药泵作用的抑制作用。然而，Caco-2 细胞模型尚存在一些不足，如细胞来源的不同及细胞分化过程中的差异，造成细胞形态、单层完整性以及转运特性方面的区别，使结果有时缺乏可比性；小肠上皮细胞的黏液层是口服药物吸收的主要屏障之一，而 Caco-2 模型为纯细胞系，缺乏该黏液层，使得利用 Caco-2 模型研究的药物转运和在人体小肠的吸收情况存在一些差异。

（二） MDCK 细胞模型

MDCK（madin-darby canine kidney）细胞系为马丁达比犬肾上皮细胞发展的一种细胞间连接非常紧密的细胞系，转运蛋白水平较低。MDCK 细胞可分化成具有紧密连接的极性细胞单层，在遗传学和细胞的脂质、蛋白质组成方面是最为理想的上皮细胞系。MDCK 细胞主要有 MDCK Ⅰ 和 Ⅱ 两种，转运研究中一般选用跨上皮细胞膜电阻（trans-endothelial electrical resistance，TEER）较低的 Ⅱ 型。Irvine 等对比了 55 种化合物在 MDCK 细胞与 Caco-2 细胞上的表观渗透系数（P_{app}），发现二者的 P_{app} 相近，并且被动吸收药物在 MDCK 细胞上的渗透性与人体吸收具有一定的正相关性，P_{app} 越大，吸收越好。这表明 MDCK 细胞在研究被动转运药物吸收特征方面可作为 Caco-2 细胞模型的优良替代模型。

（三） MDCK-MDR1 细胞模型

MDCK 细胞本身只少量表达犬类 P-gp，Pastan 等在 1988 年利用人类的 *MDR1* 基因稳定转染 MDCK 细胞，建立了一个能大量表达人 P-gp 的细胞系（MDCK-MDR1）。而且该细胞模型表达的 P-gp 主要是位于细胞膜的顶侧，细胞中没有或极少有其他类似 P-gp 功能的外排型转运体表达，因此 MDCK-MDR1 细胞模型特别适用于 P-gp 对其底物转运的专属性研究，可利用 MDCK-MDR1 细胞作为肠道黏膜药物透过的快速筛选模型。MDCK 细胞转染后会出现多层细胞层的现象，因此在研究药物肠道吸收方面比 Caco-2 细胞模型更能模拟体内环境。

（四） HT29 细胞模型

HT29 细胞系与 Caco-2 细胞一样来源于人结肠腺癌细胞，能高水平表达肠道营养物质的转运蛋白。Maresca 等用 HT29 细胞模型研究发现，不同浓度的脱氧瓜蒌镰菌醇（deoxynivalenol，DON）能有选择性地调节肠道转运蛋白的活性，从而影响各种营养素（如糖、氨基酸和脂类）的吸收。HT29-MTX 细胞是 HT29 人结肠腺癌细胞的一个亚群，这些细胞对**甲氨蝶呤**（Methotrexate，MTX）有抗药性。与 Caco-2 细胞不同的是，HT29-H 和 HT29-MTX 细胞可以通过分泌黏液来模拟小肠的黏液层。在缓慢适应 MTX 后，HT29-MTX 细胞仅由分化的胃样黏液分泌杯状细胞组成。但该细胞生长很缓慢且不能获得理想的模型评价指标（如单层细胞跨膜电阻值、甘露醇被动扩散的跨膜通量），因而不能单独作为细胞模型。因此为了更好地模拟人小肠环境，研究者通常使用 Caco-2 和 HT29-H（或 HT29-MTX）共同培养的模型。

（五） T84 细胞模型

T84 细胞系来源于人结肠癌细胞。T84 细胞系除了能像 Caco-2 细胞系那样表达 P-gp 以外，还能表达孕甾烷 X 受体（pregnane X receptor，PXR），PXR 是一种配体活化的转录调控因子，调控多种药物代谢酶（CYP3A4、CYP3A7 等）以及药物转运蛋白（MDR1、MRP2 等）的表达。有学者发现 T84 细胞与利福平预孵育 72 h 后，利福平可通过激活 PXR 来诱导 MDR1 在 T84 细胞内的表达。T84 细胞不但像真实肠上皮细胞一样具有高跨上皮电阻，而且对许多生理性激动剂的刺激表现出氯分泌反应。囊性纤维化跨膜电导调节因子（cystic fibrosis transmembrane conductance regulator，CFTR）是一种 cAMP 依赖的阴离子通道，研究显示 T84 细胞中多种促分泌素可引起 CFTR 的 Cl^- 转运及调控。另外，T84 细胞还能激活顶膜 Ca^{2+} 依赖的 Cl^- 通道（Ca^{2+}-dependent Cl^- channel），引起 Cl^- 的分泌。作为一种体外培养的细胞模型，T84 细胞系被广泛地用于上皮氯离子转运、肠免疫生理、肠上皮与微生物相互作用方面的研究。

四、在体模型

在体研究方法主要分为**肠灌流法**和**肠襻法**。由于在体模型未切断血管及神经，保证了肠道神经以及内分泌输入的完好无损，同时也保证了血液及淋巴液的供应，提高了生物活性，并且避免了胃内容物及消化道固有运动的生理影响，因此，能较真实地反映药物的小肠吸收情况，但个体差异较大，对实验动物的数量有一定要求。

（一）肠灌流法

肠灌流法在各种药物在体肠道吸收模型中是最接近于体内真实吸收状态的，可以用来研究药物在肠道的吸收程度，辅料对药物透过率的影响，药物吸收促进剂的转运能力、机制以及毒性等。

1. 肠道单向灌流法（unidirectional perfusion）

将麻醉的大鼠开腹，对需要考察的部位两端插管后结扎，用生理盐水将肠道内容物冲洗干净，再用一恒速泵灌流含药灌流液，平衡后于不同时间分段收集肠管出口的灌流液。测定不同时间灌流药物浓度，利用灌流液药物的消失率评价药物的吸收速率。在体单向灌流相对于循环灌流，是采用较低流速，在较短时间内进行的，这样不仅可以减少灌流导致的肠黏膜损伤，还可以防止在实验过程中药物的化学降解。

2. 肠道循环灌流（circulatory perfusion）

按肠道单向灌流的方法插管并冲净内容物后，将插管与蠕动泵的胶管相连，形成回路并开动蠕动泵。使含药灌流液在肠腔循环灌流，在不同时间点测药液的浓度变化，来考察药物的肠道吸收情况。肠道灌流法保证了动物肠道血液及各种组织液的供应，肠道菌群正常存活，真实地模拟了动物肠道环境。但是由于在体小肠循环灌流时间长，灌流流速又比较快，可能会对肠黏膜造成一定损伤，从而导致药物吸收增大，降低了实验的准确性，因而目前较少应用。

3. 肠血管灌流（vascularly perfused intestine）

在肠道灌流的基础上，插管于一段肠管供血的肠系膜血管，或者插管于对整段小肠供血的肠系膜上动脉和肝门静脉，形成肠血管灌流模型。该方法基于血液中药物的增加，计算药物被吸收入血管的量，而不像肠道单向灌流法那样基于灌流肠管中药物的损失率来计算，所以能更真实地反映药物在小肠吸收的情况。Andlauer等利用这一模型研究了白藜芦醇（resveratrol）的吸收和代谢，实验结果显示白藜芦醇在肠道具有良好的吸收，被吸收的白藜芦醇大量代谢转化为白藜芦醇葡萄糖醛酸苷，证明了该灌流模型可以作为评价药物肠道吸收和代谢的有效工具。

4. 肠肝血管灌流（vascularly perfused intestine-liver preparation）

对肠系膜上动脉以及肝静脉插管，进行循环灌流，将胆管插管引流胆汁，幽门静脉插管取样（见图2-8）。Hirayama等研究表明：该模型和肠道血管灌流模型标本在2 h内仍具有活性并保持稳定，但主要缺点在于缺乏激素和神经控制，导致大量水分涌入肠腔。有研究者在肠肝灌流模型的基础上优化了灌流条件：在灌流液中加入适量的牛血清白蛋白和右旋糖酐，能在维持一定的胶体渗透压以防止脏器水肿的同时防止过多泡沫的产生；加入一定量的地塞米松和肾上腺素，克服肠模型因缺乏神经、激素调节而导致肠分泌过度和蠕动剧烈的现象。该模型具有封闭性，避免了药物向全身分布与排泄，使受试药物的浓度约为相同条件下口服的上百甚至上千倍，因此所需受试药物剂量小。此方法可用于研究代谢产物的形成，药物及其代谢产物的肝肠循环，也可用于评价药物吸收和肝首过效应，具有良好的应用前景和潜力。

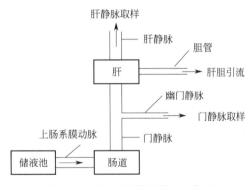

图2-8 肠肝血管灌流模型示意图

（二）肠襻法

肠襻法（intestinal loops）是将动物麻醉，开腹结扎肠腔，将含药人工肠液注入肠襻，一定时间吸收后取出肠襻，收集肠腔内肠液测定药物剩余量，进而了解药物吸收情况。该法较在体肠灌流法操作简单，但由于肠腔内容物存在，分析样品处理较复杂，实验数据的准确性较差，所以不适合大规模的药物筛选评价，但可作为其他实验模型方法的有效补充。

五、离体模型

当麻醉对药物检测有影响时，可采用离体模型代替在体模型。此类模型也可用于研究药物在不同肠段的代谢情况及药物相互作用，缺点在于离体条件下酶活力降低，会影响部分药物的渗透性数值，同时，因肠黏膜细胞活力限制，整个实验需快速完成，因此取样点也有限，该类模型多用于初步定性研究。

（一）外翻肠囊法

取麻醉动物，分离出小肠段并去掉肠系膜，用生理盐水或缓冲溶液冲洗干净，外翻使肠黏膜向外，浆膜向内，结扎一端后灌注人工培养液再结扎另一端形成囊状，置于含药培养液中培养，根据囊内、外被测药物随时间的变化量，反映肠道对物质吸收的状况（见图 2-9）。**外翻肠囊法**（everted gut sac）操作简单、易行，在肠外翻模型中测定的是药物从肠黏膜侧到浆膜侧的透过量，可直接反映药物在肠黏膜细胞层中的转运过程。因肠道离体后破坏了试验器官的真实存在环境，因此，离体肠的生物有效性及完整性是该方法受限的主要原因。

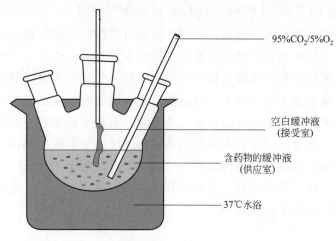

图 2-9　外翻肠囊法示意图

扫码看彩图

（二）组织流动室法

将离体肠段剪成一定面积的小肠块，将其置于装有缓冲液的扩散池中，药物从供应室加入，在接收室取样，测量药物不同时间的累积量。通常，向黏膜及浆膜缓冲液中加入谷酰胺或葡萄糖等作为能量源，使组织具有最大的存活能力。**组织流动室法**（tissue flux chamber）可以测定黏膜到浆膜或浆膜到黏膜的药物流量，预测药物的转运方式是主动转运还是被动扩散，研究细胞旁路转运对药物吸收的影响，通过改变供给室的化合物组成还可以研究离子、pH 及其他物质等对药物转运的影响。但肠道上段的细胞旁路途径较下段多，使得不同区段的肠道对药物的吸收不同，同时血流供应和药物代谢酶活性的影响等因素，也将对实验结果产生一定的影响。

（三）尤斯灌流室模型

尤斯灌流室模型（Ussing chamber）主要由两个部分组成，即灌流室本身和电路系统，另有配套的软件、数据处理系统及电子计算机（PC），如图 2-10。循环式灌流室包括 1 个 U 形管道系统和 2 个半个灌流室，管道系统主要用于加热和充入气体（CO_2、O_2 或 N_2），两个半个灌流室中间是一个可嵌合组织样本且可移动的插件。如果需要，可以加热管道，并用空气或其他气体（例如 CO_2、O_2 或 N_2）充气。充气有两个目的：给液体内容物充氧和搅拌液体以确保完全对流。尤斯灌流室模型根据灌流方式可分为循环式和流通式。将适当大小的肠黏膜固定在相互连接的黏液和浆膜液之间，测量肠黏膜两侧的药量，计算药物从黏膜到浆膜的吸收率。其主要功能是通过给离体上皮组织提供一个模拟体内生理条件的环境，并利用电压电流钳技术，研究营养物质、药物及离子等跨上皮的转运。通过微电极检测整个细胞膜离子通道变化的电流信号，来反映肠道药物吸收、渗透性和分泌情况的变化。该法在试验过程中可以测定小肠黏膜的电阻以判断小肠的存活情况；可比较不同小肠部位对药物吸收的影响；也适合于人体小肠的研究，用于比较种属间差异。但该法缺乏血液及神经供应，在手术及镶嵌过程中易造成小肠形态学的改变。

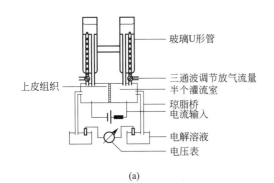
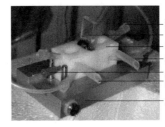

图 2-10　尤斯灌流室模型示意图

（a）循环式尤斯灌流室模型；（b）流通式尤斯灌流室模型

（四）分离肠黏膜法

将大鼠在麻醉状态下开腹，在肠腔内插管，用生理盐水冲洗肠内容物，取出肠管置于缓冲液中，套在玻棒上，刮掉上皮下层组织，制得分离肠黏膜，固定于扩散池上。**分离肠黏膜法**（isolated mucosa）干扰因素少、快速准确、精度高，适于进行吸收机理的研究。但黏膜的分离操作较困难，且刮离过程中容易使黏膜破坏。

（五）肠微粒体法

肠微粒体细胞色素 P450 混合功能酶系统，是催化多种药物、前毒物、前致癌物等外源性物质的氧化和还原代谢酶，主要为Ⅰ相代谢酶类。肠微粒体法是将制备的肠微粒体与 CYP450 特定的探针药物混合孵育，在模拟生理温度及环境条件下进行生化反应。该模型具有制备技术和操作简单、代谢反应快、重现性好等优点，不足之处在于缺乏膜转运体及部分酶系统，并且很大程度上依靠微粒体的分离效果。

第三节　计算机模型预测口服吸收

近年来，已开发出许多用来评估化合物是否具有良好口服吸收的方法，如第二节所述。这些预测口服吸收的方法具有各自的特点与优势，不足的是，这些方法会耗费很高的人力物力成本，其体内预测结果也具有不确定性。随着计算机辅助设计的发展，计算机模拟技术在药动学研究中得到了广泛的应用，这使得研究者将目光放在人体吸收计算机模型上，试图通过计算机模型更好地预测口服吸收。

一、数据集和分子描述符

计算机模拟技术具体可分为两方面：分子模拟和数据模拟。计算机分子模拟是利用计算机来构造、显示、分析分子模型，使分子结构直观化，通过计算机模拟出分子的立体构象，能形象地观察到药物小分子与生物大分子间的相互作用的过程。在数据模拟中，常用的方法是**定量构动关系**（quantitative structure pharmacokinetic relationship，QSPR），QSPR 是以分子描述符为基础，使用一定的计算方法和软件，通过建模来了解化合物的分子结构、性质和药动学参数之间的关系。QSPR 的研究有助于对化合物的口服吸收特性进行预测，为药物的设计和研发提供更为科学和客观的依据。

QSPR 研究的主要步骤包括数据收集、分子结构输入、分子结构描述符的选择与计算，以及模型的建立和验证。本部分将介绍数据集和预测口服吸收的分子描述符。

（一）数据集

用于计算机模型预测口服吸收的早期研究是针对较小的数据集进行的，随着研究的深入，数据集涉及的化合物的种类也在不断增多，目前最大的数据集包含 1260 种化合物。需要注意的是，通过不同方法获得的口服吸收的实验预测值是不可以混合使用的，因为混合使用会降低数据的预测准确性。另一个问题是大部分数据集偏向高吸收率，因此，只有相对较小的数据集可用于预测口服吸收的模型。幸运的是，这些较小的数据里涵盖了各种类别的化学药物。

（二）预测口服吸收的分子描述符

分子描述符是指分子在某一方面性质的度量，既可以是分子的物理化学性质，也可以是根据分子结构通过各种算法推导出来的数值指标。分子描述符可以分为定量描述符和定性描述符。前者包括基于分子图论、各种理论或实验光谱数据（如紫外光谱）、分子组成（如氢键供体数、化学键计数）、理化性质（如油水分配系数）描述符、分子场描述符以及分子形状描述符等；定性描述符一般称为分子指纹，即将分子的结构、性质、片段或子结构信息用某种编码来表示，常用的分子指纹包括 Daylight Fingerprints、MACCS Keys、MDL Public Keys 等。根据描述符的数据类型，分子描述符又可以分为布尔值（如是否手性）、整数（如环数）、实数（如分子量）、向量（如偶极矩）、张量（如电子极化率）、标量场（如静电势）、向量场（如静电势梯度）等类型。而依据描述符计算所需的分子结构维数，分子描述符还可以分为零维、一维、二维、三维等（参见表 2-2）。此外，针对不同的计算体系，分子描述符还有其他分类标准，比如 Dragon 软件，根据描述符物理意义的差异可划分为组成描述符、分子性质描述符、拓扑描述符、几何描述符等 20 个模块，每个模块的描述符分别代表不同的化学信息。

表 2-2　依照维数的分子描述符的分类

维数	分类依据	举例
零维	分子构成	原子计数、分子量
一维	分子片段	氢键受体数、氢键供体数
二维	分子拓扑结构	Wiener 指数、Zagreb 指数
三维	分子三维结构	分子体积、分子表面积、能量

所谓的预测药物口服吸收的分子描述符，即影响药物口服吸收速率与程度的某种物理化学性质或某种数据指标。药物的口服吸收取决于药物溶解性，渗透性（主动转运和被动转运）以及穿过肠壁的首过代谢。其中，溶解性是吸收和渗透性最重要的性质，溶解性不仅与亲脂性相关，还与药物的氢键结合能力和分子大小有关。以下是药物口服吸收相关的主要分子描述符。

1. 亲脂性

亲脂性是药物转运过程中的关键特性。评价药物亲脂性大小的参数是**油水分配系数**（$K_{o/w}$）。目前，最常用的参考溶剂系统是**辛醇/水分配系统**。$\lg P$ 值指某物质在正辛醇和水中的分配系数比值的对数值。早先已有不同计算 $\lg P$ 的实验方法，例如：摇瓶法、色谱法或 pH 滴定法。后来研究者又发现了片段加和法，该方法根据分子片段贡献的总和计算 $\lg P$，其表达式如下：

$$lgP = \sum_i a_i n_i + \sum_j b_j B_j \qquad (2\text{-}9)$$

式中，n_i 代表第 i 种特征片段在溶质分子中出现的次数；a_i 代表该种片段对 lgP 的贡献值；B_j 代表第 j 种"矫正项"在溶质分子中出现的次数；b_j 代表该矫正项对 lgP 的贡献值。各特征片段以及各矫正项的贡献通常由多元线性回归分析或其他统计方法对包含有大量 lgP 数据已知的化合物的训练集进行统计分析得出。

此外，随着研究的深入，还出现了亲脂性的三维（3D）描述符，将原子亲脂性值投影到分子表面，以可视化 3D 特性。近几十年，人们一直致力于开发好的 lgP 计算程序。但是某些片段缺乏参数化，这限制了一些 lgP 计算方法的应用。目前应用较广泛的 CLOGP 程序，可以预测丢失的片段，尽管不能保证预测的准确性，但也不失为一种预测方法。

2. 氢键

氢键是结构渗透关系的重要组成部分。实验上评估氢键强度的一种方法是测量氢键平衡常数，通过测量具有共同氢键受体的氢键供体以及具有共同氢键供体的氢键受体。然而，这种方法通常适合于功能多样性的分子量较大的化合物，并不适合于药物分子。获得氢键活性的另一种方法是研究氢络合物形成的热力学。该方法收集了一个包含数千个反应的热力学氢键数据库，并使用这些数据来统计确定适合熵变的质子受体和质子供体的自由能因子，进而测量其自由能变化值。这些数值与氢键的形成密切相关，可根据已有的数据库外推至新化合物，但是该方法较为复杂。

分子氢键键合能力的一种简单度量是计算其**极性表面积**（polar surface area，PSA），即所有氮原子和氧原子对表面积的贡献之和。当极性基团从水性细胞外环境移至更亲脂性的膜内部时，它们参与去溶剂化。因此，PSA 在一定程度上可以代表化合物膜运输所涉及的能量。PSA 的早期研究是基于分子最稳定的构象进行的，但是 PSA 会随着分子构象的改变而改变。后来的工作考虑了分子构象改变，引入"动态 PSA"一词，计算得到了玻尔兹曼加权平均 PSA。对于构象容易改变的分子，动态 PSA 的引入是很有意义的。但是，用于预测口服吸收时，静态 PSA 和动态 PSA 的差别可能并不大。有研究证明，基于最稳定构象计算的 PSA 预测口服吸收足以产生与真实的肠道吸收近似的关系，且与动态 PSA 的预测结果相差很小。值得一提的是，有报道基于片段贡献总和，快速计算 PSA 的方法，称为**拓扑极性表面积**（topological polar surface area，TPSA），TPSA 可应用于大型化合物集，例如组合库或虚拟库。此外，还有基于 PSA 的其他描述符，例如**分配总表面积**（partitioned total surface area，PTSA）、**高电荷极性表面积**（high-charged polar surface area，HCPSA）、**标度极性表面积**（scaled polar surface area，SPSA）等。另一种评价氢键强度的方法是计数描述符。氢键的计数描述符是指氢键供体和受体的数量之和。计数描述符是一种简单的方法，并且与药动学特性（例如渗透性）具有良好的相关性。

其他氢键的替代描述符还包括**分子氢键势**（molecular hydrogen-bonding potential，MHBP）、**非极性表面积**（non-polar surface area，NPSA）、**部分原子电荷**（partial atomic charges）、HYBOT Descriptors 等。其中，MHBP 是基于分子 3D 形状的描述符，不同类型的 MHBP 预测口服吸收的结果可能不同，研究表明，与氢键受体容量（hydrogen-bonding acceptor capacity）相比，氢键供体容量（hydrogen-bonding donor capacity）与口服吸收的相关性更好。

3. 分子大小和分子形状描述符

分子大小与化合物的渗透性紧密相关。常用的分子大小描述符包括分子量、分子表面积和分子体积。分子量是一种简单的分子描述符，很容易根据分子式计算。假设所有原子都是由范德华半径定义的球体，则分子表面可以定义为分子的范德华表面，借助在范德华表面上"滚动"的球形探针可以定义与溶剂接触的表面积。而其他的分子表面则属于轮廓表面，可以通过分子特性如电子等密度、分子静电势或分子轨道来定义。其中，分子哈希键（molecular hash key）被提议作为编码分子表面特性的描述符，通过使用神经网络或机器学习来预测 $\lg P$ 和口服吸收等特性。分子体积（例如范德华体积）可以根据分子表面来定义，它也可以通过分子量、液体密度和阿伏伽德罗常数来确定。麦高文（McGowan）特征体积定义为原子体积参数之和。原子体积参数可由原子数因子修正得到。另一个分子大小描述符是摩尔折射率，其与摩尔体积和液体折射率的函数直接相关。折射率类似于体积描述符的附加特性，可通过组贡献方法计算得到。不同的分子大小描述符通常具有高度的相关性，因此不需要同时使用所有可用的描述符。

分子形状描述符是分子形状的度量，通常也与分子大小相关。常用的分子形状描述符包括椭圆度、拓扑指数（如连接性和形状指数）、可旋转键的数量。其中，椭圆度定义为分子表面与具有相同体积的球体表面之间的比率。诸如连接性或形状指数之类的拓扑指数也需要提供有关分子形状的信息。可旋转键的数量通过衡量分子柔性，预测口服生物利用度。较低的分子柔性代表较高的口服生物利用度。

分子大小和形状描述符通常是药动学建模中每个描述符集的一部分，它们在最终模型中不一定重要，但这并不意味着分子大小不影响药动学性质，而是因为分子大小和形状可能在其他描述符如亲脂性或极性表面积中已被隐含地考虑了。

4. 拓扑描述符

分子拓扑描述符以分子拓扑作为研究基础，可以比较容易地从二维结构中计算出来。但是分子拓扑描述符不能直观地表现出这些值与结构的关系，因此经常在 QSPR 方法中使用。常见的预测口服吸收的拓扑描述符是**电拓扑状态指数**（electrotopological state index，ETS）。ETS 是根据分子中非氢原子所处的电子成键状态及拓扑状态所提出的原子级分子描述符，可用于得出预测口服吸收的模型。

二、口服吸收的计算机预测

复杂的口服吸收过程与药物分子的多种基本特性有关。最常用的预测口服吸收的 QSPR 方法是从数百个可能的描述符中选择适当的描述符子集以构建预测模型。QSPR 预测口服吸收的精准度取决于分子描述符的选择及建模所采用的方法。常用的分子描述符在前文已作详细介绍。分子描述符既可以采用 Dragon、PowerMV 等专门的描述符计算软件来计算，也可使用 Sybyl、Cerius 2 等分子模拟软件包中有关描述符计算的模块来计算。2009 年，新加坡国立大学开发了基于网络的分子描述符计算程序，可在线计算 3778 种分子描述符。常见的用来计算分子描述符的软件如表 2-3 所示。本部分详细介绍常用的描述符的计算方法，包括溶剂化方程、多元模型、神经网络法、主成分回归法、偏最小二乘法、聚类分析法、递归分割法和支持向量机法等。

表 2-3 常用分子描述符计算软件及其可计算的描述符数量

软件	描述符数量	软件	描述符数量
Dragon	3224	MOE	>300
MODEL	3778	Joelib	>40
MolGen	707	ADAPT	>260
Cerius 2	73	SYBYL	>100
Sarchitect	1084	PowerMV	>1000
PreADMET	955	CODESSA	>1500
ADRIANA. Code	1244	Pipeline Pilot	>390
ADMET Predictor	297	SARNavigator	>70

（一）溶剂化方程

溶剂化方程，又称亚伯拉罕（Abraham）线性溶剂化能量方程。该方程以五个描述符为一组，这五个分子描述符分别指的是过量的摩尔折射率（E）、溶质极性/极化率（S）、溶质总酸度（A）、碱度（B）以及 McGowan 特征体积（V），统称为 Abraham 描述符。采用 Abraham 描述符可预测一系列与溶剂化有关的特性，如各种溶剂中的分配系数，血脑屏障渗透和口服吸收。以 Abraham 描述符建立的吸收模型如下：

$$\lg GI \, k_{eff} = 0.54 - 0.03E + 0.01E + 0.14S - 0.41A - 0.51B + 0.20V$$

$$n = 127, r^2 = 0.79, s = 0.29, F = 0.84 \tag{2-10}$$

Abraham 描述符可以通过 AbSolv 程序计算。但是，由于这五个描述符可能是相互关联的，所以该方程在统计上不是很可靠。

（二）多元模型

1. ADAPT

ADAPT 软件涉及的一些描述符可以用于预测化合物水溶性和人体肠道吸收等特性。神经网络模型从更大的描述符库中选择了六个关键描述符。在这六个描述符中，三个描述了大小（重力指数的立方根）、形状（SHDW-6，分子在 Y、Z 平面上的标准化二维投影）和柔韧性（NSB，单键的数量），而其他三个（CHDH-1，氢键供体原子的电荷；SCAA-2，表面积乘以氢键受体原子的电荷；SAAA-2，氢键受体原子的表面积）与氢键性质有关。

2. MolSurf

MolSurf 软件可以计算许多与物理化学特性有关的描述符，例如亲脂性、极性、极化性和氢键能力。使用**偏最小二乘法**（partial least square，PLS）分析研究了这些描述符与口服吸收的相关性，获得了良好的统计模型。结果表明与氢键相关的性质对吸收的影响最大，应尽量减少这种影响。但是，MolSurf 的分析过于精细，计算量很大，并且不能实现自动化。

3. VolSurf

VolSurf 软件借助 GRID 软件，从能量水平上计算分子周围探针（一些化学基团）与目标分子相互作用，来构建 3D **分子相互作用力场**（molecular interaction field，MIF）。GRID 常用的探针有水探针、疏水探针（DRY）和羰基探针（O）。水探针用来模拟溶解和去溶解过程；疏水探针用来模拟生物膜与药物分子的疏水性相互作用；羰基探针用来模拟生物膜与药物分子之间的氢键相互作用，进而评估这些描述符与人体吸收的相关性。此外，VolSurf 定义了一个称为"积分力矩"的描述符，该描述符类似于偶极矩，它描述了在给定能级下从质心到极性相互作用部位重心的距离。较高的积分力矩反映了分子的极性和非极性部分之间的区别。疏水性和高积分力矩与人体肠道吸收呈正相关，而一旦分子具有较高的极性或者分子具有较多的极性相互作用部位，则不利于吸收。

4. 混合动力

目前已经开发出氢键供体和受体描述符，它们与渗透性和吸收数据相关。根据经验，氢键供体和受体常常与空间描述符结合使用。但是，氢键供体和受体之间会产生相互作用，尽管可以使用一些统计工具如 PLS 或神经网络避免这些问题，但在多个线性回归方程中只能使用更重要的变量。因此，联合使用氢键供体和受体可能效果更佳。

5. 其他多元研究

在一些数据集的研究中，亲脂性、亲水性和分子大小是从结构预测被动吸收的最合适的因素。通过选择 AlgP98、PSA 和分子量作为衡量这些因素的变量，结果发现分子量是多余的描述符，因为分子量可被视为 PSA 和 AlgP98 的组成部分。此外，拓扑描述符、CASE 程序的结构描述符、原子类型描述符和 PLS 判别分析（PLS-DA）也已经被用于开发预测肠道吸收的模型。

（三）其他方法

1. GRID

使用 GRID 程序，可以使用酰胺探针探索氢键受体区域，羰基探针检测氢键供体区域来量化氢键结合能力，水探针生成的水表面相互作用图谱似乎可以很好地描述药物的渗透性。

2. 神经网络

采用神经网络对非线性关系建模，具有良好的相关性。其中最有用的方法是反向传播算法和 Kohonen 算法。通过组合神经网络的方法，得出一组包含 120 种化合物、含 7 个描述符的模型，以估计人体肠道的吸收。所选描述符易于计算，计算速度快，因此可以筛选更大的数据库。有研究仅使用 2D 拓扑描述符研究了一系列化合物，使用通用回归神经网络（GRNN）和概率神经网络（PNN）对数据进行建模，这是归一化径向基函数网络的变体，两者均表现良好。此外，采用 141 个拓扑描述符建立一组包含 417 种治疗药物的人工神经网络（ANN）模型，通过 195 种未在模型构建中使用的新药物对其进行验证，结果表明 lgP 可能是 ANN 模型中重要的附加属性。PSA 和 CODES 拓扑描述符通过使用神经网络研究了 28 种化合物，但是该数据集太小，无法给出有意义的预测。

3. 分类和回归树（CART）

CART 是一种数据挖掘工具，适用于探索相对较小的数据集。原始的 CART 方法将化合物分为多个预定义组，具有诸多局限性。改进后的 CART 方法能够进行非线性回归，用 1260 个化合物来构建递归分类模型。结果显示，这种基于计算机的方法展示出比人工膜更好的预测数据。

4. Algorithm Builder

Algorithm Builder 软件基于一系列物理化学性质描述符和结构描述符。使用 Algorithm Builder 软件对 1000 多种化合物进行分析，得出了一套肠渗透性算法。Algorithm Builder 软件的计算方法与其他方法相比较为独特，基于该软件建立起的模型适用于新化合物的预测。

5. 支持向量机（SVM）

支持向量机（SVM）是针对有限样本模式识别中的一些根本性问题进行系统的理论研究。相比于传统机器学习方法，SVM 采用结构风险最小化准则，在最小化样本点误差的同时，缩小模型泛化误差的上界，从而提高模型的泛化能力，在很大程度上解决了模型中的过学习、非线性、维数灾难等问题。SVM 中一种相对较新的 QSAR 机器学习技术，已用于预测 164 种化合物在人体肠道的吸收数据。其中一种新的描述符选择算法是从 2929 个描述符中选出 50 个最相关的描述符。这项工作证实了 TPSA 与口服吸收的高度相关性。

第四节　基于胃肠道生理模型预测口服吸收

药物的口服吸收是一个十分复杂的过程，包括药物的崩解和溶出、胃排空、肠道转运、药物跨膜转运、肠壁代谢和肝代谢等步骤。一些研究基于口服药物吸收过程和主要影响因素建立了**胃肠道生理模型**（physiologically based gastrointestinal models，PBGI 模型）；它将胃肠道分段为不同的隔室，利用不同的方程来描述这些隔室中药物的转运、溶出和摄取行为。常见的胃肠道生理模型包括**扩散模型**、**房室吸收和转运**（compartmental absorption and transit，CAT）**模型**、**高级房室吸收和转运**（advanced compartmental absorption and transit，ACAT）**模型**、**胃肠道转运吸收**（gastrointestinal transit and absorption，GITA）**模型及高级溶出、吸收和代谢**（advanced dissolution，absorption and metabolism，ADAM）**模型**。这些生理模型与经典的药动学模型紧密衔接，用于预测药物的口服吸收速度和程度。

一、扩散模型

扩散模型将肠道视为具有不同空间性质（如 pH、吸收表面积等）的单一圆柱形管道，药物在此管道内的轴向速度相等，扩散行为和浓度分布相同。因此口服药物在小肠内的动态吸收过程符合对流-扩散方程（convection-dispersion equation），其表达式如下：

$$\frac{\partial C(z,t)}{\partial t}=\alpha\frac{\partial^2 C(z,t)}{\partial z^2}-\beta\frac{\partial C(z,t)}{\partial z}-\gamma C(z,t) \tag{2-11}$$

式中，C 代表药物在肠道中的浓度；z 表示药物与胃的轴向距离；t 是药物在小肠内的滞留时间；α 是表观扩散系数（它综合考虑了分子扩散和生理学因素的影响，如黏膜表面药物的结合、胃肠道的蠕动、肠管的"S"形弯曲等等）；β 是指药物在小肠的轴向速度；$\gamma=2P_{eff}/r$ 表示药物的吸收速率常数（P_{eff} 为有效渗透系数，r 为肠道半径）。

由于考虑了药物溶解度和渗透性对吸收的影响，扩散模型已经成功模拟和预测了一系列不同 BCS 药物的吸收剂量分数（fractions of dose absorbed，f_a）。对于多数被动吸收的药物，扩散模型能够很好地预测它们的 f_a，模型的预测值与文献报道的实验值比较接近。然而扩散模型的前提假设忽略了药物的首过代谢，所以对于系统前代谢消除的药物而言，这种模型可能会高估它们的 f_a。而且扩散模型只考虑了药物的被动扩散，因此该模型既可能会高估肠外排转运体底物（如多柔比星和雷尼替丁等）的 f_a，也可能会低估肠吸收转运体底物（如伐昔洛韦、阿莫西林、头孢氨苄和头孢羟氨苄等）的 f_a。为了克服这些缺陷，扩散模型需要重新考虑代谢酶和转运体的米氏常数，以合理评估它们的贡献。

二、房室吸收和转运（CAT）模型

CAT 模型可以用如下基础方程描述：

$$\frac{dY_n}{dt}=K_t Y_{n-1}-K_t Y_n-K_a Y_n \tag{2-12}$$

式中，n 是指房室数目（$n=2，3，\cdots，7$）；Y_n 代表第 n 个房室内的残余药物剂量；K_t 是转运速率常数；K_a 则为吸收速率常数。

最初，CAT 模型是为了预测非降解性和高溶解性药物的口服吸收数据而建立的。早先的 CAT 模型假设药物在肠道内瞬间溶出并溶解，其主要吸收方式为被动吸收，在不同肠段中具有线性转运动力学特征，而且在胃和结肠中吸收较少。在综合了载体介导的米氏动力学、胃排空速率常数和各房室的降解速率常数等参数后，CAT 模型就可以模拟具有饱和吸收特征的可降解型药物（如头孢曲嗪等）的小肠吸收。如果考虑药物不同的溶出过程（图 2-11），CAT 模型还可用于预测地高辛和帕那普隆等不良吸收的药物的 f_a，而且可以确定这些药物的吸收限速步骤到底是溶出、溶解还是渗透性。

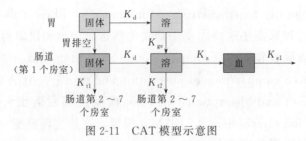

图 2-11　CAT 模型示意图

图 2-11 中 K_{ge} 为已溶解药物的胃排空速率常数，K_d 是药物的溶解速率常数，K_{t1} 和 K_{t2} 分别是固体药物和已溶解药物的转运速率常数，K_a 为吸收速率常数，K_{el} 为消除速率常数。

三、高级房室吸收和转运（ACAT）模型

ACAT 模型是在 CAT 模型的基础上发展起来的，它整合了首过代谢和结肠吸收等因素，是一种基于半生理学的转运模型。如图 2-12 所示，该模型由 9 个隔室组成，分别对应于胃、十二指肠以及结肠等不同的消化道片段，预设药物在胃肠道中的 6 种状态即未释放、未溶出、溶出、降解、代谢和吸收，涵盖了药物在胃肠道中线性转运动力学和非线性代谢或转运动力学。ACAT 模型在模拟和预测药物的口服吸收时，综合考虑了药物的理化性质（例如 $\lg P$、溶解度、pK_a 等）、胃肠道生理因素（如首过代谢、转运蛋白等）和制剂因素（例如粒径、颗粒密度等）的影响，以估算吸收剂量分数及其对血药浓度-时间曲线的影响。

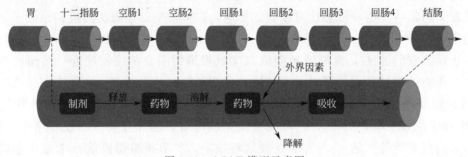

图 2-12　ACAT 模型示意图

肠上皮细胞上有许多药物代谢酶和转运体，而相当一部分代谢酶和转运体又有共同的底物。当这些底物被口服后，代谢酶和转运体之间的相互作用，可能会对它们共同底物的吸收产生十分复杂的影响。不过，如果能够提供相关的酶和转运体的体外数据（如 V_m 和 K_m），ACAT 模型一样可以成功模拟那些具有非线性饱和代谢和（或）转运特征的药物的吸收，例如普萘洛尔、咪达唑仑、他林洛尔等。

现在已有软件可以对吸收过程进行模拟，例如 GastroPlus（Simulations Plus）或 iDEA 方法，以及新的程序，如 Simcyp、Cloe PK 和 PK-sim 等。其中，GastroPlus 是基于 ACAT 模型开发的商业模拟软件，该软件对原始的 ACAT 模型进行了几次改进，使其更好地应用于药物的口服吸收预测。有研究已经利用 GastroPlus 预测了药物的体内吸收，并建立了良好的体内外相关性。因此，在全面了解药物的理化和生理参数后，GastroPlus 可用于某些 BCS Ⅱ 类药物生物豁免的辅助判据。另外，许多制剂因素（如粒径大小和密度分布）对口服药物吸收的影响也可由该软件模拟，因此该软件对制剂（尤其是缓控释制剂）的处方优化帮助较大。除了模拟口服药物的胃肠道吸收，输入相应生理参数后，GastroPlus 还能够预测药物的整体药物动力学，以及药物在禁食和正常进食状态下的口服药动学行为。

四、胃肠道转运和吸收（GITA）模型

由于胃肠道中药物代谢酶和转运体的不均匀分布，以及药物在各肠段的转运时间不同，可能导致药物在不同肠段的吸收程度不一样。基于此，Sawamoto 等提出了 GITA 模型。这种模型将胃肠道分为 8 个房室，分别为胃、十二指肠、近端空肠、末端空肠、近端回肠、末端回肠、盲肠和大肠，综合考虑了药物在胃肠道的转运以及在各个肠段内的吸收过程。在这种模型中，每个肠段的吸收速率常数由常规的在体肠襻法测得，胃肠道转运速率常数由体内方法获得。式(2-13)和式(2-14)描述了药物从胃肠道的前一个区域（i）转移到下一个区域（$i+1$）的动态吸收过程（假设药物的吸收为一级动力学过程）：

$$\frac{\mathrm{d}X_{\mathrm{s}}}{\mathrm{d}t} = -(K_{\mathrm{s}} + K_{\mathrm{as}})X_{\mathrm{s}} \tag{2-13}$$

$$\frac{\mathrm{d}X_{i+1}}{\mathrm{d}t} = X_i K_i - (K_{i+1} + K_{ai+1})X_{i+1} \tag{2-14}$$

式中，当 $t=0$ 时，X_{s} 为药物口服剂量；X、K、K_{a} 分别代表 t 时刻药物的量、转运速率常数和吸收速率常数；s 和 i 分别表示胃和某个肠段。

由于在动物身上进行肠襻实验比在人体内更容易且更加可行，所以 GITA 模型原先只用于预测大鼠的口服药物吸收情况。不过最近，Kimura 和 Higaki 先用 γ-闪烁扫描法测得人的转运速率常数，再结合小肠的表面积和肠腔容积的种属差异，将大鼠的吸收速率常数转换成人的吸收速率常数，从而成功运用 GITA 模型模拟了茶碱在人体的口服吸收情况。考虑到药物在不同肠段的转运和吸收的差异，GIAT 模型还被用于预测口服药物的位点特异性（site-specific）吸收。与其他 PBGI 模型相似，食物-药物和药物-药物间对吸收的相互作用也可用此模型进行研究。结合药物的溶解和溶出或药物的首过效应等因素，GIAT 模型还能有效地预测难溶性药物（如灰黄霉素粉末）和首过效应明显的药物（如 N-甲酪胺）的口服吸收情况。

五、高级溶出、吸收和代谢（ADAM）模型

ADAM 模型是在 CAT 模型和 ACAT 模型的基础上发展起来的最新的群体 PBGI 模型。它将胃肠道分为 9 个房室，分别对应胃、小肠的各个肠段和结肠。这其中也会考虑胃中的药物溶出行为和化学降解等因素。小肠分为 7 个房室，药物在每个房室中的转运时间相同。在各个房室中，药物可能会出现以下几种情况：①溶出、溶解、沉淀或化学降解；②被吸收；③在肠上皮细胞内被代谢；④如果未溶出，也未被吸收，则进入下一个肠段。

ADAM 模型假定药物在胃中的吸收远远小于在小肠中的吸收，可以忽略，且药物在结肠的代谢也可以忽略。胃和结肠的转运时间（$1/K_{st}$ 和 $1/K_{t,8}$）分别是药物在胃和结肠的平均驻留时间，小肠各个肠段的转运时间（$1/K_{t,n}$）是由小肠的总转运时间按各个肠段的长度分配。对小肠的第 n（$n=1$，2，…，7）个肠段来说，可溶出的制剂固体量（A_{S}）、制剂中残余的且未溶出的固体量（$A_{\mathrm{F},n}$）、溶解的药量（A_{D}）和肠上皮细胞中药物的浓度（C_{ent}）的动力学过程可以用以下几个微分方程表示：

$$\frac{\mathrm{d}A_{\mathrm{S},n}}{\mathrm{d}t} = -\frac{\mathrm{d}A_{\mathrm{diss},n}}{\mathrm{d}t} - k_{t,n}A_{\mathrm{S},n} + k_{t,n-1}A_{\mathrm{S},n-1} + \frac{\mathrm{d}A_{\mathrm{F},n}}{\mathrm{d}t} \tag{2-15}$$

$$\frac{\mathrm{d}A_{\mathrm{D},n}}{\mathrm{d}t} = \frac{\mathrm{d}A_{\mathrm{diss},n}}{\mathrm{d}t} - (k_{\mathrm{deg},n} + k_{a_n} + k_{t,n}A_{\mathrm{D},n} + k_{t,n-1}A_{\mathrm{D},n-1} + \gamma_n CL_{\mathrm{uint\text{-}T},n}fu_{\mathrm{gut}}C_{\mathrm{ent},n}) \tag{2-16}$$

$$\frac{\mathrm{d}C_{\mathrm{ent},n}}{\mathrm{d}t} = \frac{1}{V_{\mathrm{ent},n}}(A_{\mathrm{diss},n}K_{a_n} - C_{\mathrm{ent},n}Q_{\mathrm{ent},n} - fu_{\mathrm{gut}}C_{\mathrm{ent},n}CL_{\mathrm{uint\text{-}T},n}) \tag{2-17}$$

式中，$\mathrm{d}A_{\mathrm{diss},n}/\mathrm{d}t$ 为溶出速率，可用体外法直接测得。如果体外方法难以测定，ADAM 模型还可以通过扩散层模型计算出固体制剂在漏槽条件和非漏槽条件下的溶出速率，这也是 ADAM 模型与其他模型的一个重要区别。$\mathrm{d}A_{\mathrm{F},n}/\mathrm{d}t$ 为药物从固体制剂中的释放速率（主要指崩解和解聚集作用），显然药物的释放并不是瞬间完成的，制剂的某些部分可能保持相对完整的状态（如颗粒），所以药物并不会立即溶出；$K_{\mathrm{deg},n}$ 和 K_{a_n} 分别指药物在肠腔内的降解速率常数和吸收速率常数。γ_n 为药物跨细胞转运量的单位校正因子；fu_{gut} 是肠上皮细胞内的游离药物分数；$CL_{\mathrm{uint\text{-}T},n}$ 和 $CL_{\mathrm{uint\text{-}G},n}$ 是指肠上皮细胞对药物的净外排清除率和净代谢清除率；$V_{\mathrm{ent},n}$ 和 $Q_{\mathrm{ent},n}$ 分别指肠上皮细胞在第 n 个肠段的容量和血流量。在胃中，这些动力学过程所对应的方程更加简单，因为胃没有前一个房室的药量输入（胃是第一个房室），同时 ADAM 模型假设药物在胃中的吸收、代谢或转运过程可以忽略。药物在结肠中相应的微分方程与小肠的基本一致，只是忽略了药物的肠壁代谢项（即 $CL_{\mathrm{uint\text{-}G},n}=0$）。

ADAM 模型是目前对生理因素考虑最全面的吸收预测模型，它不仅考虑了胃肠道代谢酶、转运体和血流的不均一分布以及食物对胃排空、脏器血流和肠腔内 pH 的影响等重要吸收因素，还包括其他模型没有涉及的肝肠循环和胆酸盐在药物溶出和溶解中的作用等重要的机制。该模型的另一个亮点是将胃肠道生理、病理和遗传的个体间和个体内变异，以及在肠壁代谢及转运中产生的其他变异均整合到口服药物吸收预测中。目前这种模型已被应用于 Simcyp 模拟软件新版本的相应模块中。Jamei 等根据咪达唑仑的理化性质和体外代谢数据，应用 Simcyp 预测了该药的肠提取率和相应的变异性，预测值为 0.41 ± 0.13，与实验值 0.43 ± 0.18 非常接近，而且对咪达唑仑在不同肠段的 f_a 和个体间变异的预测结果与实验结果也具有很好的相关性。

尽管已经有许许多多的口服吸收预测模型，但是至今仍然没有"完美"的模型能够对口服药物吸收的复杂过程进行完全的预测。这些模型都只在较小的数据集内进行了验证，而且很少运用不同的模型方法对同一数据集进行交叉比较。总的来说，大多数房室模型和扩散模型能够很好地模拟数据集内以被动扩散为主的药物的口服吸收。但是对于首过代谢明显或吸收过程由转运体介导的药物，这些模型可能会对它们的吸收过程预估不准确。近来，随着药物代谢和转运机制的深入研究，相继建立了上皮细胞房室模型用于模拟细胞摄取，以及分段血流模型用于解释"给药途径依赖性"的代谢过程。这些新模型有望作为前述模型的补充，以更好地预测口服药物吸收过程。

参考文献

[1] 余敬谋，黄建耿．生物药剂学与药物动力学 [M]．武汉：华中科技大学出版社，2019.

[2] 程刚．生物药剂学 [M]．5 版．北京：中国医药科技出版社，2010.

[3] 刘建平．生物药剂学与药物动力学 [M]．5 版．北京：人民卫生出版社，2016.

[4] 闫方，王玉珠，张宁，等．国际人用药品注册技术协调会基于生物药剂学分类系统的生物等效性豁免最新技术要求 [J]．中国临床药理学杂志，2020，36（8）：1037-1048.

[5] 李桦，庄笑梅．药物动力学人体预测及其在新药研发中的应用 [J]．中国药理学与毒理学杂志，2013，27（4）：611-615.

[6] 江雪，奚泉，周建平，等．口服药物吸收的细胞模型研究进展 [J]．世界临床药物，2012，33（5）：292-297.

[7] 祝建平，孙建国，彭英，等．人体关键药物动力学参数预测方法 [J]．中国临床药理学与治疗学，2011，16（6）：699-709.

[8] 祝诚诚，何新．药物肠道吸收研究方法 [J]．药物评价研究，2010，33（03）：222-227.

[9] 杜秋，狄留庆，单进军，等．药物肠代谢研究方法与中药肠代谢的研究进展 [J]．医药导报，2009，28（12）：1595-1597.

[10] 沙先谊，方晓玲．预测药物小肠吸收的数学模型和细胞模型 [J]．中国药学杂志，2003，38（12）：973-976.

［11］ Berben P，Bauer-Brandl A，Brandl M，et al. Drug permeability profiling using cell-free permeation tools：overview and applications［J］. European Journal of Pharmaceutical Sciences，2018，119：219-233.

［12］ Kataoka M，Yano K，Hamatsu Y，et al. Assessment of absorption potential of poorly water-soluble drugs by using the dissolution/permeation system［J］. European Journal of Pharmaceutics and Biopharmaceutics，2013，85（3）：1317-1324.

［13］ Takano R，Sugano K，Higashida A，et al. Oral absorption of poorly water-soluble drugs：computer simulation of fraction absorbed in humans from a miniscale dissolution test［J］. Pharmaceutical Research，2006，23（6）：1144-1156.

［14］ Testa B. Waterbeemd H. 药物的吸收、分布、代谢、排泄及毒性的研究方法［M］. 北京：科学出版社，2007.

［15］ Jennifer B D，Christos Reppas. Oral Drug Absorption：Prediction and Assessment［M］. CRC Press，2000.

［16］ 傅旭春，梁文权. 预测药物吸收的数学模型［J］. 中国药学杂志，2002（9）：650-653.

［17］ 莫李立，王素军. 口服药物吸收模型的研究进展［J］. 广东药学院学报，2011，27（1）：104-107.

［18］ 左之利. 基于神经网络的药物生物利用度与药物结构参数关系研究［D］. 成都：四川大学，2002.

［19］ 马广立. 口服药物吸收属性与人体药时曲线预测方法研究［D］. 杭州：浙江大学，2007.

［20］ 姜雪，卢文喜，杨青春，等. 应用支持向量机评价土壤环境质量［J］. 中国环境科学，2014，34（5）：1229-1235.

［21］ 黎国富，杨劲，张雪莹，等. 基于胃肠道生理模型的口服药物吸收预测［J］. 中国临床药理学与治疗学，2010，15（6）：656-662.

［22］ 潘雪峰. 分子描述符与QSAR模型预测性能的相关性研究［D］. 长春：东北师范大学，2016.

［23］ 王芳. 定量构效关系模型分析氯代烯烃中氯原子对其分子描述符的影响［J］. 环境工程学报，2015，9（6）：2905-2910.

［24］ 任伟，孔德信. 定量构效关系研究中分子描述符的相关性［J］. 计算机与应用化学，2009，26（11）：1455-1458.

［25］ 仇爱波，周如金，邱松山，等. 基于原子类型电拓扑状态指数的QSPR模型预测链烷烃辛烷值［J］. 天然气化工（C1化学与化工），2014，39（5）：52-55.

［26］ 李飞，董金桥，沈青. 高分子共混物中氢键的作用Ⅰ. 氢键的特征描述以及影响因素［J］. 高分子通报，2009（7）：45-52.

［27］ 庄笑梅，肖军海，张振清，等. VolSurf软件及其在药物代谢性质虚拟高通量筛选中的应用［J］. 中国药理学与毒理学杂志，2005（2）：156-160.

（中国药科大学　张文丽）

第三章

药物转运体

药物的跨膜转运机制可分为被动扩散、载体介导转运与膜动转运。其中，载体介导转运包括易化扩散与主动转运，需要依赖细胞膜上的药物转运体（drug transporters）进行跨膜转运，而被动扩散、膜动转运过程则无须转运体参与。关于生物膜的结构与性质，胃肠道的结构与功能在许多《生物药剂学》的教材中已有详细介绍，本章不再赘述，而是重点关注药物转运体的分类与分布、结构与功能、转运机制、影响因素、疾病关联性等。从分子水平阐述药物转运体在药物跨膜转运过程中的作用，并介绍其相关研究模型，以及在新药研发中的应用。

第一节 药物转运体的种类与性能

根据底物跨膜转运的方向，大致可将药物转运体分为**外排转运体**（efflux transporters）与**内流转运体**（infflux transporters）。外排转运体属于 ABC 转运体家族，主要包括 P-糖蛋白（P-glycoprotein，P-gp）、乳腺癌耐药蛋白（breast cancer resistance proteins，BCRPs）、多药耐药相关蛋白（multidrug resistance-associated proteins，MRPs）、胆酸盐外排泵（bile salt export pump，BSEP）；内流转运体（infflux transporters）属于溶质载体（solute carrier，SLC）蛋白家族，主要包括葡萄糖转运体（glucose transporters）、有机阳离子转运体（organic cation transporters，OCTs）、有机阴离子转运体（organic anion transporters，OATs）、有机阴离子转运多肽（organic anion transporting polypeptides，OATPs）、寡肽转运体（peptide transporters，PEPTs）等。本节将逐一阐述药物转运体在体内的分布、结构与功能，转运机制、影响因素、疾病关联性等。

一、外排转运体

1. P-糖蛋白

P-糖蛋白（P-glycoprotein，P-gp）是一种 ATP 结合盒转运体超家族蛋白，也是目前研究最深入的外排型转运体。P-gp 在体内分布广泛，其底物、抑制剂、诱导剂种类繁多。

（1）分布 P-gp 在人体中主要分布于上皮细胞，如肠道、肝脏、胰腺、胆管、肾小管、肺支气管、血胎屏障、血睾屏障毛细管、血脑脊液屏障脉络丛等上皮细胞中，也表达于血脑屏障内皮细胞、人体真皮层、表皮层、汗腺、淋巴组织、细胞器上。

（2）结构与功能　P-gp 是由 *MDR1* 基因编码的糖蛋白分子，分子质量约为 170 kDa，包括疏水性的跨膜结构域（transmembrane domain，TMD）和亲水性的核苷酸结合区（nucleo-tide-binding domain，NBD），其中跨膜结构域与药物转运相关，ATP 结合区位于细胞内部，可利用 ATP 水解产生的能量将药物排出细胞外。P-gp 结构如图 3-1 所示。在正常生理条件下，P-gp 可将药物及有毒物质排出体外，也可防止外源性物质进入体内，保护机体组织器官，具有重要的防御屏障功能。

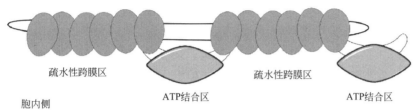

扫码看彩图

图 3-1　P-糖蛋白的二级结构

（3）转运机制　目前 P-gp 的主动外排机制尚不明确，"疏水吸尘器模型"与"翻转模型"两种转运机制的模型假设可解释细胞内的药物是如何通过 P-gp 泵出细胞外的。在"疏水吸尘器模型"中，药物可通过 P-gp 亲水性通路从细胞内侧转运到细胞外侧。而在"翻转模型"中，位于细胞膜疏水区的药物与 P-gp 结合后，会从疏水区的内侧翻转到疏水区的外侧，随后排出细胞外。P-gp 的两种转运模型如图 3-2 所示。

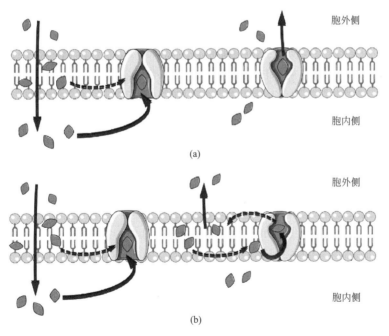

扫码看彩图

图 3-2　P-糖蛋白的两种转运模型

（a）疏水吸尘器模型；（b）翻转模型

由 P-gp 转运的底物广泛存在，种类繁多，包括抗癌药、类固醇、免疫抑制剂、HIV 蛋白酶抑制剂、抗生素、β受体拮抗剂、钙离子通道阻滞剂、HMG-CoA 还原酶抑制剂、抗组胺药、止吐剂、荧光染料等。P-gp 的底物大多为疏水或两性化合物，有共平面的芳环结构，当 pH 为 7.4 时带正电荷。P-gp 也参与转运强心药地高辛、免疫抑制剂环孢素等中性药物，抗组胺药非索非那定、HMG-CoA 还原酶抑制剂阿托伐他汀等带负电荷药物，以及甲氨蝶呤等亲水性药物。P-gp 转运的底物如表 3-1 所示。

表 3-1　P-糖蛋白的底物、抑制剂与诱导剂

种　类	物质名称
底　物	多西他赛、多柔比星、地塞米松、地高辛、非索非那定、茚地那韦、紫杉醇、红霉素、长春新碱、托泊替康、秋水仙碱、罗丹明 123、F-3、PEG400、钙黄绿素、吗啡、小檗碱、洛哌丁胺、维拉帕米、环孢素、卡维地洛
抑制剂	维拉帕米、环孢素、红霉素、酮康唑、伊曲康唑、奎尼丁、依克利达、卡维地洛
诱导剂	卡马西平、苯妥英、苯巴比妥、扑米酮、利福平、贯叶金丝桃素

（4）抑制剂与诱导剂　P-gp 抑制剂可抑制 P-gp 对药物的外排作用，提高药物在体内的生物利用度，增强疗效，但也有可能导致血药浓度过高，毒性增强。有些药物既是 P-gp 抑制剂又是底物，如维拉帕米、环孢素、红霉素、卡维地洛等。P-gp 诱导剂可上调 P-gp 的表达并增强其功能，将药物排出体外，减少外源性物质对机体造成损伤，维持细胞内环境稳态，同时也有可能会减弱药物的疗效。P-gp 的抑制剂与诱导剂如表 3-1 所示。

（5）影响因素　外源性物质如黄曲霉毒素 B_1 等化学致癌物质，环境压力如加热、震动，维甲酸钠和丁酸钠等分化剂，细胞培养基中的类固醇激素和雌激素，膳食组分，植物的化学成分，氧化应激，氧化应激诱导相关炎症因子等都可能影响 P-gp 在体内的表达水平以及转运功能。黄酮醇类、香豆素类等黄酮类物质及植物成分可影响 P-gp 对药物的外排转运功能。如葡萄柚汁、贯叶连翘能诱导或抑制 P-gp 介导的肠道跨上皮细胞吸收，从而改变环孢素 A 和地高辛的药代动力学参数；橙汁中的甲氧基黄酮等组分可提高 Caco-2 细胞对长春碱的摄取，有可能是与 P-gp 转运产生了相互作用，改变药物在体内的吸收情况，进而影响疗效。了解影响 P-gp 的因素可为临床合理用药提供理论指导。

（6）疾病关联性　近年来，许多研究表明 P-gp 在癫痫、脑缺血、阿尔茨海默病、帕金森病等神经系统疾病的治疗过程中发挥着重要作用。P-gp 在体内表达异常与疾病的发生有着密不可分的关系，有研究报道 P-gp 与肿瘤产生多药耐药性相关，编码 P-gp 的基因过表达与化疗的疗效不佳有关。

2. 乳腺癌耐药蛋白

乳腺癌耐药蛋白（breast cancer resistance protein，BCRP）是 ABC 转运超家族 G 亚家族的第二个成员，可以参与膜内外药物的转运，BCRP 对药物的外排作用可降低其在肿瘤细胞内的浓度，是一种介导肿瘤细胞耐药的蛋白。

（1）分布　BCRP 主要分布在胎盘、卵巢、肝、胆管、肾脏、小肠、结肠上皮细胞膜表面等，在胎盘、卵巢中表达较高，而在肝、小肠、结肠、心脏中表达较低。有学者报道 BCRP 在人体肠道中的 mRNA 表达水平，在十二指肠中 BCRP 的 mRNA 的表达量最多。

（2）结构与功能　BCRP 由 655 个氨基酸组成，分子质量约为 72 kDa，由一个 C 端跨膜区域 MSD 和一个 N 端 ATP 结合区域 NBD 组成。作为半转运体，BCRP 需要形成同型或异型二聚体才能完成药物的跨膜转运，参与有毒物质的排泄过程，在血脑屏障、血睾屏障、血胎屏障中可阻挡外源性物质的入侵，对机体有重要的保护作用。

（3）转运机制　有学者认为 BCRP 可能是通过低聚体的形成和解离发挥转运底物的功能。目前对于 BCRP 的转运机制尚未明确，还需开展相关研究工作深入探究其转运机制。BCRP 作为外排转运体，其转运的底物可以是带正电或带负电的分子、有机阴离子、普通糖醛酸结合物或硫酸

结合物等。可介导多种外源性物质如抗癌药物、HMG-CoA 还原酶抑制剂、抗生素等的跨膜转运过程，也可以主动外排固醇类及类固醇硫酸盐、卟啉、叶酸等内源性物质。BCRP 的底物如表 3-2 所示。

表 3-2　乳腺癌耐药蛋白的底物

来源	代表性底物
内源性	胆固醇、雌二醇等固醇类及其类固醇硫酸盐、血红素、卟啉、核黄素、某些抗叶酸剂
外源性	夫拉平度、米托蒽醌、伊立替康、伊马替尼、吉非替尼、阿西替尼、拉帕替尼、雌激素酮-3-硫酸盐、叶酸、原卟啉IX、普伐他汀、诺氟沙星、奥美沙坦、西咪替丁

（4）抑制剂　BCRP 的抑制剂可分为四类，特异性抑制剂如烟曲霉毒素 C、Ko134 等，非特异性抑制剂如依克利达等。此外，药物类抑制剂（如吉非替尼、伊马替尼）、非药物类抑制剂（如姜黄素、橙皮素等）也会抑制 BCRP 的外排作用。

（5）影响因素　有研究表明性激素如雌激素、孕激素受体的表达可能会影响 BCRP 的表达。也有学者发现在妊娠中期，胎盘的 BCRP 表达量较高，妊娠中期相关激素如雌三醇、催乳激素等会上调 BCRP 的表达水平。但激素对 BCRP 的表达目前还存在争议，其分子机制尚未明确。在低氧条件下，缺氧诱导因子与低氧反应条件形成异二聚体可上调 BCRP 的表达，通过外排亚铁血红素和卟啉类化合物，减少蓄积，对机体起保护作用。此外，氧化还原信号转录因子与 BCRP 的抗氧化元件作用可下调 BCRP 的转录水平。Turner 等研究发现 DNA 启动子甲基化可上调 BCRP 在人骨髓瘤细胞中表达量，并可能有助于形成耐药性。

（6）疾病关联性　研究表明，BCRP 在胃癌、肝癌、子宫内膜癌、结肠癌、非小细胞肺癌、黑色素瘤中高表达。Bendera 等研究表明，在急性粒细胞白血病中，白血病干细胞中 BCRP 高表达可促进肿瘤细胞生长及转移，产生耐药。大量的研究结果证明 BCRP 过表达与肿瘤多药耐药相关，BCRP 与消化道肿瘤、乳腺癌、卵巢癌、白血病、脑肿瘤等肿瘤病患的抗药性及预后有关。

3. 胆酸盐外排泵

胆酸盐外排泵（bile salt export pump，BSEP）是肝细胞分泌胆酸盐进入胆汁的主要转运体，其变异和功能抑制与许多胆汁淤积症和药致肝损伤有关。BSEP 是 ATP-结合体 B 亚族成员之一，肝细胞合成的胆酸盐主要经分布在顶侧膜的胆酸盐外排转运体介导排出。

（1）分布、结构与功能　胆酸盐外排泵主要且特异性地分布在肝细胞胆小管侧膜以及整个小叶区域。BESP 含有 12 个跨膜螺旋区域，N 端和 C 端均位于细胞质侧，是串联复式结构，按 TMD-NBD-TMD-NBD 的形式排列。BSEP 主要负责转运胆酸盐，可介导胆酸盐从肝细胞胆小管侧膜排出，调节胆酸盐平衡，维持体内胆酸盐稳态，具有排泄胆汁的作用。

（2）底物与抑制剂　BSEP 主要负责单价胆酸盐的外排，对甘氨鹅脱氧胆酸钠、肝胆酸盐和牛磺鹅胆酸盐等有很高的亲和性。环孢素 A、利福平、格列本脲等药物会抑制 BSEP 的外排转运功能，从而会减少胆小管侧膜胆酸盐的分泌，造成胆管阻塞，胆酸盐在肝内蓄积，最终形成胆汁淤积与肝损伤。此外，还会影响机体血糖稳态，可能会引起动脉粥样硬化与癌变的发生。

（3）影响因素　体内 BSEP 的表达水平与环境、个体差异、生理状态等因素有关。雌二醇-17β-葡糖苷酸、石胆酸、脂多糖、低氧会促使 BSEP 内化进入近顶侧囊泡室。低渗作用可上调 BSEP mRNA 的表达，高渗作用则相反。有研究报道，15 天的胎鼠肝脏中的 BSEP mRNA 表达量很低，而出生后大鼠的 BSEP mRNA 和蛋白质的表达量急剧增加，一周内可达成年水平。妊娠中期胎儿肝脏中 BSEP 表达量较成年人低，可能与新生儿生理性胆酸盐一过性升高有关。研究表明，在胆酸盐高负荷时，大鼠肝脏的分泌能力会迅速上调，胆酸盐转运量迅速增加。磷脂酰肌醇-3 激酶介导的磷酸肌醇脂磷酸化可能参与了 BSEP 转运活性的调节。此外，BSEP 转运活性还受法尼醇 X 受体（FXR）、肝细胞特异性受体（LRH-1）和转录因子 NF-E2 相关因子（NRF2）调控。

（4）疾病关联性　BSEP 与胆汁淤积等多种肝脏疾病密切相关，如 2 型良性复发性肝内胆汁淤积、2 型进行性家族性肝内胆汁淤积、妊娠期肝内胆汁淤积。研究发现新生儿黄疸、胆固醇结石病的发生可能与编码 BSEP 的基因发生突变有关。BSEP 功能缺陷可提高肝脏恶性肿瘤的发病率，15% 的 BSEP 功能缺陷患者可发展为肝癌或胆管上皮癌。

4. 多药耐药相关蛋白

多药耐药相关蛋白（multidrug resistance-associated proteins，MRPs）是 ABC 家族转运蛋白的 C 亚型，已发现 9 个亚型，即 MRP1～MRP9。作为有机阴离子化合物的转运蛋白，MRPs 在体内分布广泛，在正常组织中低表达，而在肿瘤组织中高表达，能减少细胞内药物聚积，或改变药物在细胞内分布，从而降低疗效。

（1）分布与亚型　MRP1 广泛分布在体内各组织器官中。MRP2 主要分布在肝脏、肾脏、肠道上皮细胞顶侧膜，在肺、胰腺、胎盘、血脑屏障中也有表达。MRP2 主要在极化细胞顶侧膜表达（如肝细胞、肾近端小管上皮细胞、肠上皮细胞和胎盘合体滋养细胞）。MRP3、MRP4 主要分布在极化细胞基底侧膜（肝细胞、胆囊、胰腺、肾远曲小管、回肠、结肠、脾、肾上腺皮质）。MRP5 在骨骼肌细胞表达较高，在肾、睾丸、心和脑表达中等，在肺和肝表达较低。MRP6 主要分布在肝细胞和肾近曲小管上皮细胞基侧膜上。MRP7～MRP9 目前研究并不充分，报道较少。

（2）结构与功能　MRP1 分子质量为 190 kDa，结构包括 3 个 MSDs 和 2 个 NBDs（MSD1-MSD2-NBD1-MSD3-NBD2）。MSDs 由 17 个跨膜单环构成，包含 WalkerA、WalkerAB 及 ABC 特征序列，NBD 中每个核苷酸结合区域都包含 WalkerA、WalkerB、WalkerC 序列，与胞质环相连接，结合和水解 ATP 产生的能量可用于转运底物。MRP1 结构如图 3-3 所示。MRP1～MRP3、MRP6 含 17 次跨膜结构，其糖基化位点分别位于 7～8 跨膜区间的细胞外襻与胞外 N 末端上。MRP4、MRP5 结构相似，含 12 次跨膜结构，其 ATP 结合位点在 6～7 跨膜区之间及 C 末端上，MRP4 具有 2 个 NBDs 和 2 个 MSDs。与 MRP4 结构相比，MRP5 缺少 MSD0 结构，其 NH_2 端多了 95 个氨基酸。目前关于 MRP6～MRP9 结构与功能的研究成果相对较少。MRP 在体内起着排泄和保护组织器官的作用，可将内源性或外源性化合物及代谢物从机体内排出，还可介导多种化疗药物的跨膜转运过程，在肾脏排泄、维持肝胆系统稳态、屏障保护方面发挥着重要作用。

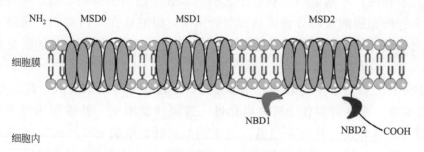

图 3-3　MRP1 的二级结构

扫码看彩图

（3）底物　MRP1可转运阴离子药物及其谷胱甘肽、葡糖醛酸或硫酸基团的结合物、抗肿瘤药（甲氨蝶呤、柔红霉素）、拓扑异构酶Ⅰ抑制剂（伊立替康）、HIV蛋白酶抑制剂（利托那韦）、内源性物质（叶酸、胆红素）以及植物药（小檗碱、丹参酮A）。MRP2可转运抗肿瘤药物（如甲氨蝶呤）、抗病毒药物（如蛋白酶抑制剂）及抗生素。MRP2与MRP3均可转运葡糖醛酸、硫酸及谷胱甘肽结合物。与MRP2不同，MRP3可介导单价阴离子胆酸盐如牛磺胆酸盐的跨膜转运过程。MRP4的底物包括抗病毒药物（更昔洛韦）、抗生素（头孢菌素类）、心血管药物（噻嗪类）和细胞毒药物（6-硫鸟嘌呤），还可介导植物多酚、白藜芦醇、槲皮素、cAMP等物质的转运。MRP5主要介导内源性物质（cAMP、cGMP）以及抗肿瘤药物（嘌呤、嘧啶类似物）。MRP6可介导谷胱甘肽结合物的转运，MRP7、MRP8均可介导17β-葡糖醛酸雌二醇的转运。MRP8的底物还包括环核苷酸、甘胆酸、叶酸等。多药耐药相关蛋白的底物如表3-3所示。

（4）抑制剂与诱导剂　目前已知的MRP1抑制剂包括黄酮类、多酚类、二苯乙烯类、植物固醇类化合物、大环内酯类抗生素等天然化合物，以及维拉帕米及其类似物、钙离子通道阻滞剂、环孢霉素A及其类似物、吡啶和喹啉衍生物、酪氨酸激酶抑制剂、非甾体抗炎药、喹诺酮类抗生素等合成化合物。MRP1、MRP2的抑制剂大多相同，如丙磺舒、MK571、环孢素A、合成黄酮类化合物等。MRP3的表达受丙磺舒、甲氨蝶呤等药物抑制。MRP4抑制剂包括MK571、吲哚美辛等。MRP5抑制剂如双嘧达莫、扎普司特、苯溴马隆等。MRP6抑制剂如丙磺舒、吲哚美辛、苯溴马隆等。千金藤碱是MRP7的抑制剂，二苯胺-2-羧化物和5-硝基-2-（3-苯丙胺）苯甲酸是MRP8的抑制剂。多药耐药相关蛋白的抑制剂如表3-3所示。

MRP1的诱导剂包括长春碱、叶酸、舒林酸等。MRP2的诱导剂大多为核受体的配体，如地塞米松、利福平等。苯巴比妥、二烯丙基硫醚、奥替普拉均是MRP3、MRP4的诱导剂，维生素A酸类是MRP6的诱导剂。

表3-3　多药耐药相关蛋白的底物与抑制剂

亚型	底　物	抑制剂
MRP1	茚地那韦、阿德福韦、钙黄绿素、白三烯C4、17β-葡糖醛酸雌二醇、甲氨蝶呤、依托泊苷-葡糖醛酸、对氨基马尿酸、谷胱甘肽	丙磺舒、MK571、环孢素A、合成黄酮类化合物、酪氨酸激酶抑制剂
MRP2	依托泊苷、米托蒽醌、茚地那韦、顺铂、白三烯C4、17β-葡糖醛酸雌二醇、甲氨蝶呤、谷胱甘肽、钙黄绿素、尿酸、羟乙酸盐、谷胱甘肽和葡糖醛酸结合物、SN-38葡糖醛酸、奥美沙坦	环孢素、丙磺舒、依法韦仑、恩曲他滨、地拉韦啶
MRP3	依托泊苷、甲氨蝶呤、替尼泊苷、羟乙酸盐、17β-葡糖醛酸雌二醇、白三烯C4、非索非那定、葡糖醛酸结合物	依法韦仑、恩曲他滨、地拉韦啶、丙磺舒、甲氨蝶呤
MRP4	17β-葡糖醛酸雄二醇、尿酸、甲氨蝶呤、阿德福韦、替诺福韦、托泊替康、呋塞米	双氯芬酸、塞来昔布
MRP5	谷胱甘肽、阿德福韦	双嘧达莫、扎普司特、苯溴马隆
MRP6	白三烯C4、顺铂、柔红霉素	丙磺舒、吲哚美辛
MRP7	17β-葡糖醛酸雌二醇	千金藤碱
MRP8	17β-葡糖醛酸雌二醇、环核苷酸、甘胆酸、叶酸	二苯胺-2-羧化物、5-硝基-2-（3-苯丙胺）苯甲酸

（5）影响因素　近年来研究发现，年龄、性别、疾病、种属、基因多态性等因素大多会影响MRPs在体内的表达。许多药物如糖皮质激素、镇静安眠类药物、利福平、抗病毒药物、抗癌药以及治疗寄生虫的药物等都可以调节MRP2的表达。大量研究表明，MRP2在肿瘤微缺氧环境中的mRNA或蛋白质水平会发生明显的变化，影响药物在体内代谢过程。

（6）疾病关联性　近年来研究表明，MRP1与炎症性和免疫性疾病、心血管疾病、神经系统疾病、感染性疾病、肿瘤等疾病的发生发展密切相关。过表达MRP1的细胞表现为对蒽环类药物（如依托泊苷）、长春碱类药物（如长春新碱）、鬼臼毒素类药物（如多柔比星）耐药。MRP2功能缺陷时，会引起胆汁中胆红素葡糖醛酸的排泄减少，导致高胆红素血症。MRP4转运活性受抑制时，可能会增加6-巯嘌呤诱发骨髓抑制的风险。MRP6基因变异会导致弹性假黄瘤。MRP与肿瘤耐药也密切相关，可外排抗癌药物的阴离子磷酸盐类活性代谢物，导致化疗失败。MRP1可能通过在星形胶质细胞、血管内皮细胞等高表达来影响脑内抗癫痫药物水平。有研究报道耐药性癫痫大鼠模型海马中MRP1 mRNA表达量较对照组明显增高。Kochel等研究发现，高表达的MRP4会影响肿瘤微环境中PGE2水平，有可能是乳腺癌潜在的治疗靶点。

5. 多药和毒素外排蛋白

多药和毒素外排蛋白（multidrug and toxin extrusion proteins，MATEs）主要参与内外源性毒素物质、有机阳离子和两性离子的排泄过程。MATEs有两种亚型——MATE1、MATE2。MATE2-K是MATE2的功能转运体，MATE1主要表达于肾脏和肝脏，以反向的质子梯度为驱动力，通过质子交换介导，继发性主动转运有机阳离子。MATE2-K在肾脏中可特异性表达；MATE2在肾脏、胎盘中表达。Otsuka等研究显示MATE1及MATE2-K可能有12或13个跨膜结构域。

MATEs主要转运阳离子化合物（TEA^+、MPP^+），MATE1和MATE2-K的底物包括二甲双胍、阿昔洛韦、头孢氨苄等药物，内源性物质如维生素B_1、肌酸酐以及实验工具药四乙铵等。雌酮、睾酮、肾上腺酮也是MATEs的底物。顺铂主要由hMATE1转运，奥沙利铂主要由hMATE2-K转运。

MATE1的抑制剂包括H_2受体拮抗剂（西咪替丁、法莫替丁）、抗病毒药物（茚地那韦、利托那韦）、抗肿瘤药物（伊马替尼）、抗疟疾药（乙胺嘧啶），可抑制MATE1和MATE2-K的转运活性。

MATEs的表达与种属因素相关，MATE1表达于大鼠的肾脏和胎盘，而在小鼠体内，主要表达于心脏、肝脏、肾脏。药物如奥沙利铂可增加MATE1的表达量，减小蓄积，降低肾毒性。

疾病状态下会影响MATE1的表达水平，在急性肾损伤、慢性肾衰竭情况下MATE1表达降低，而在代谢性酸中毒中表达增加。Toyamadeg等研究MATE1与糖尿病并发症乳酸血症的关系，结果发现MATE1基因敲除组小鼠二甲双胍浓度、血液中乳酸浓度均高于杂合子型及野生型小鼠。

二、内流转运体

1. 葡萄糖转运体

葡萄糖转运体（glucose transporter）是一类参与糖类跨膜转运的转运蛋白，属于内流转运体，能识别并参与葡萄糖、果糖等单糖的体内吸收过程。因此，葡萄糖转运是通过多种膜蛋白组成、葡萄糖转运体介导的促进扩散或主动转运来实现的。葡萄糖转运蛋白可分为钠离子依赖性（sodium/glucose cotransporters，SGLTs）和钠离子非依赖性（glucose transporters，GLUTs）葡萄糖转运蛋白。其他转运蛋白，如最近发现的糖外排转运蛋白1（SWEET1）和Spinster蛋白家族成员（SLC63）也可以参与葡萄糖的转运。与葡萄糖化学结构相似的药物也可能通过葡萄糖转运途径完成跨膜转运。

（1）分布与亚型 目前已发现SGLTs家族成员超过450个，可分为6个亚基型。SGLT1主要分布于小肠顶侧膜，SGLT2主要位于肾近曲小管，SGLT4主要分布于小肠、肾及肝脏，SGLT5主要位于肾皮质细胞膜上，SGLT6在脑、心、肺等均有分布。

GLUTs家族有14个成员，根据序列特性可分为3类：第1类（GLUT1～GLUT4、GLUT14）；第2类（GLUT5、GLUT7、GLUT9和GLUT11）；第3类（GLUT6、GLUT8、GLUT10、GLUT12和HMIT）。GLUTs广泛分布于小肠、大脑、肾脏、胰腺等器官，GLUT1主要分布在脑部，GLUT2主要分布于小肠基侧膜上，GLUT3主要表达于神经元和胎盘组织中，GLUT4主要表达于骨骼肌、脂肪细胞和心肌中，GLUT5分布于小肠顶侧膜上。

（2）结构与功能　SGLTs蛋白的一级结构是由580～718个氨基酸残基组成的多肽链，其蛋白的二级结构由10～14个跨膜结构组成，亲脂性的N端和C端均位于细胞膜的血浆侧，携带葡萄糖转运的结合部位位于C端。SGLT1在不同物种间具有很高的同源性。在结构上，SGLT1含有14个跨膜螺旋和一个APC超家族的核心结构。SGLT2含有672个氨基酸，—NH$_2$和—COOH均位于胞外。GLUTs蛋白的二级结构普遍由约500个氨基酸残基组成，具有12个由α螺旋构成的跨膜区域、1个N-糖基化位点，其氨基端和羧基端均位于细胞膜的胞质侧。颜宁课题组明确了人源葡萄糖转运体GLUT1的晶体结构，并且验证了与底物结合的氨基酸残基在底物转运中的作用。SGLT1与GLUTs的二级结构如图3-4所示。

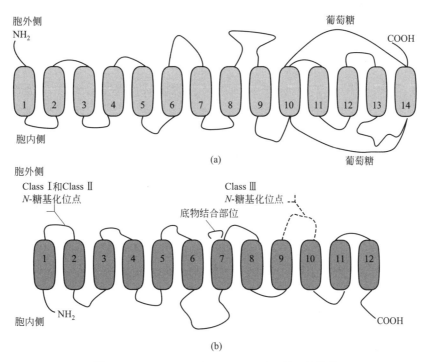

图3-4　SGLT1（a）与GLUTs（b）的二级结构

SGLT1主要参与葡萄糖在肠道中的转运过程，与葡萄糖具有亲和力高、转运力低的特点，SGLT2参与葡萄糖在肾脏中的重吸收过程，与葡萄糖具有亲和力低、转运力高的特点。SGLT4主要介导甘露糖的跨膜转运过程。SGLT5参与甘露糖和果糖的转运。SGLT6参与肌醇转运。

不同类别的GLUT对葡萄糖等单糖的亲和力存在差异。GLUT1主要负责葡萄糖跨血脑屏障吸收；GLUT2参与葡萄糖的异化扩散过程，可将肠上皮细胞内的葡萄糖转运到血液中；GLUT3对葡萄糖有较高的亲和力；GLUT4在维持血糖稳态发挥作用；小肠顶侧膜上的GLUT5参与果糖的跨膜转运过程。

（3）转运机制　目前对SGLT1的肠道转运机制研究较为深入，SGLT1参与葡萄糖在肠道中的转运过程，其转运机制如图3-5所示：SGLT1转运体的负电荷结合位点可与2 mol Na$^+$结合，随后其构象发生变化，再与1 mol葡萄糖分子结合，形成Na$^+$-载体-葡萄糖复合物，以钠离子电化学梯度为驱动力，将 Na$^+$ 与葡萄糖分子主动转运至细胞内，SGLT1 载体构象恢复为转运前的状态，继续完成下一转运周期。GLUT1 是通过改变蛋白质构象完成葡萄糖转运过程。通过细胞内螺旋束的连接作用，GLUT1 呈膜外开放状态，结合葡萄糖，随后膜内开放，葡萄糖解离进入细胞内，向初始状态转变，进行下一次转运。

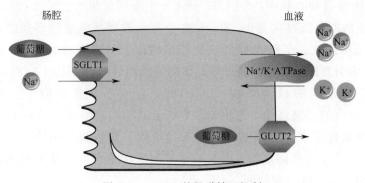

图 3-5　SGLT1 的肠道转运机制

扫码看彩图

（4）底物　近年来研究发现，SGLT1 参与了红景天苷、槲皮苷、槲皮素、田蓟苷、毛蕊异黄酮葡萄糖苷、天麻素等天然化合物在肠道的吸收转运过程。这些化合物的口服生物利用度分别为 51.9%、2.39%、59.1%、1.30%、0.32%、86.1%。其中，镇静催眠药天麻素水溶性最强，脂溶性最差，几乎不能经被动扩散途径进行跨膜转运，但其口服生物利用度却是上述化合物中最高的。蔡铮等已证实天麻素在肠道可经 SGLT1 转运，葡萄糖或根皮素可显著抑制其在大鼠肠道的吸收。在现有报道中，天麻素是经葡萄糖转运途径肠吸收最典型的药物。

（5）抑制剂　根皮素、根皮苷可抑制 SGLT1、SGLT2 活性，依帕列净、达格列净等根皮苷衍生物可抑制 SGLT2 的转运功能，用于治疗 2 型糖尿病。根皮素可抑制 GLUT1～GLUT4 的转运活性。此外，GLUT1 可被环孢素 B、福司可林、STF-31、WZB117 所抑制。根皮素、杨梅黄酮、槲皮素可抑制 GLUT2 的转运活性。HIV 蛋白酶抑制剂可抑制 GLUT4 的转运活性。GLUT9 可以被尿酸排泄药苯溴马隆和氯沙坦抑制。

（6）影响因素　影响葡萄糖转运蛋白基因转录水平、mRNA 稳定性和蛋白水平的因素有很多。通过富含碳水化合物和中链脂肪酸的饮食可以增加 SGLT1 的表达。许多激素（如胰岛素、胰高血糖素和甲状腺素）通过影响 SGLT1 的转录来调节肠道葡萄糖的吸收。表皮生长因子和胰岛素样生长因子可增加 SGLT1 基因的表达。在炎症途径常见的信号通路中，蛋白激酶 C（PKC）降低 SGLT1 蛋白的周转率，调节含 SGLT1 囊泡的内吞作用。与 PKC 相比，蛋白激酶 A 的激活可以增加 SGLT1 蛋白的转运率。Na$^+$ 浓度、电压、肠道微生物和 pH 影响 SGLT1 的表达。SGLT1 对葡萄糖的亲和力随 pH 升高而增加。SGLT1 的表达还与昼夜节律、手术、不同动物、年龄和健康状况有关。严重的炎症会降低 SGLT2 的表达，这是因为脂多糖、白细胞介素 1β、白细胞介素 6、肿瘤坏死因子 α 和干扰素 γ 等细胞因子降低了 SGLT2 的表达。

缺氧诱导因子、表皮生长因子、雌激素、癌基因、血管生长因子、细胞因子、高血糖、高脂血症等均会对 GLUTs 产生不同程度的调节作用。缺氧可增加 GLUT1 在肝癌细胞膜上的表达，长期缺糖可增加 GLUT1 mRNA 和蛋白的表达。此外，佛波酯、磺脲类、钒酸盐、丁酸盐、环磷酸腺苷、甲状腺激素、血清、胰岛素、胰岛素样生长因子-1、血小板衍生生长因子、成纤维细胞生长因子、肿瘤坏死因子 α、生长激素、转化生长因子 β 和癌基因均可增加 GLUT1 的表达。糖尿病会使 GLUT2 mRNA 表达在胰岛 B 细胞中显著下降。脂肪因子如瘦蛋白、抗胰岛素蛋白等可降低 GLUT4 的转运能力。

（7）疾病关联性　SGLT1 缺陷导致葡萄糖-半乳糖吸收障碍综合征、甲状腺功能减退症，SGLT2 基因突变与家族性肾性糖尿病有关。糖尿病、高尿酸血症、高血压、冠心病及癫痫等均与 GLUTs 的表达或功能缺陷有关。某些疾病引起的病理状态也会影响 GLUT1 的表达。许多研究表明，GLUT1 在许多恶性肿瘤中过度表达，包括脑瘤。GLUT1 的过度表达与肿瘤的发展和恶性肿瘤的低总存活率密切相关。GLUT2 的基因多态性可增加第二大致先天性畸形的神经管缺陷性疾病（脊髓、脊膜突出病）的发病风险。GLUT4 表达缺陷时会导致心肌糖脂代谢异常。GLUT9 基因缺陷与痛风、高尿酸血症及阿尔茨海默病的发病相关。

2. 有机阴离子转运体

有机阴离子转运体（organic anion transporters，OATs）是重要的内流转运蛋白，主要于肾脏中表达，对内、外源性有机阴离子化合物及其代谢物的吸收、代谢以及肾脏排泄方面起着重要作用。

（1）结构与功能　OATs 家族成员结构相似，亚型间具有高度同源性，由 540～560 个氨基酸组成，含有 12 个 α 螺旋跨膜结构域，氨基端和羧基端均在胞内，在 TMD1 和 TMD2 间的胞外疏水环状结构有多个糖基化位点；在 TMD6 和 TMD7 间的胞内环上有多个磷酸化位点。OATs 主要参与有机阴离子小分子药物、有毒物质及内源性代谢产物转运至细胞内的过程，对维持体内尿酸动态平衡、有机阴离子的排泄和解毒方面具有重要作用。

（2）分布、亚型与底物　OATs 可识别并转运化学结构差别很大的底物，参与内源性激素、外源性药物、营养物质及代谢产物的跨膜转运过程。外源性药物大多为水溶性有机阴离子小分子并能够与白蛋白结合。有机阴离子转运体在体内的分布与底物如表 3-4 所示。

表 3-4　有机阴离子转运体在体内的分布与底物

亚型	分布	底物
OAT1	肾脏近曲小管	叶酸、环核苷酸、阿昔洛韦、甲氨蝶呤、抗生素类
OAT2	肝脏、肾脏	前列腺素 E2、氢氯噻嗪、红霉素、氟尿嘧啶、水杨酸
OAT3	肾小管上皮细胞基底膜、血脑屏障	头孢类抗生素、恩替卡韦、西咪替丁
OAT4	肾近曲小管上皮细胞顶侧膜、胎盘	cAMP、布美他尼

（3）转运机制　OATs 转运底物是逆浓度梯度与逆电梯度的主动过程，然而 OATs 不能结合 ATP，其转运底物不能直接依赖 ATP 水解，但需要 Na^+ 浓度梯度存在，且有二羧酸（如 α-酮戊二酸，α-KG）顺向（细胞外浓度高）抑制和反向（细胞内浓度高）刺激转运的特征。Na^+-K^+-ATP 酶水解 ATP，将 Na^+ 由胞内转运出形成外高内低的 Na^+ 浓度梯度，由 Na^+/二羧酸协同转运蛋白，利用 Na^+ 势能，同向转运 Na^+ 和一种内源性有机阴离子入胞，形成内高外低的 α-KG 浓度梯度；基底侧的 OAT1～OAT3 为 OA^-/二羧酸盐交换蛋白，其利用 α-KG 梯度势能，交换胞外底物进入胞内。

（4）抑制剂　不同亚型有机阴离子转运体的抑制剂如表 3-5 所示。

表 3-5　有机阴离子转运体的抑制剂

亚型	抑制剂
OAT1	地西泮、丙磺舒、头孢羟氨苄、头孢唑林、新生霉素
OAT2	苯巴比妥、利福平、奥替普拉
OAT3	氨基蝶呤、咖啡酸、马兜铃酸Ⅰ、马兜铃酸Ⅱ
OAT4	马兜铃酸Ⅰ、马兜铃酸Ⅱ、芥子酸

（5）影响因素　药物、促肾上腺皮质激素、性激素对 OATs 的表达具有调节作用。淫羊藿

苷、地塞米松、头孢妥仑等药物能提高 OAT2 的表达水平。一氧化氮与苯巴比妥均能下调肝细胞 OAT2 表达。促肾上腺皮质激素能上调 rOAT1 mRNA 在小鼠肾上腺的表达水平。研究证实雄性鼠 OAT1mRNA 表达量比雌性鼠高，雄激素也能上调肝脏 OAT2 的表达，雌激素可上调肾脏 OAT2 表达水平，而雄性激素则下调鼠肾脏 OAT5 的表达。此外，OATs 的转运功能受年龄、性别、物种等因素影响。

（6）疾病关联性　目前关于 OATs 与疾病关联性的研究较少。有研究报道，急性肾损伤、急（慢）性肾衰竭等对 OATs 的定位和表达水平均会产生影响。严重肾脏疾病患者的 hOAT1 mRNA 表达水平显著降低，而 hOAT3 mRNA 表达水平无明显改变，严重肾脏疾病时有机阴离子排泄依赖 hOAT3。OAT1、OAT3 功能下降时会导致高尿酸血症，调控 OAT4 的基因表达缺陷会影响体内尿酸水平，可能导致低尿酸血症、尿酸结石以及痛风的发生。

3. 有机阳离子转运体

有机阳离子转运体（organic cation transporters，OCTs）在体内分布广泛，主要分布于肝、肾、肠道、脑及胎盘，对内源性、外源性有机阳离子物质的吸收、排泄具有重要作用。

（1）分布与亚型　OCT1 主要表达于肝脏基底侧膜，可将有机阳离子转运至肝脏中，介导以肝脏为治疗靶点的药物的吸收、代谢、排泄以及药物相互作用过程。OCT2 主要分布于肾脏近曲小管基底侧膜，参与有机阳离子底物的肾排泄过程。OCT3 在心脏、胎盘、肝脏等均有表达，在心脏、胎盘屏障对有机阳离子的摄取方面发挥着重要作用。

（2）结构　OCTs 家族的转运体具有相似的分子结构，12 个跨膜多肽链，第 1、第 2 个跨膜区域之间有一个大的细胞外亲水细胞外环，第 6、第 7 个跨膜区域之间内环上存在潜在的蛋白激酶磷酸化位点。

（3）转运机制　有机阳离子对底物的转运具有膜电位依赖性，转运驱动力来自于所转运的有机阳离子的电化学梯度。通过易化扩散介导有机阳离子的跨膜转运过程。转运的底物为荷正电物质，转运具有致电性，还呈现 Na$^+$ 非依赖性。有机阳离子物质从细胞外进入胞内的过程是顺膜电位差方向进行的转运，OCT1 的膜转运过程为膜电位依赖性的促进扩散转运，而 OCT2 和 OCT3 的转运过程也表现出膜电位依赖性。有机阳离子转运体的转运机制如图 3-6 所示。

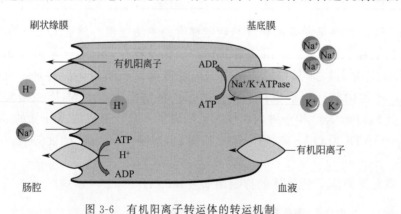

扫码看彩图

图 3-6　有机阳离子转运体的转运机制

（4）底物与抑制剂　OCT1～OCT3 有一些共同的底物，包括儿茶酚胺类、单胺类神经递质、双胍类、抗病毒药物、铂类抗癌药（顺铂、奥沙利铂）。OCT1 底物包括二甲双胍、阿昔洛韦、金刚烷胺、地昔帕明、更昔洛韦等。OCT2 底物包括西咪替丁、金刚烷胺、雷尼替丁、多巴胺、胆碱等。OCT3 底物包括西咪替丁、四乙胺、组胺、胍。OCT1～OCT3 部分抑制剂具有重叠性，有一些底物也能充当抑制剂，如二甲双胍、西咪替丁、地昔帕明等。OCT1～OCT3 的底物与抑制剂种类如表 3-6 所示。

表 3-6　有机阳离子的底物与抑制剂种类

亚型	底 物	抑制剂
OCT1	二甲双胍、金刚烷胺、阿昔洛韦、地昔帕明、四乙胺、多巴胺、奥沙利铂	丙吡胺、苯乙双胍、奎宁、奎尼丁、利托那韦、维拉帕米、西咪替丁
OCT2	西咪替丁、金刚烷胺、美金刚、四乙胺、多巴胺、胆碱、褪黑素、吲哚洛尔、雷尼替丁、普鲁卡因胺、阿米洛利、奥沙利铂	地昔帕明、奎宁、酚苄明、西咪替丁、奎尼丁
OCT3	西咪替丁、四乙胺、组胺、胍	地昔帕明、哌唑嗪、酚苄明

（5）影响因素　近年来研究表明，基因类型、核受体、药物、激素、疾病状态及种属等生理、病理因素都会影响 OCTs 在体内的表达情况。胆汁淤积可显著降低高加索人群中肝 OCT1 和 OCT3 的表达量；怀孕初期胎盘组织中的 OCT3 表达水平有所降低，可使胎儿免受来自母体的伤害；性激素类如睾酮减少会降低雄性小鼠 OCT2 mRNA 的表达量。利福平可上调 OCT1 的 mRNA 表达水平，与 OCTs 底物二甲双胍联用时，可增加二甲双胍的肝摄取量和组织分布，增强其降血糖效果。过氧化物酶增殖体激活受体 α 和 γ 可在转录水平上协同调节 OCTs 的基因表达水平；OCTs 的表达水平和功能还受到一些其他因素的影响，例如激活蛋白激酶和促分裂原活化蛋白激酶可使兔 OCT2 的转运活性增强。

（6）疾病关联性　OCT1 过度表达或功能增强时，会导致二甲双胍在肝脏中蓄积，从而引发乳酸酸中毒，OCT2 可引起顺铂肾毒性。急性胆道堵塞的大鼠中 OCT2 表达水平上调，提高了西咪替丁的肾小管清除率。腺嘌呤诱导的急性肾衰竭大鼠中，OCT1 和 OCT2 的表达水平降低，减少了二甲双胍的肾摄取清除率。

4. 新型有机阳离子转运体

新型有机阳离子转运体（novel organic cation transporters，OCTNs）可介导有机阳离子药物与内源性物质的跨膜转运过程。OCTNs 家族有 OCTN1～OCTN3 三个亚型。OCTN1 与 OATs、OCTs 的基本骨架相似。

（1）分布与亚型　OCTNs 在体内分布广泛，OCTN1 主要表达于肠细胞顶侧膜，在肾脏主要表达于肾小管上皮细胞刷状缘。OCTN2 主要分布在小肠、肝脏和肾脏。

（2）结构与功能　OCTNs 结构中含有一个核苷结合区域与 12 个 α 螺旋状跨膜结构域，氨基端和羧基端均位于胞内侧，在第 1、第 2 跨膜区有一个大的胞外亲水糖基化环，第 6、第 7 个跨膜区域之间内环上存在磷酸化胞内环。OCTN1 与 OCTN2 主要参与肉毒碱与有机阳离子物质的转运与消除过程，维持体内毒肉碱平衡。

（3）转运机制　OCTN1 与 OCTN2 均以 Na^+ 依赖性方式摄取两性分子肉毒碱，以非 Na^+ 依赖性方式转运有机阳离子物质。目前肠细胞底侧膜肉毒碱的转运体尚未解析出来，初步认为其类似葡萄糖转运的机制。OCTN1 的转运呈 pH 相关性及膜电位敏感特征，其能转运两性离子药物及阳离子药物。OCTN2 转运体还可以 Na^+ 依赖性方式介导阴离子丙戊酸的转运。OCTN1 可转运有机阳离子（四乙铵）以及药物（吡拉明、奎尼丁）。OCTN2 以 Na^+ 依赖性方式转运的底物包括两性分子（肉毒碱衍生物）、甜菜碱、头孢噻啶、胆碱、阳离子（四乙铵）、阴离子（丙戊酸）等。OCTN2 对左旋肉碱有很高的转运亲和力，Na^+ 能显著增强其与左旋肉碱的结合，而 OCTN3 主要转运肉毒碱。肉毒碱与有机阳离子的转运机制如图 3-7 所示。

（4）抑制剂　四乙铵、N-甲基烟酰胺、四甲基铵、胆碱等均可抑制 OCTN1，MPP^+、可乐定、乙酰基-L-肉碱、醛固酮等可抑制 OCTN2 的转运活性。许多药物对 OCTNs 有抑制作用，其中大部分也是 OCTNs 的底物。目前已发现的 OCTN2 抑制剂要多于 OCTN1。如 β-内酰胺类化合

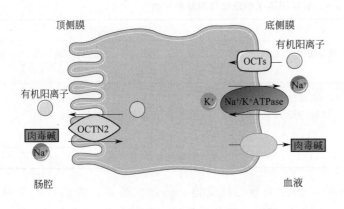

扫码看彩图

图 3-7　肉毒碱与有机阳离子的转运机制

物头孢噻啶和头孢吡肟可抑制 OCTN2，但抑制作用较弱；齐多夫定、左氧氟沙星和格帕沙星对 OCTN2 存在非竞争性抑制；抗癌药物依托泊苷、长春新碱和长春瑞滨也是 OCTN2 的抑制剂。钙离子拮抗剂维拉帕米可抑制 OCTN1，从而影响麦角硫因的小肠吸收过程。

（5）疾病关联性　炎症因子白细胞介素-1β 和 TNF-α 能够提高 OCTN1 mRNA 的表达水平。研究发现 OCTNs 与多种疾病的发生和发展相关联，其中包括与 OCTNs 基因突变高度相关的原发性肉碱缺乏症、代谢疾病和免疫类疾病等。有研究发现 OCTN1 介导了与慢性炎症、神经退行性疾病及心血管病密切相关的麦角硫因的转运。OCTN2 基因变异会阻碍肉毒碱重吸收的过程，导致全身性肉毒碱缺乏症。散发性大肠癌会引起肿瘤细胞中 OCTN1 的表达增加，结肠炎会导致肠组织中 OCTN2 表达与功能下降。

5. 有机阴离子转运多肽

有机阴离子转运多肽（organic anion transporting polypeptides，OATPs）是一种摄取型转运体，在体内广泛分布于肠道、肝、肾及脑等。其底物种类繁多，可介导多种结构不同的物质进入细胞内。

（1）分布与亚型　有机阴离子转运多肽有 11 种，可分为 6 个家族（OATP1～OATP6）及 13 个亚家族，其中 OATP1 家族有 OATP1A2、OATP1B1、OATP1B3 和 OATP1C1 4 个成员。OATP2 是重要的肝特异性转运体，位于肝细胞基底膜上，分子质量为 84 kDa，与 OATP1B3 具有相似的底物选择性。OATP1A2、OATP2A1、OATP2B1、OATP3A1 及 OATP4A1 在肝脏、肾脏、小肠、血脑屏障、心脏、皮肤等均有表达，而 OATP1B1、OATP1B3 表达于肝脏和小肠，OATP4C1 表达于肾脏和肝脏。

（2）结构与功能　OATPs 含有 643～722 个氨基酸，具有 12 个跨膜结构域，含 6 个胞外环和 5 个胞内环，C 端和 N 端朝向胞内侧。OATP 可参与小肠、肝脏、血脑屏障上药物等外源性化合物的摄取，以及内源性物质（结合型或非结合型胆红素）的转运过程。

（3）底物与抑制剂　OATPs 以电中性交换的方式参与阴离子型底物的转运过程，不依赖（钠、氯、钾）离子浓度、膜电位和 ATP 水平。常见的内源性底物主要是甲状腺素、胆酸盐、胆红素等。外源性底物包括他汀类、血管紧张素 II 受体拮抗剂及强心苷类药物等。OATP2 转运包括 17β-葡糖醛酸雌二醇、胆汁酸、葡萄糖醛酸胆红素、硫酸和葡萄糖醛酸结合产物等物质。利福平、环孢素、黄酮类物质（芹黄素、槲皮素、山柰酚）能抑制 OATP1A2、OATP2B1 的表达。

（4）影响因素　OATPs 介导的转运过程可能受 pH、年龄、内源性激素、性别等因素影响。大鼠雄性肝脏 rOATP3A1 表达高于雌性，rOATP1A4 表达则相反。许多癌症组织和细胞系改变 OATPs 的表达，OATP1A2 表达随胆汁酸水平的升高而上调，维生素 D_3 处理 Caco-2 细胞，OATP1A2 的 mRNA、蛋白质水平的表达均增加。肿瘤和炎症因子（TNF-α、IL-1β）能导致小鼠肝脏 mOATP1A1 mRNA 表达水平下降。药物如环孢素 A、利福平、洛匹那韦可影响 OATPs 的转运活性。食物如葡萄柚汁中的柚皮苷等成分可抑制 OATP1A2 对非索非那定的吸收。

（5）疾病关联性　OATPs 引起的主要病理学问题是药物间相互作用，服用环孢素会增加他汀类药物的血药浓度。编码 OATP2 的基因发生突变会抑制 OATP2 转运功能，引起高胆红素血症的发生。此外，还可能引起新生儿黄疸。

6. 寡肽转运体

寡肽转运体（peptide transporters，PEPTs）是目前研究最深入、应用最广的转运体。目前已知的寡肽转运体包括 PEPT1、PEPT2、PHT1、PHT2。寡肽通过上皮细胞需要顶侧膜 PEPT1、PEPT2 介导转运，也需要基底侧膜寡肽转运体参与，将其外排至体循环中。

（1）分布、亚型与功能　PEPT1 主要表达于小肠上皮细胞、肾脏与肝脏，PEPT2 主要表达于肾脏、肺及脑组织等。PEPT1 主要参与主动吸收和蓄积小肽营养物质，转运肠腔内的二肽、三肽及拟肽物质。PEPT2 可以重吸收肾小球滤过的寡肽和拟肽类药物。PHT1 和 PHT2 主要负责转运组氨酸和少量的二肽、三肽。

（2）结构　PEPTs 具有 12 个跨膜结构域，由 728 个高度糖基化的氨基酸组成，在第 9 和第 10 跨膜结构域间有细胞外环，C 端和 N 端位于胞内，含有 5 个糖基化结合位点。所有穿膜区内的序列都高度保守，而胞外环上的序列变化较大。PEPTs 拓扑结构如图 3-8 所示。

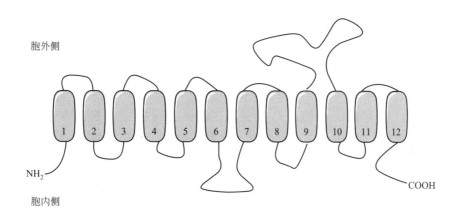

图 3-8　寡肽转运体的拓扑结构

（3）转运机制　PEPTs 可逆底物浓度梯度转运二肽、三肽，主要依赖质子梯度与 Na^+/H^+ 交换转运系统协同转运。PEPT1、PEPT2 转运机制相同，转运过程中，由质子向细胞内电化学质子梯度供能，底物经刷状膜缘被吸收并伴随质子流入细胞，质子运动的动力由 Na^+/H^+ 交换器提供，促使质子流出和 Na^+ 进入细胞。流入的 Na^+ 又不断被底膜上 Na^+/K^+ ATP 酶泵出细胞，同时由 Na^+/K^+ ATP 酶转运到胞内的 K^+ 经由钾离子通道离开细胞，使细胞内的 Na^+ 和 K^+ 恢复到原来水平。PEPTs 的转运机制如图 3-9 所示。

PEPTs 具有广泛的底物，大多是 L-氨基酸，C 端有酸性或疏水基团，有酮亚甲基部分或酸性酰胺键，有时也含肽键，呈反式构型。PEPT1 对底物具有低亲和力、高转运力的特点，PEPT2 则相反。与转运底物的亲和力因底物结构不同而存在差异。PEPT1 与 PEPT2 的底物包括β-内酰胺类抗生素（头孢羟氨苄类和氨基青霉素类）、血管紧张素转化酶抑制剂（卡托普利、依那普利）、多巴胺受体拮抗剂、抗肿瘤或抗病毒药物等。PHT1、PHT2 可转运组氨酸、二肽、

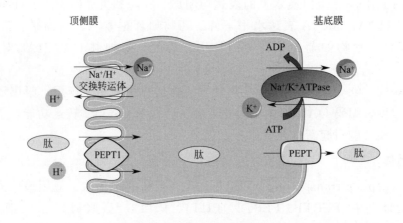

图 3-9 寡肽转运体的转运机制

三肽。PEPT1 抑制剂包括头孢类（拉氧头孢）、青霉素类（羧苄西林）、血管紧张素转换酶抑制剂（贝拉普利）以及格列本脲等其他类药物。PEPT2 抑制剂包括甘氨酸-肌氨酸二肽、佐芬普利及福辛普利。

（4）影响因素 PEPT1 的表达水平受饮食、激素、生长因子、生长状况、昼夜节律及外源性药物等因素影响。高蛋白饮食、二肽添加物、短时间饥饿都可显著增加 PEPT1 蛋白的表达量。进食时间也会使 PEPT1 的活性与表达水平呈昼夜节律性。瘦素、胰岛素、表皮生长因子和甲状腺素等也可促进细胞膜 PEPT1 摄入肽类物质。缺氧可影响大鼠各组织中 PEPT1 蛋白表达，与平原组相比，高原组小肠和肾脏组织中 PEPT1 的蛋白表达水平显著升高。阴离子的头孢菌素类药物可显著抑制 Caco-2 细胞 PEPT1 对甘氨酸-肌氨酸（Gly-Sar）的摄取。二甲双胍可激活腺苷酸活化蛋白激酶抑制 PEPT1 的表达水平和活性。免疫抑制剂环孢素 A 和他克莫司也可降低 PEPT1 的转运活性。

（5）疾病关联性 慢性疾病下 PEPT1 异常表达提示 PEPT1 在炎症性肠病如克罗恩病、溃疡性结肠炎的发生发展中发挥作用。甲状腺功能亢进大鼠 PEPT1 的蛋白质表达量与 mRNA 水平明显降低。糖尿病状态下 PEPT1 的转运活性增强，加强了 mRNA 的稳定性，提高了 PEPT1 的基因表达。

7. 氨基酸转运体

氨基酸在体内的跨膜转运过程需要借助氨基酸转运体才能完成。**氨基酸转运体**（amino acid transporters）可转运氨基酸进出细胞，根据转运的氨基酸的性质也可分为酸性、中性、碱性氨基酸转运体。

（1）分布、亚型与底物 不同类别的氨基酸转运体转运的氨基酸种类和范围也有所差别。目前研究最多的是中性氨基酸转运体，主要包括 B^0 型、A 型、N 型、ASC 型等 Na^+ 依赖性转运体，L 型、T 型等 Na^+ 非依赖性转运体。A 型转运体主要分布在心、脑、胎盘等器官组织中，可特异性转运丙氨酸、丝氨酸、谷氨酰胺和 N-甲基氨基酸。N 型转运体主要参与谷氨酰胺、天冬酰胺和组氨酸的转运过程。L 型转运体中 LAT1 主要转运肠道、肝脏等上皮细胞氨基酸（中性氨基酸如亮氨酸、苯丙氨酸、酪氨酸、色氨酸等）。LAT2 主要参与肾脏和肠上皮细胞基底侧氨基酸的外排转运（L-亮氨酸和 L-丙氨酸）。T 型转运体是 Na^+ 非依赖性氨基酸转运系统，主要转运色氨酸等芳香族氨基酸。

酸性氨基酸转运体包括 Na^+ 依赖性的 X_{AG}^- 转运体和 Na^+ 非依赖性的 X_C^- 转运体。X_{AG}^- 转运体主要表达于脑组织中，包括 EAAT1～EAAT5。X_C^- 可转运胱氨酸、谷氨酸、L-α-氨基乙二酸等底物。碱性氨基酸的类型包括 Na^+ 依赖性 $B^{0,+}$ 转运载体和 Na^+ 非依赖性 $b^{0,+}$、y^+、y^+L 转运体，其中，y^+ 系统广泛表达于组织上皮细胞基底侧，y^+ 系统包括 CAT 1、CAT2A、CAT2B、CAT3 和 CAT4。CAT1 主要参与 L 型赖氨酸、精氨酸和鸟氨酸的跨膜转运过程。

（2）结构 氨基酸转运体具有 8~14 个跨膜结构域，其中一部分转运蛋白属于异二聚体蛋白的结构，由重链和轻链以二硫键连接而成。在所有已经发现的异二聚体氨基酸转运蛋白中，轻链分别为 SLC7A 5~SLC7A 11，为非糖基化的膜蛋白；重链分别为 rBAT（related to $b^{0,+}$ amino acid transporter）和 4F2hc（CD 98）两种蛋白，为 N-糖基化的 II 型膜蛋白。

（3）转运机制 氨基酸转运大多以电化学梯度形式储存的能量作为转运的驱动力，主要是以反向协同转运的机制来完成氨基酸的转运过程，其次是单向协同转运。底物与氨基酸转运体的特定部位相结合，使其构象发生变化，将氨基酸释放出来，随后转运体恢复初始构象。Na^+ 依赖性 X_{AG}^- 转运体由 Na^+ 内流供能主动转运氨基酸，Na^+ 非依赖性 X_C^- 转运体则是通过 K^+ 外流为驱动力参与氨基酸的转运过程。碱性氨基酸 y^+ 系统属于单向转运系统，转运驱动力主要是逆浓度梯度向细胞内聚集碱性氨基酸。

（4）抑制剂 LAT 抑制剂包括 2-氨基二环[2，2]庚二羧酸、JPH203、ESK242、ESK246 等。谷氨酸类似物（使君子氨酸等）、非甾体类抗炎药（柳氮磺吡啶等）均可抑制 X_C^- 系统转运活性。

（5）影响因素 氨基酸的转运过程受多种因素的调控，如：饮食、激素、生长因子、底物浓度、发育状态、肠道损伤及生理状态等。炎症刺激 LPS、TNF-α 在细胞中可诱导 X_C^- 系统，谷氨酰胺和天冬氨酸可转化为谷氨酸，刺激细胞 X_C^- 系统摄取胱氨酸，增加谷胱甘肽合成。此外，X_C^- 系统活性还受 pH、重金属铬、活性氧等因素影响。研究发现禁食氨基酸可增加大鼠 C6 胶质瘤细胞中 mRNA 的稳定性以及 CAT1 mRNA 的翻译。蛋白激酶 C 激活可下调 CAT1 和 CAT3 的表达水平。血小板衍生生长因子、溶血卵磷脂、转化生长因子的短期治疗会下调血管平滑肌细胞 CAT 表达水平。

（6）疾病关联性 氨基酸转运体功能异常会导致氨基酸吸收和代谢障碍性疾病，如胱氨酸尿症、范科尼综合征、亨氏遗传性疾病和家族性肾原性亚氨基甘氨酸尿症等，还与病毒感染和肿瘤等相关。LAT1 过度表达与肿瘤的发生发展有关。ASCT2 在乳腺癌、前列腺癌、肝癌、结肠癌、脑部肿瘤中均有表达。氨基酸转运体在肿瘤细胞中的高表达也为肿瘤治疗提供了策略。

8. 核苷转运体

核苷转运体（nucleoside transporters）主要负责核苷类药物在体内的转运过程。核苷转运体可分为 **Na^+ 非依赖性平衡型转运体**（equilibrative nucleoside transporters，ENTs）和 **Na^+ 依赖性浓缩型转运体**（concentrative nucleoside transporters，CNTs）。

ENTs 有 4 个亚型（ENT1~ENT4），结构上有 11 个由氨基酸肽段形成的疏水端跨膜域、具有胞内氨基端和胞外羧基端。ENT1 与 ENT2 在跨膜域 1 和 2 之间的细胞外环中有糖基化位点，ENT3 有一个长的亲水性氨基端。ENT 广泛分布于体内，通过易化扩散方式顺底物浓度梯度参与核苷酸、阿糖胞苷、氯法拉滨和利巴韦林等物质的跨膜转运。除了 ENT4，其他 ENT 均能同时转运嘌呤和嘧啶。CNTs 的亚型包括 CNT1~CNT3，目前尚未明确 CNTs 的结构。CNTs 通过主动同向转运机制参与底物的跨膜转运。CNT1 主要表达于小肠、肝和肾的上皮组织中，负责嘧啶类底物、抗癌药物（齐多夫定、阿糖胞苷）转运。CNT2 在心、肝、肾、脑、胎盘及肠道中均有分布，CNT2 可转运嘌呤类物质、去羟肌苷等物质。CNT3 主要分布在胰腺、气管和骨髓中，参与氟尿嘧啶、吉西他滨等的转运过程。

在培养的细胞中加入葡萄糖处理后可上调 ENT1 的表达。细胞周期、激素、细胞因子及底物也会影响 CNTs 在体内的表达。糖尿病药物曲格列酮可竞争性抑制 ENT1 对腺苷和尿苷的转运。

冠状血管扩张药地拉卓和双嘧达莫均可抑制核苷转运体的功能。

9. 一元羧酸转运体

目前已发现一元羧酸转运体（monocarboxylate transporters，MCTs）有 14 个亚型，MCT 在小肠、心脏、脑组织中均有表达，在肠道中主要表达的亚型包括 MCT1、MCT4、MCT5，MCT2 主要表达于精囊，MCT4 表达于骨骼肌，MCT5、MCT6 表达于胎盘。MCTs 结构包含 12 个跨膜结构域，氨基端与羧基端均在细胞内。MCTs 以 1：1 的比例转运 H^+ 和一元羧酸阴离子，MCTs 转移质子和单羧酸通过质膜时存在先后顺序，即 H^+ 与 MCTs 先结合，然后 MCTs 再与单羧酸阴离子结合，同向转运通过细胞质膜后则以相反的顺序进行释放，主要参与乳酸、丙酮酸、丙戊酸等质子依赖型单羧酸同向转运过程。MCTs 转运的底物包括内源性、外源性短链阴离子化合物，此外，MCTs 还参与苯甲酸、阿托伐他汀等药物的转运过程。

缺氧状态、脂多糖、肿瘤坏死因子、细胞中添加过量的丁酸均会上调 MCT1 的表达。MCTs 转运活性会影响糖酵解、糖异生及脂质代谢等重要代谢过程。癌症、缺血性脑卒中、肥胖症和糖尿病的发生在一定程度上能增加 MCT1、MCT2 和 MCT4 的表达。

10. 胆酸转运体

体内参与胆汁形成与肝肠循环的转运体主要有 Na^+-牛磺胆酸共转运体（Na^+-taurocholate cotransporting polypeptide，NTCP）和顶膜钠依赖性胆酸转运体（apical sodium-dependent bile acid transporter，ASBT）。Na^+-牛磺胆酸共转运体主要分布在肝细胞基底膜，顶膜钠依赖性胆酸转运体主要分布在回肠壁腔侧膜。

NTCP 含有多个跨膜区，以 Na^+ 依赖方式顺浓度梯度将门静脉的 2 个 Na^+ 和 1 个牛磺胆酸分子同向转运至肝细胞，为耗能的主动转运过程，主要参与胆汁酸、结合胆汁酸盐和部分游离胆汁酸盐的转运。ASBT 主要表达于末端回肠刷状缘、肾脏，可转运三羟胆酸盐和结合型胆酸盐等，可将肠腔中的胆酸盐吸收进入门静脉循环，在胆酸盐的重吸收方面发挥着关键作用。NTCP 表达水平与胆汁酸调节有着密切的关系，胆总管结扎或喂高胆酸盐饲料、经内毒素或 IL-1 处理会下调 NTCP 表达。NTCP、ASBT 在肠道的表达与功能受胆汁酸受体法尼醇 X 受体（FXR）调控。FXR 缺失的大鼠不能下调 NTCP 转运功能。在小鼠、人类与兔回肠中 FXR 可通过多条通路抑制 ASBT 的表达并促进胆汁酸的排出。

NTCP 与乙肝的发生发展及治疗有着密切关系，乙型肝炎病毒（HBV）和丁型肝炎病毒（HDV）通过与 NTCP 结合而感染肝细胞。NTCP 抑制剂（黄体酮、普萘洛尔和波生坦等化合物）以及 NTCP 底物（牛磺胆酸盐、牛磺熊脱氧胆酸钠）均可抗 HBV 感染。

第二节 药物转运体的研究模型

研究药物转运体的实验模型主要有**体外模型**（*in vitro* model）、**在体模型**（*in situ* model）与**体内模型**（*in vivo* model）。体外模型简便易行、实验重复性好、经济实用，但无法真实反映药物在体内转运情况。在体模型保持器官完整，可在生理状态下进行研究，不受其他器官代谢的影响，但仅限于溶液给药。体内模型可以更直观地反映药物的体内吸收特性，但转基因动物模型制备困难、价格昂贵，抑制剂特异性不高。

一、体外模型

1. 体外细胞模型（*in vitro* cell model）

常见的体外研究转运体的细胞模型包括不含重组转运体的细胞系、原代细胞、三明治培养原代肝细胞模型及转染细胞等。

（1）不含重组转运体的细胞系 来源于不同种属的多种细胞系可用于转运体研究，如 Caco-2、MDCK、Caki、IHKE-1、NRK52E、LLC-PK1、HepG2、COS-7 细胞等。Caco-2 细胞模型被认为是目前最理想的体外吸收模型，Caco-2 细胞来源于人结肠癌细胞，与人小肠上皮细胞结构相似，MDR1、MRP2、PEPT1 和 OATP-B 等多种转运体在 Caco-2 细胞中表达水平均较高。将药物与 Caco-2 细胞培养一定时间后测定细胞内药物含量，可反映肠道对药物的吸收情况，可作为快速评估新药吸收和转运特性的方法。体外 Caco-2 细胞模型与人同源性好，易于培养，实验结果具有重现。但无法全面反映转运体在体内的真实情况。外排转运体 P-gp 在 Caco-2 细胞上具有过表达的特性，研究药物吸收能力时，得到的结果与实际吸收水平相比有可能较低。有研究报道 Caco-2 细胞中 PEPT1、BCRP、MDR1、MRP2 的表达水平显著低于人肠组织，因此当应用 Caco-2 细胞研究以上转运体时应考虑这一因素。

（2）原代细胞 原代细胞来源于完整组织，可表达存于该组织的全部转运体基因，与体内模型相关性较好，可用于研究药物代谢、转运及临床药物的相互作用。原代肝细胞可完整表达肝脏药物代谢酶和转运体，是评价经肝药物转运、代谢及毒性最常用的模型之一。原代肝细胞培养过程中摄取转运体表达较为稳定，而外排转运体表达随培养时间延长有增加趋势，因此该模型多适用于摄取转运体研究。

（3）三明治培养原代肝细胞模型 三明治培养是将肝细胞培养于两层胶原之间的长期培养方法，可以维持肝细胞极化状态，使细胞更接近体内状态，最大限度模拟肝脏功能。有研究学者通过建立三明治培养原代肝细胞模型研究 OAPA1B3 的转运功能，证实了胆囊收缩素八肽是 OAPA1B3 的特异性底物，蛋白激酶 C 对 OAPA1B3 转运功能具有一定的调节作用。可用于描述药物经胆汁清除的能力，由于其能形成胆管结构，主要用于肝代谢及胆汁排泄的研究。但是实验所使用的耗材价格较高，并且也不适合高通量筛选。

（4）转染细胞 转染细胞是通过分子生物学技术和手段将特定转运体基因整合到被转染细胞中，使被转染细胞过度表达特定的转运体，可用于研究转运体功能及药物相互作用。MDCK 细胞模型与 Caco-2 细胞模型是目前的药物体外吸收预测模型，也是用于转染转运体的良好细胞模型。有研究报道，通过建立基底侧膜表达 OATP8、顶侧膜表达 MRP2 的 MDCK-II 细胞系研究磺溴酞钠的摄取情况，实验结果表明磺溴酞钠是由 OATP8 介导进入胞内，通过 MRP2 排出胞外。转染细胞模型可用于高通量筛选，也可用于考察特定转运体对各种底物的转运，还可以同时研究多种转运体的相互作用及药物代谢酶和转运体的共同作用，但无法准确得到蛋白质浓度水平，也无法全面反映体内转运的真实过程。

2. 基于膜的体外模型（membrane-based *in vitro* model）

（1）ATP 酶测定法 ATP 酶测定法可用于研究某些底物和抑制剂与 ABC 家族转运体的相互作用，ABC 家族转运体需要 ATP 水解产生的能量进行物质转运，因此将底物在分别含有 P-gp、MRP、BCRP 的细胞或组织温孵，利用比色法可以测定转运过程中 ATP 裂解产生的无机磷酸盐，进而研究药物转运机制，可用于高通量筛选与 ABC 转运体存在相互作用的化合物，但无法得到具体的转运速率，一般不单独用于底物或抑制剂的筛选。

（2）膜囊泡转运模型　　膜囊泡转运模型是将膜囊泡混悬于含药缓冲液中以模拟药物吸收，常用模型包括刷状缘膜囊泡、基底侧膜囊泡、外翻转囊泡模型。刷状缘膜囊泡和基底侧膜囊泡模型联合使用可同时研究肠细胞顶侧膜和基底侧膜的转运，该方法较为简便，适合药物发现早期阶段的高通量筛选。有学者采用家兔刷状缘膜囊泡法证实口服化学合成抗肝炎药 JBP485 及其衍生物 JBP923 均能抑制 PEPT1 的典型底物甘氨酰肌氨酸，进而证实它们在肠道是由 PEPT1 所介导。外翻转囊泡模型主要用于外排转运体的研究，测定囊泡中药物的含量可反映该转运体对药物的作用。该模型不受化合物渗透性的影响，还可计算药物的吸收动力学参数，但不适用于研究疏水性底物的转运。

3. 肾切片摄取模型（kidney slice uptake model）

肾切片摄取模型是将大鼠麻醉后，取其肾脏切成厚度为 300 μm 的切片，将其置于通氧的水浴中温孵，加入待测药物，测定摄取药量。该模型可研究转运体的底物，并预测其转运特点。但由于缺乏完整的肾小管网络，不适于重吸收转运体的研究。有研究报道采用大鼠肾切片研究 $[^{14}C]$ M17055 的摄取情况，OAT1 抑制剂可减少 $[^{14}C]$ M17055 的摄取量，结果表明 OAT1 可能参与药物在肾脏中的转运过程。

4. 外翻肠囊模型（eversion intestinal sac model）

将大鼠麻醉后分离小肠，用缓冲液将小肠洗净，外翻，使肠黏膜暴露在外侧，结扎小肠末端。分离得到的肠段可采用乳酸脱氢酶法或锥虫蓝法对肠黏膜细胞活性进行评价。在肠腔内加入培养液，将肠段放入含有药物的培养液中，持续通氧培养一定时间后，取培养液测定药物浓度，以肠囊内外药物浓度变化反映肠道转运体的参与程度。有学者通过外翻肠囊模型研究 SGLT1 的转运特性，研究结果表明 SGLT1 是继发性转运体，转运过程依赖于 Na^+/K^+ ATP 酶，利用 Na^+ 进入细胞产生的电化学梯度引起葡萄糖在胞内蓄积。该方法实验条件易控，操作简单，经济实用且重复性好，被广泛应用于转运体转运机制、营养物质吸收及药代动力学的研究。由于缺乏体内肠蠕动状态、血液供应和消化道细胞代谢特性，用该方法所得的结果与体内生理状态仍存在一定偏差。

二、在体模型

1. 在体肠灌流模型（*in situ* intestinal perfusion model）

禁食大鼠胆管结扎并分离肠段，将插管与肠端相连并结扎，灌流管与插管连接后进行在体肠段灌流。用含药灌流液进行灌流后不同时间点采集肝门静脉血测定药物浓度。在体肠灌流模型可用于探究药物吸收部位，肠灌流可保持血液供应、肠道药物代谢酶的活性、神经及内分泌的完整性，可较好反映生理条件下药物在肠道吸收，但仅限于溶液给药。蔡铮等采用在体肠灌流模型研究天麻素的肠吸收特性，结果显示天麻素在十二指肠与空肠吸收速率较高，其次是回肠，结肠部分基本没有吸收，且葡萄糖、根皮苷（SGLT1 抑制剂）均可抑制天麻素的肠吸收，证实了天麻素是由葡萄糖转运体 SGLT1 介导进入体内。

2. 在体脑灌流模型（*in situ* brain perfusion model）

在体脑灌流模型用于研究药物经血脑屏障及血眼屏障的转运机制，灵敏度极高，不但保持了器官的完整性、生理条件下的位置及状态，且避免了药物与血浆蛋白的结合及外围器官的代谢。该技术通过直接向通往脑部的颈动脉灌流，待测物质以已知浓度加入到灌流液中，测定进入脑内药量，计算相关参数，分析药物脑部转运特征。

3. 在体肝灌流模型（*in situ* liver perfusion model）

大鼠在体肝灌流是将门静脉作为灌流液入口，将肝静脉作为出口，通过测定灌流液入口与出口药物浓度差研究药物在肝脏内转运过程。该模型保留了肝肠循环体系和形态学的完整性，不影响药物被其他器官的代谢和消除，也可检测药物及其代谢物在肠肝的循环情况，是一种评价药物转运过程的理想模型。

三、体内模型

1. 基因敲除动物模型

基因敲除动物模型（gene knockout animal model）是研究缺失转运体的转运机制及药物在组织中富集、药效发挥的理想模型，是目前研究转运体功能的重要工具之一。基因敲除小鼠用于转运体的研究，无需抑制剂即可研究转运体对药物的摄取和外排；可用于多转运体协同作用的研究。但是基因敲除动物模型种类有限、价格昂贵及种属间差异，使得该技术难以应用于转运体底物及抑制剂的高通量筛选。有学者采用双基因敲除小鼠[Mdr1a/1b（−/−）/Bcrp（−/−）]研究 P-gp 和 BCRP 介导埃替特罗、夫拉平度及米托蒽醌的转运过程，实验结果表明 P-gp、BCRP 在转运底物时可发挥协同作用，且 P-gp 对底物的外排转运能力高于 BCRP。

2. 抑制剂"敲除"转运体

抑制剂"敲除"转运体（inhibitors "knockout" the transporter）是指选择性抑制剂抑制转运体功能，达到"敲除"转运体的目的，考察药物在抑制剂组和对照组动物体内吸收和代谢差别，从整体动物水平研究转运体对药物的作用。用抑制剂"敲除"转运体是一种方便快捷的研究转运体的方法，但存在抑制剂特异性不高、价格较高等问题，未来的研究中还需开发特异性高且价格相对便宜的抑制剂。有研究人员采用 P-gp 和 BCRP 的特异性抑制剂 zosuquidar（ZSQ）、Ko143 研究 P-gp、BCRP 介导拓扑替康的转运过程，实验结果表明 BCRP 对拓扑替康的外排转运能力明显高于 P-gp。

3. 小动物活体成像技术

小动物活体成像技术（*in vivo* imaging of small animal model）是在不损伤动物的前提下，应用影像学方法对生物过程进行组织、细胞和分子水平的定性定量研究。该技术主要分为核素成像、光学成像、计算机断层扫描、核磁共振成像和超声成像。其中光学成像和核素成像的灵敏度和精确性极高，适合研究药物代谢和转运等生理过程，称为功能成像。有研究人员将高表达 BCRP、P-gp 的 Caco-2 细胞导入小鼠体内，在抑制剂存在或缺失的情况下应用正电子发射断层显像扫描。结果显示，加入抑制剂可提高 P-gp、BCRP 对 [^{11}C] GF120918 的摄取，肿瘤细胞中的 P-gp 和 BCRP 参与 GF120918 的转运过程。小动物活体成像技术不损伤动物，灵敏度高、精确性好，但仪器价格昂贵。

目前关于药物转运体的实验方法、转运体功能及转运机制研究越来越深入，有利于提高药物的安全性和有效性，指导临床合理用药，为新药设计、提高药物靶向性及药物相互作用等研究提供借鉴。

第三节　药物转运体在新药研发中的应用

药物转运体在体内分布广泛，对内源性、外源性化合物的摄取和外排转运过程有着关键作用。药物转运体不仅具有转运功能，还可作为靶点，开发具有靶向性的药物，可以改善药物的体内药动学性质，提高药物疗效并降低毒副作用。近年来随着人们对于转运体在体内药物动态处置中的认识不断加深，越来越多学者研究以转运体为靶点的设计主动靶向前药，基于转运体介导的主动靶向纳米粒也引起了人们的广泛关注，但目前还处于探索阶段，已取得的研究成果不多，还需投入大量研究。

一、药物分子设计

药物分子设计（drug molecular design）可分为直接药物设计和间接药物设计。直接药物设计是指根据药物作用靶标（如蛋白质、核酸等）的三维结构、电荷分布与结合位点（口袋）形状等信息，寻找、设计与靶标相互作用并调节其功能的分子（包括化学小分子、多肽、寡聚核酸、寡糖和其他生物大分子，如抗体等）；间接药物设计主要用于小分子药物发现研究，是从活性小分子的构效关系出发，通过改造、修饰等方法获得活性更好、毒性更低的新型化合物。计算机模拟技术可以从原子和分子水平解析底物与转运体之间的相互作用。分子对接方法是计算机辅助分子设计中常用的方法和手段，也是分子模拟的重要方法之一，可分为刚性对接、半柔性对接与柔性对接。用分子对接法研究蛋白质与配体之间相互作用的基础是获得蛋白质的高分辨率三维结构。利用同源建模法可构建人 P-gp 的三维结构，通过分子对接方法研究底物与 P-gp 之间的相互作用，以解析药物结合位点的数目和性质。

针对转运体的药物设计策略可以概括为以药物转运体为靶点设计前药，按照药物转运体底物结构特征对药物分子进行改造，利用转运体的吸收及转运功能，增加药物在特定器官的吸收或分布，减少消除，提高药物体内生物利用度，延长药物疗效。

设计并合成与 GLUT1 有较高亲和力的文拉法辛脑靶向性前药，其连接位点在葡萄糖 6 位；在 D-葡萄糖和布洛芬之间加入适当长度的桥链，设计以 D-葡萄糖为载体的布洛芬脑部靶向前药等，以期提高药物的脑靶向效率，减少毒副作用。

基于 ASBT 为靶点的药物设计策略是将药物和胆酸通过化学键连接形成前药，前药在 ASBT 的介导下转运吸收，如阿昔洛韦缬氨酰鹅脱氧胆酸与 ASBT 有较高亲和性。寡肽转运体 PEPTs 在决定某些药物的生物利用度方面起着关键作用，也是口服前药研究中重要的靶点。基于 PEPT1 对底物的亲和力强、转运能力高、肠吸收良好的特点，研究人员对一些药物进行结构修饰，设计以 PEPT1 介导转运、与之亲和力较高的前药，以期提高其口服生物利用度。如将药物原有的游离氨基与配体氨基酸或短肽的羧基（或氨基）形成肽键，形成与 PEPT1 有较强亲和力的酰胺类前药。针对抗病毒药物阿昔洛韦在体内的膜渗透性较低，有学者对其进行结构修饰，酯化 3-OH，得到与 PEPT1 具有高亲和力的靶向前药伐昔洛韦，提高了口服生物利用度，增强治疗效果。

二、药物递送策略

以药物转运体为靶点的主动靶向纳米给药系统研究可以概括为在纳米粒表面连接特定的配体或抗体修饰成为功能化主动靶向纳米粒，利用其特异性，可提高膜通透性、病灶组织分布。

利用转运体设计构建靶向纳米药物递送系统，用于化疗药物的高效递送，提高抗肿瘤效果，降低毒性，将不同性质的氨基酸（甘氨酸、天冬氨酸、赖氨酸）与聚乙二醇硬脂酸酯共价连接，构建靶向修饰的脂质体，通过脂质体与氨基酸 $ATB^{0,+}$ 转运体的相互作用，可以改变靶向修饰的脂质体的体内分布情况，使之浓集于肿瘤部位，提高治疗效果。

有研究报道设计构建以谷氨酸作为配体的靶向 LAT1 给药系统，将谷氨酸与 TDGS 化学键合后修饰脂质体，构建血脑屏障和脑胶质瘤的双重靶向纳米给药系统，实现对肿瘤的高效治疗。

目前研究认为以顶侧膜钠离子依赖性的胆酸转运体 ASBT 作为靶点的纳米制剂或大分子给药系统主要是由 ASBT 介导的内吞进入细胞，与 ASBT 接触并黏附后，内陷形成内吞小泡，进而摄取进入细胞，发挥疗效。将脱氧胆酸与低分子量肝素共价结合得到大分子共轭聚合物，通过与 ASBT 相互作用，可提高低分子量肝素的口服吸收，提高治疗效果。基于转运体靶向策略设计构建以新型有机阴离子 OCTN2 的纳米给药系统，由于 L-肉毒碱与 OCTN2 具有很好的亲和性，用不同量的 L-肉毒碱在纳米粒表面进行修饰，可增加靶向纳米载体所包载的药物摄取进入细胞内，以提高药物的口服吸收。

基于药物转运体的药物递送策略（drug delivery strategy），是近年研究的热点方向，设计新型药物递送系统，可在一定程度上改善药物在体内的吸收情况，提高药物疗效。

三、药物靶标应用

药物转运体不仅能转运药物，还是一些疾病的治疗靶标，可设计与之相关的靶向性药物（即药物靶标应用，drug target application）。目前有越来越多学者以 SGLTs 为靶点进行药物开发与疾病治疗研究，基于 SGLT1 和 SGLT2 在葡萄糖转运过程的作用，研究人员以 SGLT1 和 SGLT2 为靶点，开发具有抗糖尿病以及治疗癌症潜力的 SGLT1 和 SGLT2 抑制剂。依帕列净、达格列净、卡格列净等 SGLT2 抑制剂均可用于 2 型糖尿病治疗。

由于 GLUT1 与肿瘤的发生、发展及愈后密切相关，通过检测 GLUT1 在病灶部位的表达水平可作为肿瘤诊断的辅助方法，此外，以 GLUT1 作为靶点的肿瘤治疗也引起人们的广泛关注。有学者以 GLUT1 为靶点设计相应的抗肿瘤药物抑制癌细胞的生长，以期应用于癌症治疗。目前已有文献报道关于靶向葡萄糖转运体 GLUT1 跨血脑屏障的研究，如应用于肿瘤治疗的靶向性葡萄糖类似物，主要利用葡萄糖与 GLUT1 的结合与转运，不同的连接位点会影响药物与 GLUT1 作用的亲和力。此外，基于 GLUT1 转运体的抗肿瘤药物的研发也越来越多，将葡萄糖与烷化剂连接（如异环磷酰胺、苯丁酸氮芥），设计合成由 GLUT1 介导的肿瘤靶向前药，考察 GLUT1 的靶向抑制对临床癌症治疗的可行性，这些抗肿瘤前药均显示出了更好的抗癌效果。

一元羧酸转运体 MCT1 在肿瘤细胞的有氧区域高表达，MCT1 抑制剂可阻断乳酸在肿瘤细胞的有氧区域和无氧区域之间的转运过程，影响肿瘤细胞的生长，以期提高肿瘤治疗的效果。基于 MCT1 在免疫系统中能外排乳酸，从而激活淋巴细胞的作用，以 MCT1 为靶点，设计免疫抑制药物，抑制乳酸等羧酸外排从而抑制淋巴细胞的增殖。

目前以氨基酸转运体 LAT1 为检测指标的癌诊断试剂的研发及应用 LAT1 转运体为靶标的抗癌药物的筛选备受关注，有研究报道通过抑制 LATs 转运亮氨酸的过程，可减少前列腺癌细胞的生长，基于 LATs 的靶向药物研发对癌症的治疗有着非常重要的作用。

基于药物转运体的转运特点，设计并开发应用于靶向治疗疾病的相关药物是目前的研究热点，利用药物靶标进行疾病的靶向治疗在肿瘤方面应用最多。在肿瘤化疗方面中，针对药物转运体的靶标药物的研发以及在多领域的应用方面还需进一步深入研究。

参考文献

［1］ 刘建平 . 生物药剂学与药物动力学 ［M］. 5 版 . 北京：人民卫生出版社，2016.

［2］ 孙进 . 药物转运体 ［M］. 北京：人民卫生出版社，2019.

［3］ Lai Y. P-glycoprotein (P-gp/MDR1) /ABCB1 ［J］. Transporters in Drug Discovery and Development，2013：147-259.

［4］ 武新安 . 药物转运体基础与应用 ［M］. 北京：科学出版社，2017.

［5］ Pan S T，Li Z L，He Z X，et al. molecular mechanisms for tumour resistance to chemotherapy. Clinical and experimental pharmacology & physiology，2016，43 (8)：723-737.

［6］ Ee P L，Kamalakaran S，Tonetti D，et al. Idenificationiv of a novel estrogen response element in the breast cancer resistance protein (ABCG2) gene ［J］. Cancer Research，2004，64 (4)：1247-1251.

［7］ Imai Y，Ishikawa E，Asada S，et al. Estrogen-mediated post transcriptional down-regulation of breast cancer resistance protein/ABCG2 ［J］. Cancer Research，2005，65 (2)：596-604.

［8］ Tanaka Y，Slitt A L，Leazer T M，et al. Tissue distribution and hormonal regulation of the breast cancer resistance protein (Bcrp/Abcg2) in rats and mice ［J］. Biochemical and Biophysical Research Communications，2005，326 (1)：181-187.

［9］ Krishnamurthy P，Schuetz J D. Role of ABCG2/BCRP in biology and medicine ［J］. Annual Review of Pharmacology and Toxicology，2006，46：381-410.

［10］ Turner J G，Gump J L，Zhang C C，et al. ABCG2 expression，function，and promoter methylation in human multiple myeloma ［J］. Blood，2006，108 (12)：3881-3889.

［11］ Wang J，Zhou Y Y，Wang L，et al. ABCG2 confers promotion in gastric cancer through modulating downstream CRKL in vitro combining with biostatistics mining ［J］. Oncotarget，2017，8：5256-5267.

［12］ Thomas C，Gioiello A，Noriega L，et al. TGR5-mediated bile acid sensing controls glucose homeostasis ［J］. Cell Metabolism，2009，10 (3)：167-177.

［13］ Pols TW，Nomura M，Harach T，et al. TGR5 activation inhibits atherosclerosis by reducing macrophage inflammation and lipid loading ［J］. Cell Metabolism，2011，14 (6)：747-757.

［14］ Bernstein H，Bernstein C，Payne C M，et al. Bile acids as endogenous etiologic agents in gastrointestinal cancer ［J］. World Journal of Gastroenterology，2009，15 (27)：3329-3340.

［15］ Fouassier L，Beaussier M，Schiffer E，et al. Hypoxia-induced changes in the expression of rat hepatobiliary transporter genes ［J］. American Journal of Physiology Gastrointestinal and Liver Physiology，2007，293 (1)：G25-35.

［16］ Pawlikowska L，Strautnieks S，Jankowska I，et al. Differences in presentation and progression between severe FIC1 and BSEP deficiencies ［J］. Journal of Hepatology，2010，53 (1)：170-178.

［17］ Strautnieks S S，Byrne J A，Pawlikowska L，et al. Severe bile salt export pump deficiency：82 different ABCB11 mutations in 109 families ［J］. Gastroenterology，2008，134 (4)：1203-1214. e8.

［18］ Lazarowski A，Lubieniecki F，Camarero S，et al. Multidrug resistance proteins in tuberous sclerosis and refractory epilepsy ［J］. Pediatric Neurology，2004，30 (2)：102-106.

［19］ Kochel T J，Reader J C，Ma X R，et al. Multiple drug resistance-associated protein (MRP4) exports prostaglandin E2 (PGE2) and contributes to metastasis in basal/triple negative breast cancer ［J］. Oncotarget，2017，8 (4)：6540-6554.

［20］ Masato O，Takuya M，Riyo M，et al. A human transporter protein that mediates the final excretion step for toxic organic cations ［J］. Proceedings of the National Academy of Sciences of the United States of America，2005，102 (50)：17923-17928.

［21］ Yonezawa A，Masuda S，Yokoo S，et al. Cisplatin and oxaliplatin，but not carboplatin and nedaplatin，are substrates for human organic cation transporters (SLC22A1-3 and multidrug and toxin extrusion family) ［J］. Journal of pharmacology and experimental therapeutics，2006，319 (2)：879-886.

［22］ Ito S，Kusuhara H，Yokochi M，et al. Competitive inhibition of the luminal efflux by multidrug and toxin extrusions，but not basolateral uptake by organic cation transporter 2，is the likely mechanism underlying the pharmacokinetic drug-drug interactions caused by cimetidine in the kidney ［J］. Journal of pharmacology and experimental therapeutics，2012，340 (2)：393-403.

［23］ Egerod K L，Engelstoft M S，Grunddal K V，et al. A major lineage of enteroendocrine cells coexpress CCK，secretin，GIP，GLP-1，PYY，and neurotensin but not somatostatin ［J］. Endocrinology，2012，153 (12)：5782-5795.

［24］ Thorens B，Mueckler M. Glucose transporters in the 21st century ［J］. American Journal of Physiology. Endocrinology and Metabolism，2010，298 (2)：E141-E145.

［25］ Deng D，Yan N. GLUT，SGLT，and SWEET：structural and mechanistic investigations of the glucose transporters ［J］. Protein Science，2016，25（3）：546-558.

[26] Wright E M. Glucose transport families SLC5 and SLC50 [J] . Molecular Aspects of Medicine，2013，34（2-3）：183-196.

[27] Deng D，Xu C，Sun P C，et al. Crystal structure of the human glucose transporter GLUT1 [J] . Nature，2014，510（7503）：121-125.

[28] Fukumoto H，Seino S，Imura H，et al. Sequence，tissue distribution，and chromosomal localization of mRNA encoding a human glucose transporter-like protein [J] . Proceedings of the National Academy of Sciences，1988，85（15）：5434-5438.

[29] Huang B L，Guo K K，Wang X，et al. Role of glucose transporters in drug membrane transport [J] . Current Drug Metabolism，2020，21（12）：947-958.

[30] Cai Z，Huang J，Luo H，et al. Role of glucose transporters in the intestinal absorption of gastrodin，a highly water-soluble drug with good oral bioavailability [J] . Journal of Drug Targeting，2013，21（6）：574-580.

[31] Szablewski L. Expression of glucose transporters in cancers [J] . Biochimica et Biophysica Acta（BBA）Reviews on Cancer，2013，1835（2）：164-169.

[32] Koepsell H. The SLC22 family with transporters of organic cations，anions and zwitterions [J] . Molecular Aspects of Medicine，2013，34（2-3）：413-435.

[33] Bow D A J，Perry J L，Simon J D，et al. The impact of plasma protein binding on the renal transport of organic anions [J] . Pharmacological Reviews，2006，316（1）：349-355.

[34] VanWert A L，Gionfriddo M R，Sweet D H. Organic anion transporters：discovery，pharmacology，regulation and roles in pathophysiology [J] . Biopharmaceutics & Drug Disposition，2010，31（1）：1-71.

[35] Béery E，Middel P，Bahn A，et al. Molecular evidence of organic ion transporters in the rat adrenal cortex with adrenocortico-tropin-regulated zonal expression [J] . Endocrinology，2003，144（10）：4519-4526.

[36] Vanwert A L，Bailey R M，Sweet D H. Organic anion transporter 3（Oat3/Slc22a8）knockout mice exhibit altered clearance and distribution of penicillin G [J] . American Journal of Physiology-renal Physiology，2007，293（4）：F1332-1341.

[37] Nies A T，Koepsell H，Winter S，et al. Expression of organic cation transporters OCT1（SLC22A1）and OCT3（SLC22A3）is affected by genetic factors and cholestasis in human liver [J] . Hepatology，2009，50（4）：1227-1240.

[38] Ahmadimoghaddam D，Zemankova L，Nachtigal P，et al. Organic cation transporter 3（OCT3/SLC22A3）and multidrug and toxin extrusion 1（MATE1/SLC47A1）transporter in the placenta and fetal tissues：expression profile and fetus protective role at different stages of gestation [J] . Biology of Reproduction，2013，88（3）：25-31.

[39] Meetam P，Srimaroeng C，Soodvilai S，et al. Regulatory role of testosterone in organic cation transport：*in vivo* and *in vitro* studies [J] . Biological & Pharmaceutical Bulletin，2009，32（6）：982-987.

[40] Cho S K，Yoon J S，Lee M G，et al. Rifampin enhances the glucose lowering effect of metformin and increases OCT1 mrna levels in healthy participants [J] . Clinical Pharmacology & Therapeutics，2011，89（3）：416-421.

[41] Jang E H，Kim H K，Park C S，et al. Increased expression of hepatic organic cation transporter 1 and hepatic distribution of metformin in high-fat diet-induced obese mice [J] . Drug Metabolism & Pharmacokinetics，2010，25（4）：392-397.

[42] Moreno-Navarrete JM，Ortega F J，Rodríguez-Hermosa J I，et al. OCT1 expression in adipocytes could contribute to increased metformin action in obese subjects [J] . Diabetes，2011，60（1）：168-176.

[43] Nie W，Seth S，Rinella M，et al. Transcriptional regulation of murine Slc22al（Octl）by peroxisome proliferator agonist receptor-alpha and gamma [J] . American Journal of Physiology Gastrointestinal and Liver Physiology，2005，288（2）：G207- G212.

[44] Soodvilai S，Chatsudthipong A，Chatsudthipong V，et al. Role of MAPK and PKA in regulation of rbOCT2-mediated renal organic cation transport [J] . American Journal of Physiology-renal Physiology，2007，293（1）：F21-F27.

[45] 李晓楠，陈佳音，孙晓琳，等 . 有机阳离子转运体的研究进展 [J] . 中国临床药理学与治疗学，2013，18（8）：954-960.

[46] 文世杰，刘克辛 . 转运体在药物肾脏排泄中的重要作用 [J] . 药物评价研究，2017，40（09）：1216-1222.

[47] 陈佳音，卢杨，赵娣，等 . 肉碱/有机阳离子转运体（OCTNs）的研究进展 [J] . 中国临床药理学与治疗学，2016，21（10）：1185-1190.

[48] Konig J，Cui Y，Nies A T，et al. A novel human organic anion transporting polypeptide localized to the basolateral hepatocyte membrane [J] . American Journal of Physiology Gastrointestinal and Liver Physiology，2000，278（1）：G156-G164.

[49] Kwara A，Gao L，Yang H M，et al. Factors associated with variability in rifampin plasma pharmacokinetics and the relationship between rifampin concentrations and induction of efavirenz clearance [J] . Pharmacotherapy，2014，34（3）：265-271.

[50] Thakkar S V，Miyauchi S，Prasad P D，et al. Stimulaton of Na^+/Cl^--coupled opioid peptide transport system in SK-N-SH cells by L-kyotophin，an endogenous substrate for H^+-coupled peptide transporter PEPT2 [J] . Drug Metabolism and Pharmacokinetics，2008，23（4）：254-262.

[51] Terada T，Saito H，Sawada K，et al. N-terminal halves of rat H^+/peptide transporters are responsible for their substrate recog-

nition [J]. Pharmaceutical Research，2000，1（17）：15-20.

[52] Groneberg D A，Nickolaus M，Springer J，et al. Localization of the pepide transporter PEPT2 in the lung：implicatins for pulmonary oligopeptide uplake [J]. American Journal of Pathology，2001，158（2）：707-714.

[53] Wang Z Y，Pal D，Patel A，et al. Infuence of overexpression of eflux proteins on the function and gene expression of endogenous peptide transporters in MDR-transfected MDCK Ⅱ cell lines [J]. International Journal of Pharmaceutics，2013，441（1-2）：40-49.

[54] 罗冰峰. 缺氧对药物转运体 MRP2、PEPT1 表达变化及其底物药代动力学的影响 [D]. 兰州：兰州大学，2017.

[55] 魏巍，刘洪杰，何仲贵. 靶向肠道寡肽转运体 1（PepT1）前药的研究进展 [J]. 沈阳药科大学学报，2017（9）：8.

[56] 刘畅，魏刚，陆伟跃. 寡肽转运载体 PepT1 的转运机制及其介导的药物吸收 [J]. 中国医药工业杂志，2013，44（6）：7.

[57] 王威，刘克辛. 病理状态对肠寡肽转运体 PEPT1 活性的调节 [J]. 药物评价研究，2011，34（1）：5.

[58] Kirat D，Kato S. Monocarboxylate transporter 1（MCT1）mediates transport of short-chain fatty acids in bovine caecum [J]. Experimental Physiology，2006，91（5）：835-844.

[59] Pierre K Parent A，Jayet P Y，et al. Enhanced expression of three monocarboxylate transporter isoforms in the brain of obese mice [J]. The Journal of Physiology，2007，583（2）：469-486.

[60] Ni Y，Lempp F A，Mehrle S，et al. Hepatitis B and D viruses exploit sodium taurocholate Co-transporting polypeptide for species-specific entry into hepatocytes [J]. Gastroenterology，2014，146（4）：1070-1083.

[61] Jigorel E，Marc L V，Claire B N，et al. Functional expression of sinusoidal drug transporters in primary human and rat hepatocytes [J]. Drug Metabolism and Disposition，2005，33（10）：1418-1422.

[62] Powell J，Taleah F，Kathleen K，et al. Novel mechanism of impaired function of organic anion-transporting polypeptide 1B3 in human hepatocytes：post-translational regulation of OATP1B3 by protein kinase C activation [J]. Drug Metabolism and Disposition，2014，42（11）：1964-1970.

[63] Cui Y，König J，Keppler D. Vectorial transport by double-transfected cells expressing the human uptake transporter SLC21A8 and the apical export pump ABCC2 [J]. Molecular Pharmacology，2001，60（5）：934-943.

[64] Liu K X，Kato Y，Kaku T，et al. Hydroxyprolylserine deriva Tives JBP923 and JBP485 exhibit the antihepatitis activities after gastrointestinal absorption in rats [J]. Journal of Pharmacology and Experiment Therapeutics，2000，294：510-515.

[65] Nishimura T，Kato Y，Sai Y，et al. Characterization of renal excretion mechanism for a novel diuretic，M17055，in rats [J]. Journal of Pharmaceutical Sciences，2004，93（10）：2558-2566.

[66] Hamilton K L，Butt A G. Glucose transport into everted sacs of the small intestine of mice [J]. Advances in Physiology Education，2013，37（4）：415-426.

[67] 黄娟. 天麻素与天麻苷元肠吸收机制研究 [D]. 广州：南方医科大学，2012.

[68] Schinkel A H，Smit J J，Van T O，et al. Disruption of the mouse mdr1a P-glycoprotein gene leads to a deficiency in the blood-Brain barrier and to increased sensitivity to drugs [J]. Cell，1994，77（4）：491-502.

[69] Matsuda Y，Konno Y，Hashimoto T，et al. In vivo assessment of the impact of efflux transporter on oral drug absorption using portal vein-cannulated rats [J]. Drug Metabolism and Disposition，2013，41（8）：1514-1521.

[70] Yamasaki T，Kawamura K，Hatori A，et al. PET study on mice bearing human colon adenocarcinoma cells using [11C] GF120918，a dual radioligand for P-glycoprotein and breast cancer resistance protein [J]. Nuclear Medicine Communication，2010，31（11）：985-993.

[71] 罗小民，蒋华良，沈建华，等. 药物分子设计研究进展 [J]. 中国科学院院刊，2003，18（4）：255-259.

[72] 张勇，吴雪莹，任云，等. 具有葡萄糖转运蛋白亲和力的脑靶向文拉法辛前药的合成 [J]. 华西药学杂志，2013，28（03）：226-228.

[73] 刘兴，李文浩，龚涛. 以 D-葡萄糖为载体的布洛芬脑靶向前体药物的设计与合成 [J]. 华西药学杂志，2013，28（01）：26-28.

[74] Sugawara M，Huang W，Fei Y J，et al. Transport of valganciclovir，a ganciclovir prodrug，via peptide transporters PEPT1 and PEPT2 [J]. Journal of Pharmaceutical Sciences，2000，89（6）：781-789.

[75] Luo Q H，Gong P，Sun M C，et al. Transporter occluded-state conformation-induced endocytosis：amino acid transporter $ATB^{0,+}$-mediated tumor targeting of liposomes for docetaxel delivery for hepatocarcinoma therapy [J]. Journal of Control Release，2016，243：370-380.

[76] Li L，Di X S，Zhang S W，et al. Large amino acid transporter 1 mediated glutamate modified docetaxel-loaded liposomes for glioma targeting [J]. Colloids and Surfaces B-Biointerfaces，2016，141：260-267.

[77] Lee Y，Nam J H，Shin H C，et al. Conjugation of low-molecular-weight heparin and deoxycholic acid for the development of a new oral anticoagulant agent [J]. Cirulation，2001，104（25）：3116-3120.

［78］ Kou L，Yao Q，Sun M C，et al. Cotransporting ion is a trigger for cellular endocytosis of transporter-targeting nanoparticles：a case study of high-efficiency SLC22A5（OCTN2）-mediated carnitine-conjugated nanoparticles for oral delivery of therapeutic drugs［J］. Advanced Healthcare Materials，2017，6（17）：1700165.

［79］ Koepsell H. The Na^+-D-glucose cotransporters SGLT1 and SGLT2 are targets for the treatment of diabetes and cancer［J］. Pharmacology & Therapeutics，2017，170：148-165.

［80］ Halmos T，Santarromana M，Antonakis K，et al. Synthesis of O-methylsulfonyl derivatives of D-glucose as potential alkylating agents for targeted drug delivery to the brain. Evaluation of their interaction with the human erythrocyte GLUT1 hexose transporter［J］. Carbohydrate Research，1997，299（1）：15-21.

［81］ Bola B M，Chadwick A L，Michopoulos F，et al. Inhibition of monocarboxylate transporter-1（MCT1）by AZD3965 enhances radiosensitivity by reducing lactate transport［J］. Molceular Cancer Therapeutics，2014，13（12）：2805-2816.

［82］ Yanagida O，Kanai Y，Chairoungdua A，et al. Human L-type amino acid transporter 1（LAT1）：characterization of function and expression in tumor cell lines［J］. Biochimica et Biophysica Acta，2001，1514（2）：291-302.

（南方医科大学　蔡铮）

第四章

药物代谢酶的作用

第一节　概述

　　药物被机体吸收后，在体内各种酶以及体液环境作用下发生化学结构改变的过程，称为**药物代谢**（drug metabolism），又称为**生物转化**（biotransformation）。代谢的主要目的是清除体内的内源性和/或外源性分子。一般来说，药物代谢产物的极性都比原型药物大，以利于从机体排出。但是也有一些药物代谢产物的极性反而降低，如磺胺类的乙酰化或酚羟基的甲基化产物。药物在体内的代谢与其药效及安全性密切相关，其药理学、毒理学和临床意义主要表现在以下几方面：

　　① 代谢使药物失去活性，或使药物作用钝化，即由活性药物变为无活性的代谢物。如局麻药普鲁卡因，在体内被水解后，迅速失去活性；又如磺胺类药物在体内通常是经乙酰化反应后生成无活性的代谢物。

　　② 有些药物本身有活性，在体内代谢后生成的代谢产物仍具有活性，但与其原型药物相比，代谢物的药理作用强度或体内过程可能发生不同程度的改变。如氯丙嗪的代谢产物去甲氯丙嗪，其药理活性比氯丙嗪低；而临床上常用的解热镇痛药非那西丁在体内代谢为极性更大的对乙酰氨基酚，其药理活性比非那西丁明显增强。

　　③ 有一些药物本身没有药理活性，在体内经代谢产生有活性的代谢产物。据此原理可设计前体药物，即将活性药物衍生成药理惰性物质，但该惰性物质能够在体内经代谢反应，使活性药物再生而发挥治疗作用。这样设计一般是为了增加药物稳定性、提高药物生物利用度、延长药物作用时间、提高靶向性以及减少药物不良反应等。例如，卡培他滨是氟尿嘧啶的三级前体药物，口服后经三步活化，于肿瘤组织中释放出原药，提高了靶向性，降低了毒副作用。

　　④ 有些药物经代谢后可产生毒性代谢物，如环氧化物、N-羟化物或自由基，通过与核酸、蛋白质等生物大分子共价结合或脂质过氧化从而对机体产生毒性。另外，毒性代谢物与细胞大分子结合为半抗原，还能激发病理性的免疫反应。如对乙酰氨基酚在体内可代谢产生 N-乙酰对苯醌亚胺，后者以共价键与肝、肾中重要的酶和蛋白质分子不可逆结合，引起肝细胞、肾小管坏死；又如多柔比星在体内代谢后可生成自由基，从而引起心脏毒性。

　　药物代谢不仅直接影响药物作用的强弱和持续时间的长短，而且还会影响药物治疗的安全性。一种药物的作用时间、作用强度和个体敏感性的变异常常与其代谢性质有关。对于治疗指数窄的药物，这些变异可导致不良反应和毒性。基于代谢的"药物-药物相互作用"是导致药物不良反应的重要原因。药物对代谢酶的诱导或抑制作用，可引起药效的放大或失效。因此，具有以上代谢性质的药物，其临床使用受到了严重的限制。因此，药物代谢的原理与规律，对于设计合理的给药途径、给药方法与剂型、给药剂量以及指导临床用药等都具有重要意义。

第二节　药物代谢途径

药物代谢主要在肝中进行，也发生在肠、肾、肺、血液和皮肤等器官。一般可分为Ⅰ相和Ⅱ相代谢。药物的分子上引入新的基团或除去原有的小基团的官能团反应称为Ⅰ相代谢，包括氧化、还原和水解等反应。药物或Ⅰ相代谢产物与体内某些内源性小分子结合的反应为Ⅱ相代谢，亦称为结合反应，如葡萄糖醛酸结合、磺酸化、甲基化、乙酰化、谷胱甘肽结合等反应。多数亲脂性药物吸收后，经Ⅰ相代谢可变为极性和水溶性较高的代谢产物，有利于Ⅱ相代谢的进行而增加极性。Ⅱ相代谢是真正的"解毒（detoxication）"途径，其代谢产物通常具有更好的水溶性，更易经尿液和胆汁排出体外。

一、Ⅰ相代谢

细胞色素 P450（CYP450）酶是最常见的Ⅰ相代谢酶，广泛分布于人类各种组织器官中，包括外周血细胞、血小板、主动脉、肾上腺、脂肪组织、鼻腔组织、阴道组织、精囊、脑、肺、肾脏、肠道和肝脏等，通过化学修饰将药物转化为其水溶性产物以促进药物的肾脏和/或肝脏排泄。其中，肝脏和小肠对药物的代谢和消除过程的贡献最大。在人类肝脏的所有 CYP450 酶中，CYP3A4 的含量最高，其次是 CYP2E1 和 CYP2C9，分别约占 CYP450s 总量的 22.1%、15.3% 和 14.6%。CYP450 酶也可根据其主要底物进行分类，如脂肪、外源性物质、脂肪酸、类花生酸、维生素和其他未知底物。

CYP450 酶会催化几种反应，包括氧化、硫化、芳环羟基化、脂肪族羟基化、N-脱烷基化、O-脱烷基化和脱氨反应。氧化是主要的反应之一，将 1 个或更多的氧原子引入母药。CYP450 介导的氧化反应化学式如下所示：

$$NADPH + H^+ + O_2 + RH \xrightarrow{\text{CYP450}} NADP^+ + H_2O + ROH \tag{4-1}$$

式中，NADPH 表示烟酰胺腺嘌呤二核苷酸磷酸（一种辅助因子）；RH 表示任何可氧化的底物，ROH 表示氧化的代谢物。

药物还原是Ⅰ相药物代谢的另一个途径。这种类型的反应与二级酶系统（即 NADH 细胞色素-b5 还原酶系统或 NADPH 细胞色素-c 还原酶）相关，其对芳香族的硝基、亚硝基、偶氮和 N-氧合物的代谢很重要。酯类和酰胺类化合物的水解也主要是通过 CYP450 酶实现的。

除 CYP450 酶外，其他Ⅰ相酶也可促进许多药物的清除，包括含黄素的单加氧酶、单胺氧化酶、醇脱氢酶、醛脱氢酶、醛酮还原酶、NADPH 醌还原酶和水解酶，这些都是能够代谢内源性分子和外源性物质的非 CYP450 酶。

二、Ⅱ相代谢

在药物Ⅱ相代谢过程中，药物原型或者Ⅰ相代谢产物在转移酶的作用下与亲水内源性化合物发生共价结合的酶促反应。最常见的药物Ⅱ相代谢酶包括尿苷-5-二磷酸-葡萄糖醛酸转移酶（UGTs）、磺基转移酶（SULTs）、N-乙酰转移酶（NATs）、谷胱甘肽-S-转移酶（GSTs）和儿茶酚-O-甲基转移酶（COMTs）。

1. 尿苷-5′-二磷酸-葡萄糖醛酸转移酶（UGTs）

葡萄糖醛酸化是药物Ⅱ相代谢的主要途径，约40%～70%的内源性和外源性化合物发生葡萄糖醛酸化结合反应，结合后的产物亲水性增加，易于从身体中排出。在细胞质中，磷酸-1-葡萄糖与尿苷三磷酸反应形成尿苷二磷酸葡萄糖醛酸（UDPGA），UDPGA通过跨膜蛋白转移到内质网（ER）中。在ER中，UGTs吸附UDPGA并通过亲核反应攻击底物，生成葡萄糖醛酸化合物。UGTs是蛋白质超家族的成员，分子质量范围为50～60 kDa，具有一个催化结构域和一个C端（羧基端）锚定域。到目前为止，人体中已识别4个UGTs家族：UGT1、UGT2、UGT3和UGT8，UGT2又细分为UGT2A和UGT2B。

UGTs可代谢多种化合物并且其底物也可彼此重叠。目前已知UGT1A1是人体内高表达的Ⅱ相代谢酶，其优先代谢胆红素，也可代谢某些酚和雌二醇；UGT2B7代谢阿片类物质，UGT1A3、UGT1A9和UGT2A1代谢羧酸类物质。UGTs在各种器官均有表达，且常在肝脏和肠道中高表达。

2. 磺基转移酶（SULTs）

SULTs是药物Ⅱ相代谢酶中另一个重要的超家族，尽管在人体中的表达低于UGTs，但在几种内源性化合物的代谢过程中至关重要。SULTs催化3′-磷酸腺苷-5′-磷酸硫酸（PAPS）与目标化合物中N、O或S原子的反应。多种内源性化合物（类固醇、儿茶酚胺、5-羟色胺、类花生酸和视黄醇等）以及外源性化合物通过SULTs代谢，如内源性化合物多巴胺几乎完全被SULTs代谢。人体中几乎每个器官都可以表达SULTs，最常见于肝脏、肠道、乳腺、肺、肾上腺、肾脏、血细胞、大脑和胎盘。

至今，已在人体中鉴定出13个SULTs，并将其分为4个家族：SULT1、SULT2、SULT4和SULT6。SULT1家族有9位成员，其可进一步划分为4个亚家族（SULT1A1、SULT1A2、SULT1A3、SULT1A4；SULT1B1；SULT1C1、SULT1C2；SULT1E1）；SULT2家族分为2个亚家族，即SULT2A和SULT2B；而SULT4和SULT6家族各包含1个成员，分别为SULT4A1和SULT6B1。

到目前为止，SULT1A1是研究最广泛的硫酸化酶，可代谢酚、醇和胺；SULT1A2和SULT1A3也可代谢胺，其中芳香胺是这两种同工酶的主要底物；SULT1B1仅限于代谢甲状腺激素和一些酚类化合物；SULT1C1代谢碘甲状腺素，SULT1C2代谢4-硝基苯酚；SULT1E1偏向于雌激素的代谢，对其他化合物也具有亲和力。

研究表明姜黄素可有效地抑制SULT1A1，多种饮品如葡萄汁、橙汁、绿茶和红茶等可抑制SULT1A1和SULT1A3，非甾体抗炎药也是SULT1A1和SULT1E1的抑制剂。有些药物可以诱导人源细胞中SULTs的表达，如维A酸可以诱导肝癌细胞及Caco-2细胞中SULT1A1、SULT2A1和SULT1E1的表达。

3. N-乙酰转移酶（NATs）

不同于其他酶，NATs代谢物有时具有更强的亲脂性（如磺酰胺类代谢物），在某些情况下，代谢物的毒性可能比母体化合物更强。NATs都是胞质酶，它们使用乙酰辅酶A作为代谢反应的辅助因子。人类的乙酰基转移酶分为2个亚家族——NAT1和NAT2，其中NAT1的25个成员和NAT2的27个成员的等位基因已完成鉴定。

NATs具有底物特异性，不同于其他代谢酶存在底物重叠。对氨基苯甲酸、对氨基水杨酸和对氨基谷氨酸是人 NAT1 的主要底物；磺胺二甲嘧啶、异烟肼、肼屈嗪和磺酰胺是常见的 NAT2 底物。多酚化合物是主要的 NATs 抑制剂，大蒜的主成分二烯丙基硫化物和二烯丙基二硫化物也是这两种酶常见的抑制剂，此外，东莨菪素和香豆素也可抑制 NAT2。

4. 谷胱甘肽-S-转移酶 (GSTs)

GSTs 是普遍存在的同工酶，几乎存在于所有动物中。GSTs 不但参与外源性和内源性化合物的代谢过程，还可以清除内源性自由基，从而削弱人体的氧化应激。GSTs 有 2 个超家族，家族中的各个成员都具有转移酶活性：一类为可溶性 GSTs，大部分位于细胞质中，有研究表明线粒体中也含有这种可溶性的 GSTs；第二类 GSTs 为微粒体转移酶，在类花生酸和谷胱甘肽代谢中也称为膜相关蛋白。可溶性 GSTs 根据其序列一致性的程度进一步分为 α、μ、π、σ、θ、ζ、ω 和 κ 共 8 个家族；第二类家族中有 6 位成员。这些酶在全身均有分布，尤其在肝脏、肾脏、脑、心脏、肺和肠道中表达最多。

GSTs 介导底物与谷胱甘肽中的巯基反应，几乎所有类型的化合物都是 GSTs 的底物，包括环氧化物、醌、亚砜、酯和过氧化物等。对某些抗癌药物（如美法仑和阿霉素）而言，癌细胞中 GSTs 的表达上调是其治疗失败的一个因素，而抑制 GSTs 的过表达是提高这些药物治疗效果的策略之一。最常用的 GSTs 抑制剂包括酚、醌、某些维生素 C 衍生物、多巴胺和反式维 A 酸，而西兰花、甘蓝和孢子甘蓝则会诱导 GSTs 的表达。GSTs 能够起到清除体内自由基的作用，也可以保护肝脏免受某些药物，如对乙酰氨基酚引起的肝毒性。

5. 儿茶酚-O-甲基转移酶 (COMTs)

COMTs 负责将甲基从 S-腺苷甲硫氨酸转移至其底物，是药物甲基化的主要代谢酶之一。这种代谢是儿茶酚胺和儿茶酚雌激素（包括神经递质）甲基化的主要方式，如多巴胺、肾上腺素和去甲肾上腺素以及在其结构上具有邻苯二酚官能团的药物的甲基化。COMTs 主要表达于哺乳动物细胞的突触后神经元，有两种形式：水溶性 S-COMT 和膜结合 MB-COMT。在结构上，S-COMT 和 MB-COMT 具有相似的序列，但是它们的底物亲和力和特异性差异很大，如 MB-COMT 对多巴胺和去甲肾上腺素的亲和力大约是 S-COMT 的 10 倍。最常用的 COMTs 抑制剂包括恩他卡朋、托卡朋和类黄酮化合物。

第三节　胃肠道代谢

任何口服药物都必须从肠腔吸收到肠上皮细胞，然后进入门静脉循环，经过肝脏，最后进入体循环。一般认为肝脏是首过代谢的主要部位，但某些药物在肠道的代谢大于肝脏。肠道不同部位有不同的代谢酶，并且其较大的表面积决定了肠道对某些药物的代谢在首过效应中起重要作用。

胃肠道腔体覆盖有柱状上皮细胞、杯状细胞和内分泌细胞，细胞类型和功能沿着胃肠道改变。胃细胞的主要功能是分泌有助于食物消化的酸、胃蛋白酶、胃泌素和内源性因子，也表达一些代谢酶；小肠上皮细胞的表面具有绒毛和微绒毛结构，增加了吸收营养和水分的表面积，存在多种酶和转运体；结肠上皮细胞的主要功能是吸收液体和电解质，亦表达一些代谢酶。几乎所有存在于肝脏中的代谢酶也存在于小肠中，但含量较低。

一、肠道转运体

除了药物代谢酶外，肠道还表达多种转运体，包括摄取转运体和外排转运体。肠道上皮细胞在顶端膜和基底外侧膜表达大量的摄取转运体（如寡肽转运蛋白 PEPT1 和有机阴离子转运多肽 OATPs）和外排转运体（P-gp、多药耐药相关蛋白 MRPs 和乳腺癌耐药蛋白 BCRP），分别能够摄取或排出内源性和外源性底物。小肠高表达 MRP2、MRP3、P-gp 和 BCRP，低表达 MRP1；结肠高表达 P-gp，低表达 MRP1、MRP2 和 MRP3，不表达 BCRP。

外排转运体可限制药物内流和促进外排，以防止药物及其Ⅱ相代谢物在细胞内积累。在人体肠道中，外排转运体的 mRNA 在肠道各段的表达水平排序如下：十二指肠为 MRP3＞P-gp＞MRP2＞MRP5＞MRP4＞MRP1；空肠为 BCRP、MRP2＞P-gp＞MRP3、MRP6、MRP5、MRP1＞MRP4＞MDR3；回肠末端为 P-gp＞MRP3＞MRP1、MRP5、MRP4＞MRP2；结肠为 MRP3＞P-gp＞MRP4、MRP5＞MRP1＞MRP2。

在人的肠道中，P-gp 在回肠和结肠的浅层柱状上皮细胞的顶侧高表达，在空肠、十二指肠和胃的近端表达逐渐减弱，相对 P-gp 水平从近端到远端逐渐增加约两倍，个体间表达差异可以达到 1.5～3.0 倍。研究表明，P-gp 在肠中的表达约为肝脏的 7 倍，CYP3A4 在肠中的表达约为肝脏的 3 倍，这些因素相互作用严重限制了某些药物的口服生物利用度。

MRP2 也是一种 ABC 外排转运体，其在肠道顶端膜高表达，与 P-gp 不同，MRP2 在人肠道近端表达较高，而在远端表达很低。另外 MRP2 蛋白的表达从十二指肠到空肠逐渐增加，从空肠到回肠远端逐渐降低，而 MRP2 mRNA 在小肠各节段的表达相似。

P-gp 和 MRP2 各自具有两个 ATP 结合域和两组跨膜结构域，而 BCPR 则不同，是半 ABC 转运体，只有一个 ATP 结合域和一组跨膜结构域。BCRP 在小肠和结肠的顶端膜表达，在十二指肠中的表达最高，向人小肠远端的表达略有下降，从小肠到结肠的表达逐渐减少，结肠末端仅有十二指肠一半的表达量。

P-gp、MRPs 和 BCRP 在药物及其代谢物的转运过程中有底物重叠现象，这可能导致在肝脏和肠道中发生药物间的相互作用。这也解释了 MRP2¯ 大鼠或 BCRP¯ 小鼠在药物及其代谢物外排中发生的代偿现象，即在缺少一个外排转运体的情况下，肝脏和肠道顶端膜和/或基底外侧膜上的其他外排转运体的表达会增加，以弥补这种不足。

二、肠道代谢酶和转运体在药物处置中的偶联

（一）药物代谢酶与转运体的关系

药物代谢酶和转运体之间复杂的相互作用会显著改变某些药物的生物利用度。肠腔侧过表达的外排转运体如 P-gp（MDR1）、MRPs 和 BCRP 可能导致药物的生物利用度降低，而基底膜侧过表达的外排转运体则可能增加药物的生物利用度。转运体是肠道主要的"守门人"，可以防止毒素或有害物质进入血液，许多在肠腔侧表达的摄取转运体对药物摄取起重要作用，如图 4-1 所示。

酶和转运蛋白的偶联可以最大限度地吸收蛋白质和碳水化合物等营养物质，并有助于亲水性Ⅱ相结合代谢物的排出，对生物利用度、药物代谢以及药物-药物相互作用都有影响。药物处置中的偶联可以定义为药物代谢过程与药物及其代谢物的排泄/消除过程相互影响，并使动力学发生实质性改变的现象。

药物及其代谢物的外排转运会显著影响药物的细胞内处置，当药物和其代谢物既是酶的底物

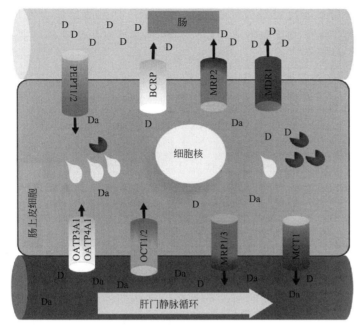

扫码看彩图

图 4-1 肠道上皮细胞中的药物代谢酶和转运蛋白

D—药物；Da—代谢产物

又是转运体的底物时，这种相互作用机制就更为复杂。当药物分子被肠道细胞摄取后，又可能会被转运体排回肠腔，该过程增加了药物分子从肠道吸收进入体循环期间多次遇到各种酶系统的机会。此外，当发生结合反应生成的高度亲水代谢物不能被动扩散穿过细胞膜时，外排转运体的作用则尤为明显，即细胞中的结合代谢物需要依赖于其在顶端膜和/或基底外侧膜上的外排转运体的转运而排出。

关于代谢酶和外排转运体在外源性物质处置中的偶联过程，共有两种情形：一种情况为药物既是Ⅰ相代谢酶的底物又是外排转运体的底物；另一种情况为药物是Ⅱ相代谢酶的底物，而其代谢物（有时也是药物本身）是外排转运体的底物。

第一种情况，当药物同时是外排转运体和某种Ⅰ相代谢酶的底物时，可能导致该药物多次接触相同的酶，从而促进药物的代谢。因此，如果药物既是酶的底物又是外排转运体的底物，药物的全身生物利用度可能会降低。通常Ⅰ相代谢药物会出现这种现象。

由于药物的反复外排，细胞与药物的接触机会较小，因此与细胞内靶点（包括那些需要调节的靶点）发生相互作用的可能性较小。如果药物是相同酶和转运体的底物，其发生药物间相互作用的可能性增加。当外排转运体在细胞顶侧和基底侧都有表达的时候，情况就更为复杂（图 4-2）。

肠道酶系统和外排转运体之间的关系与肝脏的情形不同，在肠道吸收过程中，药物先与 P-gp 等外排转运体相遇，然后再与酶接触；但在肝脏中，药物首先与肝细胞中的酶系统接触，然后再与胆小管膜上的外排转运体接触。

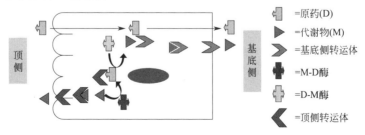

图 4-2 药物分子通过被动扩散从细胞膜顶侧转运到基底侧的过程

M-D 酶和 D-M 酶为介导原药和代谢物相互转化的作用酶

第二种情况，亲水性结合代谢物不能自由地被动扩散移出细胞，其排泄依赖于外排转运体。所以在药物的处置过程中，通过酶代谢形成代谢物或利用外排转运体排出代谢物都可能是限速步骤，偶联的结果可能是亲水性结合代谢物的形成和排泄之间的不平衡。

如果外排转运体排出代谢物是限速步骤，那么代谢物排泄速率将小于代谢物形成的最大速率，会增加细胞内代谢物的积累，造成下列后果中的一种或两种：第一，逆酶反应使结合代谢物转化回母药化合物，从而降低药物代谢；第二，代谢物通过经典的产物抑制的负反馈机制抑制正向酶促反应，从而降低药物代谢。

另外，如果代谢物形成速度是限速步骤，外排转运体易于去除已形成的代谢物，那么这些代谢物就不能再反过来抑制代谢物的形成过程，因此外排转运体的作用有利于药物转化为代谢物的正向酶促反应。

（二）肠道循环和肝肠循环

肝脏和肠道中结合酶与外排转运体的有效偶联，会使得某些药物在经历葡萄糖醛酸和磺化作用后，继续进行肠道和肝肠循环（图 4-3）。由于水解酶的存在，这些循环过程延长了药物在体循环中的暴露时间。大部分化合物只经历肝肠循环，而少许化合物如多酚，则经历包括肠道循环和肝肠循环的双重循环。

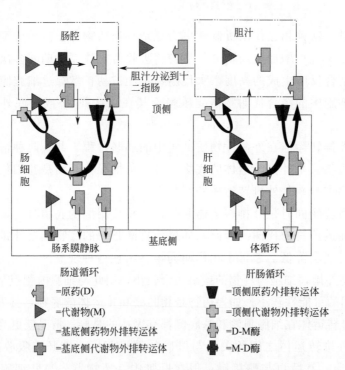

图 4-3　肠道循环和肝肠循环

原药被吸收后，被肠细胞中的酶代谢，外排至肠道中的代谢物又被转化回原药，
然后被肠细胞重吸收，称为肠循环。胆汁或部分经胆汁排入肠道的药物，
在肠道中又重新被吸收，经门静脉又返回肝脏的现象，称为肝肠循环

1. 肠道循环

当药物经口服后，将通过一条或多条转运途径（被动扩散/主动转运/促进转运）从肠腔顶端吸收进入肠道细胞。在肠道细胞中，一定比例的药物会与多种Ⅱ相酶发生作用，并被代谢成Ⅱ相结合物。剩余的药物可以通过外排转运体重新进入肠腔，或通过被动扩散/基底外侧的外排转运体从基底外侧转运到肠系膜血液系统中。

形成的代谢物可以在顶端或基底外侧排出，一般Ⅰ相代谢物通过被动扩散，亲水性Ⅱ相代谢物则利用外排转运体排出。在肠道中，某些Ⅱ相代谢物如葡萄糖醛酸和硫酸结合物，会被肠道微生物群处置并转化回母药，而母药又被肠道后段的肠细胞再吸收。这一过程就是"肠道循环"，并会不断重复，直到药物完全从体内排出。

2. 肝肠循环

在这个经典的循环过程中，药物及其代谢物从肠细胞的基底外侧通过扩散或外排至肠系膜静脉后，被肝细胞通过被动扩散和各种摄取转运机制从血液中摄取并二次代谢，然后药物和Ⅱ相代谢物会由顶端的外排转运体排入胆汁，餐后含有药物及其代谢物的胆汁将被排入十二指肠。在肠道中微生物的作用下，Ⅱ相代谢物转化为原药，然后被肠道细胞重新吸收，这一过程构成了"肝肠循环"。

肝脏酶-转运蛋白偶联能力强，能实现高效的肝肠循环，并表现出与餐后胆囊胆汁排空相关的"双峰"现象。与肝肠循环相反，对于主要进行肠道循环的药物，不太可能出现双峰现象，主要是因为代谢物被逐渐和连续地排出并排入大肠，然后被水解和重吸收。

三、肠道微生物群对药物代谢的影响

（一）肠道微生物群

人体肠道中栖息着远远超过人体自身细胞数量的微生物，数量高达 10^{13}，其在胃肠道分布的特点是从结肠到胃数量和种类逐步减少。口服给药，特别是那些不能从小肠完全吸收的药物或具有肝肠循环特征的药物，不可避免地与远端肠道的微生物群接触。肠道微生物群具有强大的代谢能力，被认为是人体后天获得的重要代谢"器官"，对人类健康和疾病易感性起着至关重要的作用。

健康人肠道微生物群的很大一部分由细菌组成，另外含少部分古细菌、原生动物、病毒和真菌。肠道菌群由大约 400～500 种不同的细菌组成，其中 30～40 种占肠道菌群的 99％。人体肠道内已鉴定出的细菌共 9 个门，即厚壁菌门（Firmicutes）、拟杆菌门（Bacteroidetes）、变形菌门（Proteobacteria）、放线菌门（Actinobacteria）、梭杆菌门（Fusobacteria）、疣微球菌门（Verrucomicrobia）、蓝细菌门（Cyanobacteria）、螺旋体门（Spirochaeates）和 VadinBE97 菌门。肠道内 98％ 以上的细菌为厚壁菌门和拟杆菌门，属于优势菌门，而变形菌门、放线菌门、梭杆菌门和疣微球菌门数量及种类较为弱势。此外，根据肠道菌群与宿主的不同关系，肠道菌群可分为以下 3 类：有益菌、中性菌以及有害菌。

肠道微生物从宿主出生起就在体内定居，随着年龄的增长，菌株多样性水平大大增加，直到人成年后拥有相对稳定的肠道微生物群。每个个体都有一个特定的微生物分类群，即使是双胞胎，相同细菌种类也低于 50％，造成这种现象的原因包括宿主基因型、抗生素使用、伴随疾病以及母体环境等不同。独特的微生物群对于维持人类健康是不可或缺的，它能将未被宿主消化的蛋白质和碳水化合物发酵成可吸收的能量和短链脂肪酸，维持黏膜结构以形成免疫反应，合成维生素（维生素 B 和维生素 K）并代谢许多内源性物质，包括胆固醇、胆汁酸、色氨酸和神经递质等。同样，这些微生物及其代谢物也在代谢口服药物方面具有重要作用。

（二）肠道微生物群影响药物代谢的机制

越来越多的证据表明，肠道微生物群的变化与许多疾病有关，包括糖尿病、肥胖症、艰难梭菌感染、心血管疾病和炎症性皮肤病等。肠道微生物群的多样性导致了药物治疗效果存在个体间差异。关于肠道微生物群对药代动力学和治疗结果影响的文献报道很多，但由于动物模型和人肠道微生物群数量及多样性的差异，这些药物与人体肠道微生物群之间的具体相关性仍然需要进一步研究。

1. 通过分泌酶起代谢作用

偶氮还原酶广泛存在于人肠道微生物群落中的多个菌门，特别是梭状芽孢杆菌和真杆菌属中，其可参与多种药物的代谢过程。含有偶氮键的前体药物经口服给药后，需经肠道微生物群落生物活化，即通过偶氮还原酶还原偶氮键后才可转化为具有生物活性的化合物，进而产生治疗作用。例如，柳氮磺吡啶几乎不能从肠道上段吸收，但会在结肠内经细菌分泌的偶氮还原酶代谢，从而释放出磺胺吡啶和5-氨基水杨酸（5-ASA，美沙拉嗪）。5-ASA起到治疗炎症性肠病的作用，而磺胺吡啶具有抗菌和免疫调节作用，是治疗类风湿性关节炎的有效成分，但磺胺吡啶在结肠中吸收有可能产生皮疹、头痛和厌食症等副作用。为了避免这些副作用，用水杨酸和4-氨基苯甲酰基-β-丙氨酸合成了巴柳氮，其也可经肠道微生物群落产生的偶氮还原酶作用，将其有效地转化为5-ASA，从而产生抗炎活性。

β-葡萄糖醛酸苷酶是由人肠道微生物群落产生的一种通用酶家族，可影响很多药物、膳食成分和内源性代谢物的生物活性与毒性。伊立替康是一种结直肠癌化疗药物，以静脉滴注方式使用。伊立替康进入人体后被体内的羧酸酯酶转化成活性形式SN-38，后者在分泌入肠之前先经肝脏UGT1A1代谢生成SN-38G。失活的SN-38G通过胆汁分泌进入肠道，再被肠道微生物群落产生的β-葡萄糖醛酸苷酶重新转化为SN-38。SN-38对肠上皮细胞有毒性，会导致患者发生严重腹泻，而通过给予抗生素抑制肠道微生物群落对SN-38G的代谢，可显著降低伊立替康的肠道毒副反应。此外，研究也发现了一种有效的β-葡萄糖醛酸苷酶抑制剂，可通过减少SN-38G的代谢来有效降低伊立替康诱导的腹泻发生率并保护肠道组织。伊立替康的肠道毒性受肠道微生物群落影响是肠道微生态对药物代谢影响的一个典型例子。

一些中药成分的原型在肠道吸收不良，但会被肠道微生物酶代谢成相应的可吸收苷元。例如，用于治疗丙型肝炎的甘草甜素可被 *Eubacterium. sp. strain GLH* 菌株代谢为甘草次酸从而促进吸收。某些肠道细菌（埃希菌、肠球菌和芽孢杆菌）分泌的α-L-鼠李糖苷酶和β-d-葡糖苷酶可将醉鱼草苷转化为具有抗癌活性的金合欢素。人参皂苷Rb1作为人参的主要成分，可被颤杆菌克属、瘤胃球菌属、霍尔德曼菌属和萨特菌属代谢为具有生物活性的20-O-β-D-葡萄糖基-20(S)-原人参二醇。番泻叶苷被来自肠道微生物群的还原酶和3-β-D-葡萄糖苷酶转化为8-葡萄糖基大黄酸内酯或番泻叶苷单糖苷，后者在远端肠进一步代谢为具有通便性质的大黄酸内酯。另外，几种黄酮苷（芦丁、橙皮苷、柚皮苷、黄芩苷、汉黄芩苷和枸橘苷）、异黄酮（大豆苷元、染料木黄酮）和黄芩苷亦可被不同的肠道微生物群和酶代谢成各自的药理活性代谢物。

2. 细菌通过进化出转运体影响药物疗效

细菌进化出的转运体多具有较低的底物特异性，以此来保护自己免受抗生素和其他抗菌药物的侵害。这些低选择性转运体中的绝大多数属于继发性主动转运体，利用跨膜电化学梯度（通常是质子动力）来驱动药物转运。另外也有一些属于ABC转运体，利用ATP水解释放的能量驱动药物转运。这两种转运体在枯草芽孢杆菌和乳酸乳球菌均有表达，枯草芽孢杆菌至少表达78种ABC转运体，其中任何转运体的过度表达都会导致对嘌呤霉素、氯霉素、多柔比星和氟喹诺酮类抗生素的敏感性降低；乳酸乳杆菌可能表达40多种药物转运体，某些转运体基因在乳酸乳杆菌中的表达增加了其对大环内酯类、链阳性菌素类、林可酰胺类和四环素类药物的耐药性。

3. 肠道微生物产生的代谢物干扰药物代谢过程

对甲苯酚是肠道微生物群落的一种代谢物，是胞质磺基转移酶的竞争性底物，而磺基转移酶同时也负责对乙酰氨基酚的硫酸结合反应。在人体内，约95%的对乙酰氨基酚因与硫酸或葡萄糖醛酸结合而失活，剩下的经CYP450酶作用转化为对肝脏有毒性的代谢物 N-乙酰对苯醌亚胺，代谢物均经尿排泄。当对乙酰氨基酚与硫酸或葡萄糖醛酸的结合减少、经CYP450酶代谢增多时，常出现对乙酰氨基酚诱导的肝毒性。其他细菌代谢物如丙酮酸和乳酸能够作用于肠道 $CX3CR1^+$ 单核细胞上的GPR31受体，诱导其长出触须状结构来捕获抗原，从而触发即时和长期的免疫反应，这也可能影响药物代谢。

4. 肠道菌群引起宿主药物代谢酶及相关转运体的基因改变

对小鼠研究发现，肠道微生物群落可影响宿主药物代谢酶和转运体基因的表达。肠道微生物群的失衡可以改变小鼠肝和肾中多种药物代谢酶和转运蛋白的表达水平，其对宿主基因表达的影响可以是局部的（如肠道组织），也可以是全身的（如药物代谢的最重要器官肝脏）。在无菌小鼠和无特定病原体小鼠间，肝脏中存在表达差异的基因数超过100个，其中表达差异最大的是编码CYP450酶的一组基因。肠道药物代谢酶和转运蛋白的变化直接影响咪达唑仑、维拉帕米、非洛地平和环孢素等药物的首过效应；人体肝脏CYP2B6活性的降低也会导致其对环磷酰胺、依法韦仑和安非他酮等药物的代谢活性存在明显的个体差异。采用戊巴比妥分别对无菌小鼠和无特定病原体小鼠进行麻醉诱导实验，发现无菌小鼠具有更高的CYP450表达，且无菌小鼠从麻醉中恢复的速度比常规小鼠快35%。

第四节　影响药物代谢的因素

药物在体内的代谢有明显的个体差异性，影响因素很多，主要有生理因素、病理因素、药物因素以及饮食因素等。

一、生理因素

1. 种属差异

很多药物代谢存在种属差异，不同动物代谢酶的差异可以表现为质（不同代谢途径和代谢酶种类）和量（同一代谢途径但不同代谢程度）两方面的区别。如CYP3A4是重要的药物代谢酶，一般在不同种属间明显一致，但大鼠体内不具有该酶；CYP2C在种属间的差异较大，如狗体内缺乏相关的酶，所以对诸如甲苯磺丁脲及其他许多酸性药物（如非甾体抗炎药）不能进行羟基化代谢。一般来说，哺乳动物的代谢比非哺乳动物快，因此在新药研究时应慎重考虑动物模型。

2. 遗传因素

遗传变异是药物反应个体差异的根本原因。遗传因素可引起药物代谢酶结构变异，从而导致代谢功能改变。遗传因素影响药物代谢的最主要表现为药物代谢的多态性，即药物的代谢速率在人群中有明显差异，这些差异可表现在种族方面，也可发生于同一种族的不同人群中。最早发现的是由酶的遗传变异导致的伯氨喹敏感、琥珀胆碱敏感和异烟肼引起的神经病变等现象，作为药物反应中的第一批遗传性状被广泛地深入研究。例如，降压药异喹胍的4-羟基化代谢，在人群中存在双峰分布，有强代谢型（extensive metabolism，EM）和弱代谢型（poor metabolism，PM）两种人群，PM 人群可能与肝内缺乏 CYP2D6 及其基因突变有关。在不同人种中，CYP2C19 慢代谢者在日本人群中的发生率约为 25%，中国人群约为 13.6%，而北美和欧洲白人仅约为 2%。

迄今已发现 CYP 酶的多种同工酶均具有多态性，N-乙酰基转移酶、巯嘌呤甲基转移酶、谷胱甘肽-S-转移酶 M1、丁酰胆碱酯酶、二氢嘧啶脱氢酶、葡萄糖醛酸转移酶等也都存在遗传多态性。在高加索人中，52% 为快乙酰化代谢型，而其他民族中慢乙酰化的比例不尽相同，其主要原因是肝中 N-乙酰基转移酶的活性不同引起的代谢差异。日本人、爱斯基摩人、美洲印第安人主要为快乙酰化者，而斯堪的那维亚人、犹太人及北非的高加索人多为慢乙酰化者。乙酰化率低的人服用异烟肼后，多发性神经炎等副作用的发生率较高。

3. 年龄

年龄对药物代谢的影响主要表现在新生儿和老年人。对新生儿，特别是早产儿，肝脏尚未发育成熟，药物代谢酶系统尚未发育完全，某些酶甚至完全缺失，因此胎儿及新生儿用药时，多数情况下不仅药效高，而且容易产生毒性。如 UGTs 在婴儿出生时才开始生成，约 3 岁时达到成人水平，故新生儿易发生黄疸，就是因为 UGTs 活性低，不能促进血浆中的胆红素和足够的葡萄糖醛酸结合而影响其排泄。又如新生儿使用一般剂量的氯霉素，容易出现灰婴综合征，也是因为 UGTs 活性低，导致氯霉素在体内蓄积而引起中毒。再如新生儿肝中内质网发育不完全，CYP450 含量低，CYP450 和 NADPH-CYP450 还原酶的活性约为成年人的 50%，使得药物的氧化代谢速度较慢。此外，参与新生儿肝中羟基化反应、N-脱甲基反应、O-脱烷基反应及硝基还原反应等的有关酶也表达不充分。

老年人的肝脏重量减轻，肝细胞数量减少，肝血流量减少，且肝微粒体酶活性降低。一般认为代谢酶活性降低，是由内源性辅助因子的减少所致，但缺乏足够的证据。老年人的肝血流量仅为青年人肝血流量的 40%～50%。由于药物在老年人体内代谢比青年人慢，半衰期延长，因此相同剂量的药物，老年人血药浓度相对偏高，容易引起不良反应（如毒性反应）。首过效应较大的药物，如硝酸甘油、吗啡等，其生物利用度明显提高，血药浓度也明显升高。

4. 性别

性别对药物代谢的影响主要受激素的影响。有 50% 以上治疗药物是由 CYP3A4 介导代谢，此酶在女性体内的代谢活性比男性要高，但 CYP2C19、CYP2D6、CYP2E1 在男性体内的代谢活性较高。

5. 妊娠

妊娠期雌性体内激素平衡发生巨大变化，血压中肽和甾体类激素的水平也有很大的变化，这些都会影响药物的代谢。此外，孕妇机体的代谢能力也发生了变化，如由某些 CYP450（如 CYP3A4、CYP2D6、CYP2C9 等）和 UGTs（如 UGT1A4 和 UGT2B7）催化的药物代谢增加，而 CYP1A2 和 CYP2C19 的活性降低。研究发现对乙酰氨基酚葡萄糖醛酸结合物的血浆清除率和代谢清除率，在怀孕妇女体内比非怀孕妇女分别高 58% 和 75%。

二、病理因素

许多疾病影响药物的代谢，鉴于药物主要代谢和排泄部位为肝脏和肾脏，因此肝脏和肾脏疾病是影响药物代谢最主要的病理因素。

1. 肝脏疾病

肝脏是药物代谢的主要器官，肝脏发生病变显然会导致药物的生物转化能力降低。某些导致肝实质细胞受损的疾病可使某些 CYP 酶减少，使主要经肝灭活的药物作用增强，因此慢性肝病和肝硬化患者使用主要经肝灭活的药物时必须减量慎用。另外有些药物，如泼尼松和可的松必须经 CYP 酶代谢为活性产物才能产生作用，故因肝病导致 CYP 酶活性下降时，泼尼松和可的松的作用会减弱。除了肝药酶减少或活性降低，肝血流量下降、血浆蛋白结合率降低（低蛋白血症）和肝组织对药物的结合能力改变等因素，也会不同程度地影响药物代谢。

2. 肾脏疾病

肾脏是药物及其代谢产物排泄的主要器官。肾功能不全时，主要经肾排泄的药物的半衰期会延长。除了肾功能本身的原因外，肾脏疾病如慢性肾病也会造成肝肠代谢酶活性降低或数量减少。有研究表明，相比正常大鼠，慢性肾病大鼠中 CYP2C11、CYP3A1 和 CYP3A2 酶的表达分别降低了 45%、85% 和 65%。在人身上也观察到这种现象，例如对于主要经肝代谢的抗癌药物伊达比星，快速单剂量静脉滴注给药后发现，肌酐清除率小于 60 mL/min 的癌症患者与肾功能正常的受试者相比，药物的总清除率下降了 30%。这种药物代谢能力的损失，主要是由细胞活素类物质的产生以及转录因子调控 CYPs 表达造成的。

三、药物因素

1. 给药途径及剂量

药物的给药途径不同，影响其代谢的代谢酶种类、数量以及反应类型等则不同。例如，水杨酰胺口服时血药浓度-时间曲线下面积比静注时小得多，原因是水杨酰胺有 60% 以上在消化道黏膜发生结合反应，从而影响其吸收。普萘洛尔在人和其他动物体内可代谢产生 4-羟基普萘洛尔和萘氧乳酸两个代谢物。普萘洛尔静注后，血液中未检测到 4-羟基普萘洛尔，口服后却能检测到两种代谢产物的血药浓度几乎相等。由于 4-羟基普萘洛尔亦具有药理活性，因此，同样的剂量，口服时的药理作用比静注时强 2~5 倍。

体内药物代谢酶含量是有限的，故存在饱和现象。若给药剂量达到一定水平，药物代谢酶达到饱和，药物在体内的代谢动力学往往呈现非线性特征。血药浓度将急剧上升，代谢速率却不相应增加，导致半衰期明显延长，可能出现中毒现象。

CYP450 酶（简称 CYP 酶）的表达和活性可以通过几个因素来调节。mRNA 表达的增加使得蛋白质合成和酶活性相应增加。CYP450 酶的诱导会加快某些药物的清除，从而导致药物暴露减少，疗效下降。利福平和苯巴比妥是 CYP450 诱导剂，而钙调磷酸酶抑制剂（例如他克莫司和环孢素）以及哺乳动物雷帕霉素靶向抑制剂（例如西罗莫司和依维莫司）都是 CYP3A 的底物，利福平对 CYP3A 的诱导作用增加了上述药物的代谢，减少了暴露，因此在使用时需要提高药物剂量。

内源性或外源性化合物对 CYP450 酶的抑制会导致其清除药物的能力下降。CYP450 抑制剂可急剧提高 CYP450 酶的各种底物的血药浓度，从而引起中毒。CYP450 酶的抑制剂包括唑类抗真菌药物、HIV 蛋白酶抑制剂和某些丙型肝炎病毒（HCV）药物。由于抑制了 CYP 酶的作用，若与唑类抗真菌药物（例如酮康唑）和蛋白酶抑制剂（例如利托那韦）同时给药，会使得这些药物的清除速率减慢，因此在使用时需要降低药物剂量。又如，对于没有服用利托那韦的患者来说，他克莫司的典型剂量是 3 mg/次，2 次/天，而对于服用洛匹那韦和利托那韦的患者来说，少于 1 mg/次，1 次/周的剂量就足以使他克莫司的血药浓度达到与单药治疗相当的血药浓度。更多底物、抑制剂和诱导剂见表 4-1。

表 4-1 常见代谢类型对应的底物、抑制剂、诱导剂

代谢类型	酶	底物	抑制剂	诱导剂
I相代谢	CYP3A	咪达唑仑、丁螺环酮、非洛地平、洛伐他汀、依来曲普坦、西地那非、辛伐他汀、三唑仑	酮康唑、克拉霉素、伊曲康唑、沙奎那韦、氟康唑、西柚汁、替普那韦、利托那韦	苯妥英钠、利福平、贯叶连翘、依法韦仑、依曲韦林、萘夫西林、强的松
	1A2	阿洛司琼、咖啡因、度洛西汀、褪黑素、雷美替胺、他克林、替扎尼定	环丙沙星、依诺沙星、氟伏沙明、口服避孕药、苯丙醇胺	孟鲁司特、苯妥英钠、香烟成分
	2C8	瑞格列奈、紫杉醇	吉非贝齐、氟伏沙明、酮康唑、甲氧苄啶	利福平
	2C9	塞来昔布、华法林、苯妥英	胺碘酮、氟康唑、咪康唑、氧雄龙、卡培他滨、依曲韦林、氟伐他汀、甲硝唑、丙磺舒、替加环素	卡马西平、利福平、阿瑞吡坦、波生坦、苯巴比妥、贯叶连翘
II相代谢	UGTs	胆红素、酚类、雌二醇、阿片类药物、羧酸	紫杉醇、咪达唑仑、环孢霉素A、酮康唑、苯巴比妥、苯妥英钠	胆红素、苯巴比妥、利福平
	SULTs	苯酚、乙醇、胺	黄酮类化合物、甲芬那酸、水杨酸、克罗米芬、达那唑	维A酸、甲氨蝶呤
	NATs	对氨基苯甲酸、对氨基水杨酸、磺胺二甲嘧啶、异烟肼、肼屈嗪、磺酰胺	咖啡酸、七叶皂苷、槲皮素、染料木苷、东莨菪内酯、香豆素	雄激素、氨茶碱
	GSTs	环氧化合物、醌、亚砜、酯、过氧化物	酚、醌、维生素C衍生物、多巴胺、反式维A酸	西兰花提取物、甘蓝、孢子甘蓝、西柚汁

2. 药物代谢酶的诱导

某些化学物质能使某些药物代谢酶生成量增加或者活性增高，从而促进自身或其他药物的代谢，这种现象被称为酶的诱导作用，而具有酶诱导作用的化学物质称为酶诱导剂。酶的诱导作用是机体组织对外源物刺激的一种适应性调节过程，不同的药物可能诱导不同的酶系，目前已知的酶诱导剂主要包括苯巴比妥、苯妥英钠、利福平等。

酶诱导作用对药物治疗尤其是合并用药具有较大影响。与具有酶诱导作用的药物合用时，若剂量保持不变，则达不到治疗所需的血药水平；若代谢物的活性比母体药物低，则药物作用降低，反之则有可能产生毒性。停用诱导剂后，会使其他合用药物的血药浓度迅速升高，导致中毒发生。

CYP酶诱导作用有种属差异。如奥美拉唑是人CYP1A2的诱导剂，但对小鼠及兔的CYP1A2则无诱导作用。因此，从动物实验得到的酶诱导作用的资料不宜直接外推用于人。II相反应的代谢酶也可被诱导，如UGTs及GSTs等。新生儿胆红素脑病是由于UGTs障碍，使胆红素与葡萄糖醛酸不能充分结合，因而胆红素从胆汁排出减少，血浆胆红素浓度升高。给予苯巴比妥后，可诱导UGTs促进胆红素与葡萄糖醛酸结合，使血浆胆红素浓度降低，黄疸消退。

酶的诱导作用使酶活性增高，药物代谢加快，导致机体对药物的反应减弱，这是机体对药物产生耐受性的原因之一。如癫痫患者服用苯妥英钠后，因苯妥英钠可诱导肝药酶，使其自身代谢加快，从而产生耐受性。此外，癫痫患儿长期服用苯巴比妥和苯妥英钠时，易出现佝偻病，原因是此两药都有酶诱导作用，使维生素D代谢加快，影响钙的吸收，故用药过程中应注意补充维生素D。

有些药物在体内代谢后可产生毒性代谢产物，如对乙酰氨基酚在体内经CYP2E1代谢生成N-乙酰对苯醌亚胺，后者具有肝毒性。乙醇是肝CYP2E1的酶诱导剂，长期饮酒使对乙酚氨基

酚代谢加快，毒性代谢产物增多，从而导致肝毒性。

3. 药物代谢酶的抑制

某些化学物质能抑制肝药酶活性，减慢其他药物的代谢速率，此现象称为酶抑制作用。具有酶抑制作用的化学物质称为酶的抑制剂。临床常见的酶抑制剂有氯霉素、双香豆素、异烟肼、对氨基水杨酸、西咪替丁、保泰松以及乙酰苯胺等。

根据作用方式不同，可将酶抑制作用分为可逆性抑制与不可逆性抑制。不可逆性抑制通常是酶的抑制剂首先被 GYP 酶催化而形成反应性代谢物，后者与 GYP 酶蛋白呈不可逆性结合，进而使 GYP 酶失去催化底物的能力，这些药物有炔雌醇、炔诺酮、螺内酯、三氟乙烯醚、司可巴比妥和二烯丙巴比妥等。可逆性抑制多发生在 GYP 氧化反应的第一步，是指两种或多种药物联合应用时，竞争同一 GYP 酶的催化，导致其中某药的代谢减慢，其结果主要取决于每个底物的浓度及其与酶的亲和力。临床上重要的可逆性抑制剂有酮康唑、氟康唑、西咪替丁等，它们大多是含咪唑环、吡啶环或喹啉环的含氮化合物。此外，内源性化合物也可以抑制药物代谢，例如病毒感染后产生的干扰素和白细胞介素等细胞因子能够在转录水平下调 CYP450 mRNA；cAMP 依赖的蛋白激酶和丝氨酸残基的磷酸化也能降低 CYP450 的活性。

酶的抑制作用使酶活性减弱，药物代谢减慢，血药浓度升高，作用增强，甚至出现毒性反应。如红霉素能抑制 GYP3A4，从而使 CYP3A4 介导的底物华法林、卡马西平、环孢素及咪达唑仑的代谢减慢，作用增强，甚至可达到中毒水平。酮康唑是 CYP3A4 的竞争性抑制剂，与特非那定合用时，由于 GYP3A4 的活性下降而使特非那定代谢明显减慢，血药浓度明显增加，导致致命性的心律失常。

四、饮食因素

食物及营养成分能影响药物的代谢，食物中含不饱和脂肪酸多，可增加肝 CYP 含量，使药物代谢加快。相比葡萄糖，食物蛋白质对药物的代谢影响更为重要。蛋白质缺乏时，可使肝细胞分化减慢，同时 CYP450 及 NADPH-CYP450 还原酶活性下降，导致药物代谢能力降低。维生素类是合成蛋白和脂质的必需成分，而后两者是药物代谢酶系统的重要组成。许多维生素能影响药物代谢，但不像蛋白质那样明显，仅在严重缺乏时才表现出来，其机理仍不清楚。如维生素 A 缺乏时，氨基比林-N-去甲基酶活性降低。

葡萄柚汁能抑制肝脏及小肠 CYP3A4，减少药物在肠道的代谢，使某些药物如非洛地平、硝苯地平、咪达唑仑、环孢素等首过效应减少，进入血液循环的药量增加。

第五节　药物代谢与新药研发

药物代谢在机体处置药物中起到重要作用，在新药研发中使用药物代谢的方法可以快速筛选出代谢稳定、清除途径多、相互作用可能性低的化合物，可以加快新药研发进程。通过对药物代谢性质的研究，探索药物代谢的规律，可有目的地提高药物的生物利用度和药效，避免和降低药物的毒副作用。另外，基于代谢研究工作还有可能发现新药，或针对代谢问题开发新药。由此可见药物代谢不仅与药效和毒副作用相关，而且与新药研发密切相关。

一、药物发现中的药物代谢研究

许多在体外实验显示高活性的化合物由于其不良的药物代谢特性而在体内无效或由于代谢物产生毒性而失去开发价值，因此，药物代谢研究在新药设计和研发中发挥重要作用。合理的药物设计应考虑到药物代谢途径及相关的药物代谢酶，发现先导化合物的代谢弱点，对其结构进行改造，降低毒性或增加代谢稳定性，防止药物失活，增加药效，提高药物的安全性。

通过药物代谢研究，可以确定药物在体内的主要代谢方式、代谢途径及代谢产物，在此基础上对原型药物及其代谢物的活性和毒性进行比较与分析，阐明药效或毒性产生的物质基础。在新药的开发研究阶段就应了解何种代谢酶参与了药物代谢及其本身对代谢酶的影响，对于那些治疗指数窄又常与其他药物合用的药物尤为重要。对于新的前体药物，除对其代谢途径和主要活性代谢物结构进行研究外，还应对原型药物和活性代谢物进行系统的药代动力学研究。而对主要在体内以代谢消除为主的药物（原型药排泄＜50％），代谢研究则可分为两个阶段：临床前先采用色谱方法或放射性核素标记方法分析和分离可能存在的代谢产物，并用色谱-质谱联用等方法初步推测其结构。如果Ⅱ期临床研究提示其在有效性和安全性方面有开发前景，在申报生产前需弄清主要代谢产物的可能代谢途径、结构及代谢酶。近年来，建立了许多体外代谢模型，使在体外进行大规模、高效率和低成本的代谢筛选成为可能，这加快了新药筛选和研发，提高了创新药物研发的成功率，缩短了研究周期，降低了开发成本。

二、从代谢产物中发现新药

新药开发是一项高投入高风险的行业，药物的代谢研究还可预知候选药物在体内的可能代谢物及其潜在的活性与毒性，从而合成更为安全有效的候选药物。比如对乙酰氨基酚是非那西丁在体内的活性代谢物，与非那西丁相比，其镇痛作用更好，且无高铁血红蛋白症和溶血性贫血等副作用。非索非那定是特非那定的代谢物，没有原型药特非那定所具有的心脏毒性，并且也不能透过血脑屏障，不会产生镇静作用。地西泮在肝脏内经过 N-去甲基和 3 位羟基化后得到 N-去甲基-3-羟基地西泮（奥沙西泮），如图 4-4 所示，该药与地西泮具有相似的药理作用，但作用较弱，半衰期短，清除快，适用于老年人及肝肾功能不全患者。

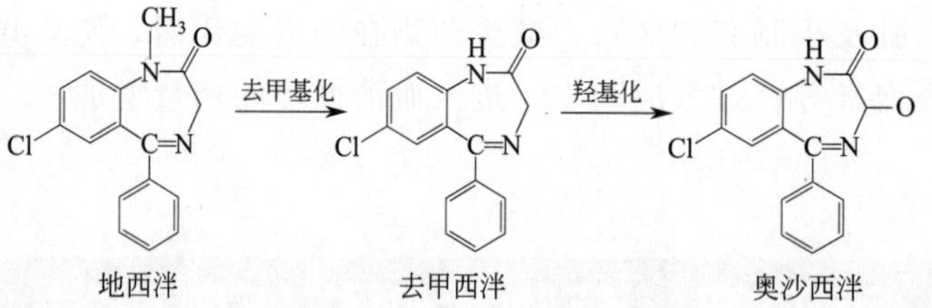

图 4-4　地西泮代谢为去甲西泮、奥沙西泮

三、基于代谢的新药设计

合理的药物设计应考虑到药物代谢途径及相关的药物代谢酶，发现先导化合物的代谢弱点，并对其结构进行改造，降低毒性或增加代谢稳定性，防止药物失活，增加药效，提高药物的安全性。临床上许多已上市药物往往具有稳定性不佳、吸收较差、副作用较大等各种缺陷，从代谢角

度出发，通过特定设计，往往可以克服这些缺陷，开发出新的化合物实体。

例如氨苄西林在胃中易分解，为增加氨苄西林在胃液中的稳定性，将氨苄西林和溴苯酞缩合制成酞氨西林前体药物，酞氨西林对胃酸稳定，进入肠道后，可被肠道非特异性酯酶水解转化成氨苄西林而吸收。

又如阿司匹林在胃内分解成乙酰水杨酸，对胃有较强的刺激作用。为此，将阿司匹林与对乙酰氨基酚通过酯化反应制备了贝诺酯，该药口服后在胃肠道不被水解，易吸收并迅速在血液中达到有效浓度，不良反应较阿司匹林小，患者易于耐受。

为解决神经肌肉阻断剂常见的蓄积中毒问题，设计肌肉松弛药阿曲库铵时，在其季铵氮原子的 β 位上用吸电子基团取代，使其在体内生理条件下可发生非酶性的霍夫曼消除反应（如图 4-5）。阿曲库铵注射给药后作用迅速，起效时间为 1.4 min，3.0～6.9 min 可达最大作用，作用持续时间 20～35 min，代谢产物经肾脏排出，避免了对肝、肾酶催化代谢的依赖性，重复给药无明显蓄积作用。

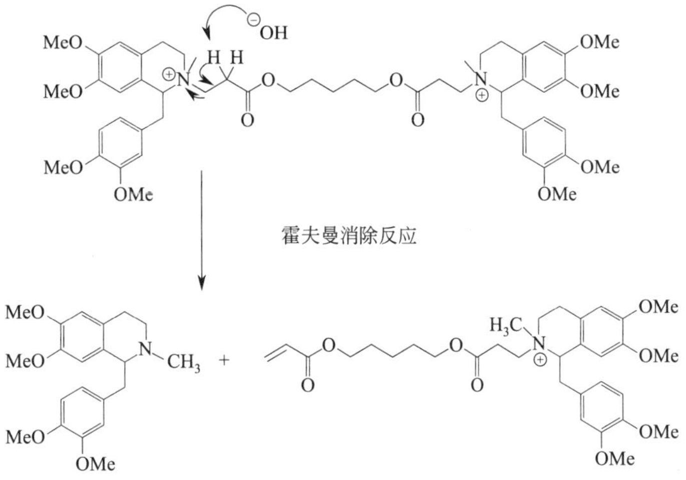

图 4-5　阿曲库铵消除途径

卡培他滨是一种高效的口服氟尿嘧啶氨甲酸酯类化疗药物，口服后在肠黏膜内迅速吸收，通过肝脏和肿瘤组织内羧酸酯酶、胞苷脱氨酶及胸腺嘧啶磷酸化酶等的逐级酶联反应最终转变为 5-氟尿嘧啶（5-FU）而发挥作用，如图 4-6 所示。由于肿瘤细胞内胸腺嘧啶磷酸化酶过度表达，5-FU 可选择性在肿瘤部位释放，形成特异性杀伤作用，使得临床用卡培他滨具有较低的毒副作用。目前卡培他滨被广泛用于乳腺癌、结直肠癌、胃癌等实体瘤的治疗。

四、药物代谢与制剂设计

大部分药物通过代谢清除，然而目前许多药物不能口服给药或口服给药后生物利用度低的一个重要原因是被首过代谢清除。因此，如何利用制剂技术，尽量减少和避免首过效应，提高药物生物利用度对临床应用具有重要意义。

当药物代谢酶达到最大代谢能力时，会出现饱和现象，此时表现出代谢能力下降的特征。消化道黏膜中的代谢酶较易被饱和，可通过增大给药量或利用某种制剂技术，造成代谢部位局部高浓度，使药酶饱和来降低代谢速率，增加药物的吸收量。例如，多巴胺是治疗帕金森病的首选药物，但它很难通过血脑屏障，临床应用其前体药物左旋多巴，转运到脑内后，被脑内脱羧酶脱去羧基转变成多巴胺而发挥作用。但左旋多巴不仅被脑内的脱羧酶脱羧，也能被消化道、肝中存在

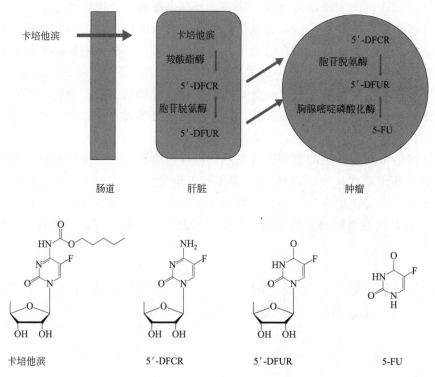

图 4-6　卡培他滨激活途径及其代谢物结构

的脱羧酶脱羧，故口服左旋多巴有明显的首过效应，生物利用度只有静脉注射的约30%。临床常常通过加大给药剂量来维持有效血药浓度，但会导致恶心、呕吐、食欲不振等副作用明显增多。肠壁内脱羧酶的活性在小肠回肠末端最高，而左旋多巴的主要吸收部位在十二指肠，该部位脱羧酶的活性较低，并有饱和现象。因此，设计成十二指肠迅速释放的制剂，就能提高左旋多巴的生物利用度。左旋多巴的肠溶性泡腾片就能符合上述要求，这种片剂设计将普通的左旋多巴泡腾片用肠溶材料包衣，该肠衣材料在十二指肠环境（pH 5）下能迅速溶解，同时发泡剂产生作用使片剂迅速崩解并释放药物，在十二指肠部位造成高的药物浓度，使该处的脱羧酶饱和，减少脱羧作用，增加左旋多巴吸收。

　　通过上述剂型改进，效果显著。但未从根本上解决脱羧酶对左旋多巴的代谢问题，因而通过该方法要进一步提高左旋多巴的血药浓度特别是脑内浓度显然是比较困难的。药酶抑制剂可以减少或延缓药物的代谢，提高药物疗效或延长作用时间。同样以左旋多巴为例，为了减少脱羧酶的脱羧作用，设计将左旋多巴与脱羧酶抑制剂卡比多巴或盐酸苄丝肼合用，组成复方片剂。这两种脱羧酶抑制剂可抑制小肠、肝、肾中的脱羧酶的活性；同时，两种脱羧酶抑制剂不能透过血脑屏障，因而不会影响脑内脱羧酶的活性。结果既能抑制外周的左旋多巴的代谢，增加进入中枢的左旋多巴的量，又能使摄入脑内的左旋多巴顺利转换成多巴胺而发挥药理作用，明显降低了左旋多巴的给药剂量，日维持量可降低到 600 ～ 750 mg。与单用左旋多巴相比，给药剂量下降了约80%，副作用减轻，使一些因左旋多巴副作用大而不能使用的患者可继续应用。有研究比较了左旋多巴复方片剂和普通片剂给药后体内左旋多巴和多巴胺的血药浓度的差异。服用复方片剂的血浆左旋多巴浓度比普通片剂的高约 4 倍，而且有一定的持续性作用；而血浆多巴胺浓度正好相反，与普通片剂相比减少了约 30 %。这是药酶抑制剂成功应用于制剂设计的典型例子。

　　肝脏是各种代谢酶含量最高的器官，大部分药物的代谢都是在肝中进行的。因此，研究口服药物在肝中的代谢性质及其对血药浓度的影响，对制剂设计和剂型改革有重要的意义。许多在肝中因首过效应而失效的药物，为避免肝药酶对药物的代谢，可考虑改变剂型以增加这类药物的适用范围。如睾酮和黄体酮口服时几乎无效，这是由于它们易被消化道和肝中的药酶代谢，故只能制成注射剂应用。若将它们制成舌下片口腔给药，其效果可比口服片高出 20～30 倍。抗哮喘药异丙肾上腺素在肠道和肝中代谢迅速失活，口服给药无法使其有效到达作用部位（肺组织），所以采用气雾剂吸入给药，可绕过首过效应，使足够的药物治疗浓度到达肺组织。口服硝酸甘油片无效而采用舌下片，该片虽然可在 1～2 min 内产生作用，但维持时间太短。近年来，研制成功了各种硝酸甘油的经皮给药制剂，如软膏剂、贴片等，将药物贴敷于患者胸部，使硝酸甘油逐渐透过皮肤吸收，直接进入体循环。这样不仅能避免硝酸甘油在消化道的大量代谢，而且由于其经皮缓慢吸收作用，不断补充血中代谢消除的硝酸甘油而起到长效作用。

参考文献

［1］ 刘建平．生物药剂学与药物动力学［M］.5 版．北京：人民卫生出版社，2016.

［2］ 刘克辛．临床药物代谢动力学［M］.2 版．北京：人民卫生出版社，2014.

［3］ Hu M，Li X L. Oral bioavailability：basic principles，advanced concepts，and applications［M］. John Wiley & Sons，Inc.，2011.

［4］ SanjayK N，Kevin T B，Vibha B，et al. The systems biology of drug metabolizing enzymes and transporters：relevance to quantitative systems pharmacology［J］. Clinical Pharmacology & Therapeutics，2020，108（1）：40-53.

［5］ Shargel L，YuA. B. C. Applied biopharmaceutics and pharmacokinetics［M］.7th ed. The McGraw-Hill Companies，Inc.，2016.

［6］ 陈玉艳，王荣，张红娟，等．肠道菌群对药物代谢影响的研究进展［J］. 中国药理学通报，2019，35（2）：168-172.

［7］ 金莎莎，王琪珍，卜凤娇，等．肠道微生态对药物代谢的影响［J］. 上海医药，2018，39（15）：22-28.

［8］ 刘瑶，洪岚，余露山，等．创新药物转化研究中 ADME 的评价［J］. 药学学报，2011，46（1）：19-29.

（沈阳药科大学　王永军）

第五章

药物排泄的分子机制

药物的排泄（excretion）是指体内原型药物或其代谢物排出体外的过程，与药物代谢统称为**药物消除**（elimination）。**肾排泄**（renal excretion）是最主要的排泄途径，其次是**胆汁排泄**（biliary excretion）。其他途径如唾液腺、乳腺、肺及汗腺也可排泄某些药物。喹诺酮类、巴比妥类、氨基糖苷类抗生素等药物主要通过肾脏排泄。红霉素、四环素类等药物主要通过胆汁排泄。气体性以及挥发性药物如吸入麻醉剂、乙醇可以随肺呼气排出体外。镇静剂、抗精神失常药、抗代谢药、抗惊厥药、磺胺类药物等易于从乳汁中排泄。尿素、氨基比林、灰黄霉素、奎宁、乙醇等可以通过汗液分泌而排出体外。联合用药时，在排泄过程中会发生药物间的动态相互作用，而病理状态和年龄也容易使排泄发生变化。因此，对药物排泄过程以及机制的研究是必要的。

多数药物和代谢物的排泄属于被动转运，少数药物属于主动转运。当药物相互作用或疾病等因素使排泄速度降低时，血中药物量增大，往往会产生副作用甚至中毒。肾功能减退导致药物及其代谢产物在体内的滞留时间延长，易引起药物不良反应。例如，老年人由于肾功能减退，使用成人剂量的地高辛，极易引起蓄积中毒。因此，若不重视此类患者用药剂量的调整，往往会造成药物在体内蓄积中毒而给患者带来严重的毒副作用。

第一节　药物的肾排泄及机制

许多药物的主要消除途径是肾排泄。水溶性药物、分子量小（300以下）的药物以及肝生物转化慢的药物易由肾排泄消除。药物的排泄机制与一般机体的体成分或新陈代谢的排泄机制基本相同。肾脏排泄药物主要由肾小球滤过、肾小管分泌和肾小管重吸收三个过程决定。前两个过程将药物排入肾小管腔内，后一个过程将药物由肾小管内转运至血液中。绝大多数药物以原型或其代谢产物分别经由上述一个或多个过程排出体外。因此，药物的总排泄率可表示为：

药物肾排泄＝药物滤过＋药物分泌－药物重吸收

一、肾小球滤过及其分子机制

人的肾脏每天完成非常大的过滤工作量。每天在小于 1 m^2 的过滤表面上过滤约 180 L 的血浆，其中包含 10~16 kg 的蛋白质。肾小球滤过屏障由三层组成：足突细胞的狭缝隔膜（slit diaphragm，SD）、肾小球基底（glomerular basement membrane，GBM）和有孔内皮细胞。过滤屏障根据大小、形状和电荷不同对分子有选择性。过滤屏障的分子组成决定了它的渗透选择性。

狭缝隔膜是约 40 nm 宽的过滤狭缝，可将相邻的足突分开。它是一种特殊的位于肾小球基底膜上方的细胞-细胞结点（图 5-1）。除了像钙黏着蛋白和连环蛋白这样的蛋白质（最常见的细胞连接类型的组成部分）外，狭缝隔膜还包含进行超滤过程的特殊蛋白质。狭缝隔膜被认为是肾小球滤过屏障中最关键的部分。

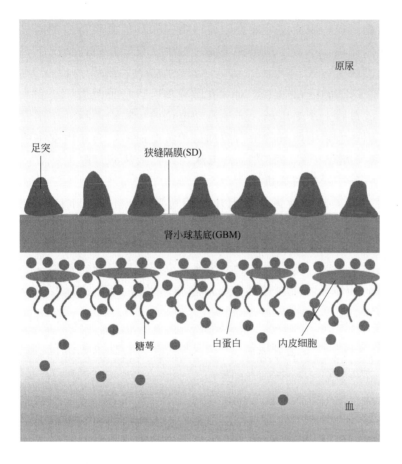

扫码看彩图

图 5-1　肾小球滤过屏障

肾小球基底（GBM）是细胞外基质的一种特殊形式，围绕着内皮、周围神经、肌肉和脂肪细胞，可将有窗的内皮细胞与足细胞分开。像其他基底膜一样，GBM 包含层黏连蛋白、Ⅳ型胶原蛋白、巢蛋白和硫酸乙酰肝素蛋白多糖（heparin sulfate proteoglycan，HSPG）。然而，GBM 在许多方面都是独特的，与大多数其他基底膜相比更厚（240~370 nm），这是由于在肾小球生成过程中 GBM 是通过内皮和前足细胞基膜融合形成的。此外，GBM 中存在的层黏连蛋白和Ⅳ型胶原蛋白的特殊亚型与其他基膜中不同。GBM 在肾小球滤过屏障的形成和维持中起着重要作用。例如，HSPGs 由具有一种或多种共价连接的糖胺聚糖的核心蛋白组成，有研究发现，静脉注射乙酰肝素酶后去除 HSPGs 的负电荷会导致滤过屏障的通透性增加，因此 HSPGs 被认为有助于超滤过程的电荷选择性。

内皮细胞排列在整个人体血管树的内表面，并在血液和组织之间形成屏障。各种血管床的内皮细胞具有非常不同的结构和功能特性。肾小球内皮细胞有窗和不连续的孔状结构，而某些不连续的内皮对水和小溶质具有渗透性。内皮细胞是肾小球滤过屏障的重要组成部分。从形态上讲，肾小球内皮细胞有两种类型，位于毛细血管袢附近的内皮细胞没有窗孔，而位于肾小球簇外围区域的内皮细胞是平坦的，并且有孔，其质膜的细胞间孔隙的直径范围为 70～100 nm，远大于白蛋白的直径。窗孔占肾小球毛细血管壁表面积的 30%～50%。与内皮细胞中的许多其他窗孔不同，肾小球中的窗孔没有隔膜。当循环血液经过肾小球毛细血管时，血浆中的水和小分子溶质，包括少量分子量较小的血浆蛋白（主要是白蛋白）以及其他低分子量的蛋白如溶菌酶（分子量为14000）、β_2-微球蛋白（分子量为 11800）及胰岛素等，可以被滤入肾小囊的囊腔而形成滤过液，这些滤过的蛋白质绝大部分都在近曲小管被重吸收。VEGF-A 已被证明是肾小球内皮细胞窗孔形成和维持的关键因素。肾小球内皮细胞被包裹在细胞外的表面层中，糖包被主要由带负电荷的糖蛋白、糖胺聚糖和膜相关蛋白聚糖组成。表面层可能会阻碍白蛋白和其他血浆蛋白的通过。带负电荷的分子如白蛋白因受静电排斥作用，正常生理条件下滤过极少。只有在病理情况下，滤过膜表面黏多糖减少或消失时，才会出现蛋白尿。

近年来提出了**电动模型**（electrokinetic model），对"孔隙模型"进行了改进。盐和水的过滤将产生流动电位，从而在肾小球滤过膜上产生电场。产生流动电位的生物物理相互作用发生在内皮多糖包被和肾小球基膜水平。因为血浆中所有的蛋白质都是带负电荷的，会在内皮多糖包被水平上受到电场的排斥。"电动模型"增加了另一种力——**电泳**，其直接从滤过膜中释放，解释了大小和电荷选择特性，并提供了一种活跃的疏通机制。

单位时间内（每分钟）两肾生成的超滤液量称为**肾小球滤过率**（glomerular filtration rate，GFR）。肾小球滤过率受肾小球有效滤过压、肾血流量及肾小球滤过膜的通透性和滤过面积等因素的影响。肾血流量昼夜变化，导致肾脏排泄过程有昼夜节律变化，药物的排泄随之变化。如果药物只经肾小球滤过，并全部从尿中排出，则药物排泄率与滤过率相等。目前，肾小球滤过率多基于肌酐和（或）胱抑素 C 估算，其估算公式均是以物质清除率测量的 GFR 为标准拟合出来的数学公式。在生理条件下，肾小球滤过率为 125 mL/min 左右。

二、肾小管的主动分泌过程及其分子机制

肾小管主动分泌是将药物转运至尿中排泄，属于主动转运。肾小管和集合管上皮细胞除了重吸收机体需要的物质外，还可将自身代谢产生的物质，以及某些进入体内的物质通过分泌过程排入小管液，以保证机体内环境的相对恒定。分泌时物质转运的方向与重吸收相反，如果药物的清除率超过肾小球滤过率，则提示该药有肾小管分泌现象存在。肾小管主动分泌的特征需要载体介导；该过程存在竞争抑制作用，取决于药物的浓度和温度；需要能量，可受腺苷三磷酸酶（ATP酶）抑制剂 2,4-二硝基酚（DNP）抑制，有饱和现象；当血药浓度逐渐升高时，肾小管分泌量将达到特定值；血浆蛋白结合率一般不影响肾小管分泌速度，这是由于在主动分泌部位，未结合型药物转运后，结合型药物能很快解离。许多有机弱酸性和弱碱性药物都可以通过这种机制转运到尿液中，如对氨基马尿酸（para-aminohippuric acid，PAH）等有机弱酸，胍和胆碱类有机弱碱等都在近曲小管处通过主动分泌排泄到尿中。

PAH 由于其高排泄率，是研究最广泛的有机阴离子之一。单次通过肾脏可以从血浆中提取出大约 92% 的 PAH。但当血浆浓度高时，分泌系统就会饱和，由此可以计算出 PAH 的最大转运量，此参数可作为衡量肾小管功能的指标。已经发现沿近端小管的药物分泌具有显著的异质性。在近端肾小管中表达的多特异性转运蛋白对多种物质具有亲和力，因此可以介导许多药物的分泌。像在大多数组织中一样，在细胞外液和细胞内液之间存在很强的负膜电位。因此，带电粒子通过膜的过程中，转运蛋白必须应对这种电化学梯度，该电化学梯度会阻碍或促进其通过，这取决于粒子的电荷大小。因此，在带负电（阴离子）的有机物质和带正电（阳离子）的有机物质

之间，肾小管的分泌机制明显不同。从形态上讲，从近曲小管到近端小管直部可分为 S1、S2、S3 三段。有机阳离子主要在 S1 和 S2 段中分泌，而有机阴离子则在 S2 段中分泌率最高。从肾小管分泌的药物主要为有机酸和有机碱，它们是通过两种不同的机制进行分泌的。属于同一分泌机制的物质间可能存在竞争性抑制，但两种分泌机制之间互不干扰，也互不影响。肾小管分泌的部分药物见表 5-1。

表 5-1　通过肾小管分泌的部分药物

种类	药物
有机弱碱类	多巴胺、吗啡、哌替啶、胰岛素、胆碱、潘必啶、N-甲基烟酰胺、碘代四丁胺、维生素 B_1、依斯美林、妥拉唑林、米帕林等
有机弱酸类	对氨基马尿酸、阿昔洛韦、齐多夫定、酚红、苄基青霉素、头孢噻啶、草酸、乳清酸、吲哚乙酸、水杨酸、磺胺类、呋塞米、乙酰唑胺、布美他尼、依他尼酸、对甲苯磺酸酯、氯噻嗪、保泰松、千金藤素、氨苯砜、香豆素等

（一）有机阴离子分泌机制

有机酸的分泌主要是通过阴离子分泌机制（或称有机酸分泌机制、PAH 机制）进行，包括两个过程：①从血液经基膜摄取，进入肾单位近端小管细胞；②通过管腔膜释放，进入肾单位近端小管腔。其中第一个过程是逆电位差和浓度差转运的，而第二个过程则是顺电位差转运的，**阴离子转运蛋白**（organ anion transport proteins，OATs）OAT1 和 OAT3 均参与这两个过程。

OATs　在许多带负电荷的水溶性有机化合物的肾脏排泄过程中起到了非常重要的作用。OATs 在肾脏的转运是一种结合 Na^+/K^+-ATP 酶及二羧酸钠协同转运体的三级转运模式。OAT1 是一种对氨基马尿/二元羧酸盐交换蛋白，位于近端肾小管上皮细胞的基底侧膜，比较小的有机阴离子通过与二羧酸盐交换从而被摄取进入细胞。OAT2 在肾脏的分布比较少，主要分布在肝脏。OAT3 虽然和 OAT1 一样分布在近端肾小管基底侧膜，但是在底物选择性上和 OAT1 有所不同。OAT4 与 OAT1～OAT3 完全不同，主要分布在肾小管上皮细胞的顶侧膜（尿液侧），参与一些阳离子药物的重吸收、小分子的肾排泄及类固醇前体自血液的摄取。OATP4C1 在近端肾小管上皮细胞基底侧膜有一定的表达，是肾脏特有的有机阴离子转运多肽，也介导了某些药物的肾脏摄取。

阴离子转运蛋白的功能，是转运内、外源性且带负电荷的不能自由通过细胞膜的药物分子或药物与蛋白质的螯合物。在药物和毒物的排泄中发挥重要作用。OAT1 的底物通常包括 PAH、甲氨蝶呤（Methotrexate）、荧光素、叶酸、非甾体抗炎药、多数抗病毒药物、抗生素、利尿药、重金属螯合物、赭曲霉素 A（Ochratoxin A）等。OAT3 与 OAT1 不同，主要转运类固醇的硫酸盐和葡糖苷酸螯合物。OAT3 底物包括：硫酸雌酮、葡糖苷酸雌二醇、硫酸脱氢表雄酮、牛磺胆酸盐、硫酸吲哚酚、戊二酸、甲氨蝶呤、水杨酸、齐多夫定、伐昔洛韦、尿酸盐和 PAH 等。

尿酸盐主要通过肾脏排泄，尿酸在肾脏的转运直接调控血浆尿酸水平。由于尿酸盐为极性分子，不能自由通过细胞膜，因此尿酸在近曲肾小管的重吸收和分泌过程依赖于肾小管上皮细胞刷状缘和基膜上多个阴离子转运体。尿酸盐转运子（urate anion transporter 1，URAT1）最初被视为肾脏特有转运体，但随后在血管平滑肌也有发现，主要分布在近端肾小管上皮细胞顶侧膜，是一种尿酸-阴离子交换体，重吸收尿酸的同时可将上皮细胞内的有机阴离子排入小管腔内，其与尿酸盐亲和力较低，与乳清酸亲和力较高。近曲肾小管 S1 段是重吸收的场所，$98\% \sim 100\%$ 滤过的尿酸在此处通过 URAT1 进入上皮细胞。URAT1 只能结合尿酸以及与尿酸结构相类似的、具有芳香族碳链同时包含嘧啶环和咪唑基团的阴离子，如吡嗪酰胺、烟酸等。

由于转运阴离子的载体特异性较差，许多阴离子都可与之结合而转运，可能出现竞争性抑制作用。青霉素能够通过有机阴离子转运系统在肾脏快速排泄，体内半衰期较短，为了降低青霉素的外排并增加其体内作用时间，临床上选择同时给予促尿酸排泄药物丙磺舒以竞争性抑制青霉素外排，使其维持体内有效浓度、延长其抗菌作用时间。同时，丙磺舒也能够有效抑制 PAH 的转运过程。

（二）有机阳离子分泌机制

有机碱的分泌通过阳离子分泌机制进行，亦称为有机碱分泌机制。许多有机胺类化合物，在生理条件下呈阳离子状态，可通过近曲小管主动分泌，使其在尿液中的排泄速率增加。肾脏有机阳离子转运体家族主要包括有机阳离子转运体（organic cation transporters，OCTs）、有机阳离子/肉毒碱转运体（organic cation/carnitine transporters，OCTNs）、多药及毒素外排转运体（multidrug and toxin extrusion transporters，MATEs）和多药耐药蛋白 1（multidrug resistance proteins1，MDR1）等。其中，OCTs 主要包括 OCT1（SLC22A1）、OCT2（SLC22A2）和 OCT3（SLC22A3）三个亚型。人体中 OCT1 主要分布于肝脏，是介导有机阳离子从血液进入肝脏进行生物转化的第一步。OCT2 主要分布于肾脏和脑部，在肾脏的表达明显高于 OCT1 和其他肾脏转运体，因此 OCT2 是人肾中主要的 OCTs，参与了大多数阳离子药物的肾脏排泄过程。OCT3 在肝、肾、脑、小肠、骨骼肌和胎盘等组织中都有分布，主要负责一些重要内源性物质在中枢神经系统中的转运。OCTs 各亚型的底物和抑制剂具有较大的重叠性却又有所不同。OCTs 的底物特征为低分子量（小于 500）、相对亲水、本身带一到两个正电荷的有机阳离子或是在生理 pH 环境下带正电的弱碱，而其抑制剂通常为带一个净正电荷的高分子量亲脂性化合物。OCTs 可以跨膜双向转运带电阳离子，其介导阳离子药物从血液侧转运至上皮细胞的驱动力主要由药物的浓度及膜电位（$-100 \sim -50 \mathrm{mV}$）提供。OCTs 的典型底物包括二甲双胍、顺铂、拉米夫定、异丙托溴铵、美托洛尔、普鲁卡因胺、雷尼替丁、阿司匹林、地昔帕明等，抑制剂包括普萘洛尔、卡维地洛、西咪替丁、奎尼丁等。

MATEs 是 SLC 超家族的成员，是以 H^+ 或 Na^+ 的跨膜电势差为驱动力的外排型转运体，介导了细菌的多药耐药。MATEs 主要分布于肝脏及肾脏，其中在肾小管上皮细胞刷状缘有较高表达。MATE1 以逆向 H^+ 势能为驱动力直接将阳离子药物自细胞排出至尿液。MATE2-K 主要表达于肾脏，以 H^+ 浓度梯度为驱动力逆向转运 TEA（即将 TEA 排出细胞外），它也介导了阳离子药物穿过刷状缘进行肾小管分泌的过程。MATE1 和 MATE2-K 在阳离子药物（如二甲双胍、西咪替丁等）的肾小管分泌中起关键作用。

MDR1 具有非常广泛的底物选择性，优先运输中性或带正电荷的疏水分子。在肾脏，其主要分布于近端肾小管刷状缘侧膜并且介导肾小管细胞内的底物药物外排至尿液。甲氨蝶呤、乌苯美司、罗丹明 123、地高辛、环孢素 A 等均是其底物。多药耐药蛋白 2（MDR2）大量分布于肾脏近端肾小管 S1、S2、S3 段的刷状缘侧膜，并且其作用与 MDR1 相似，是将底物药物由血液侧分泌至尿液。底物以有机阴离子为主以及两性阴离子和内源性物质等，例如长春碱、17β-葡糖醛酸雌二醇（E217G）、S-谷胱甘肽基 2,4-二硝基苯（GSDNP）、普伐他汀等。

三、肾小管重吸收及其机制

（一）肾小管重吸收过程

肾小管重吸收是指肾小管上皮细胞将小管液中的水分和某些溶质，部分或全部地转运到血液的过程。正常人每天流过肾的血液为 $1700 \sim 1800$ L，但正常人的每日排尿量只有 1.5 L（1 mL/min）左右，滤过的绝大部分液体被重吸收。溶解于血浆中的机体必需成分（葡萄糖、氯化钠、碳酸氢钠、游离氨基酸、维生素 C 等）和药物等也反复进行滤过和重吸收。代谢产生的废物、尿酸几乎不被重吸收，而肌酸酐则完全不被重吸收。

（二）肾小管重吸收机制

如果药物的肾清除率小于预期滤过清除率，则一定存在重吸收过程。药物的肾小管重吸收有两种方式，主动重吸收和被动重吸收。主动重吸收的物质主要是内源性化合物，比如葡萄糖和氨基酸。

（1）主动重吸收中的葡萄糖　肾脏在葡萄糖代谢中有重要作用。葡萄糖转运体是一类镶嵌在细胞膜上转运葡萄糖的载体蛋白质，广泛分布于体内各种组织。根据转运葡萄糖的方式，葡萄糖转运体分为两类：一类是**钠-葡萄糖协同转运蛋白**（sodium glucose co-transporters，SGLTs），目前已经发现 SGLTs 包括 SGLT1、SGLT2、SGLT3、SGLT4、SGLT5 和 SGLT6。其中 SGLT2 主要表达于肾脏近曲小管 S1 节段，具有低亲和力、高转运能力，在肾脏以主动转运的方式逆浓度梯度转运约 90% 的葡萄糖。另一类为**易化葡萄糖转运蛋白**（facilitated glucose transporter，GLUT），以易化扩散的方式顺浓度梯度转运葡萄糖，其转运过程不消耗能量。血液中葡萄糖的重吸收是逆浓度差进行的主动吸收过程：Na^+ 主动转运至胞外造成肾小管内外膜之间的 Na^+ 浓度差；胞外的 Na^+ 和葡萄糖分别与 SGLT 蛋白上相应位点结合，形成蛋白复合体，并顺着 Na^+ 梯度迅速将葡萄糖从肾小管膜外侧转运到内侧上皮细胞内；细胞内葡萄糖浓度升高以后，葡萄糖便顺着浓度差通过 GLUT 介导的易化转运扩散进入组织间隙液。

在生理条件下，几乎没有葡萄糖从尿液中排出，肾脏对葡萄糖的重吸收几乎是彻底的。但肾对葡萄糖的吸收能力有限，当血糖超过限度时，肾葡萄糖转运体（主要是 SGLT2）的重吸收能力达到饱和，部分葡萄糖不能被吸收而随尿排出。这个限度为尿中开始出现葡萄糖时的最低血糖浓度，又称肾糖阈。正常人肾糖阈约为 8.9～10.0 mmol/L，当血糖值超过肾糖阈时则出现尿糖。肾糖阈可随着肾小球滤过率和肾小管葡萄糖重吸收率的变化而变化：肾小球滤过率减少可导致肾糖阈升高，而肾小管重吸收能力降低则可引起肾糖阈降低。老年人及糖尿病肾病患者，往往血糖超过 10.0 mmol/L，甚至达到 11.1～16.7 mmol/L 时，仍不出现糖尿；妊娠妇女或肾性糖尿病患者，即使血糖低于 8.9 mmol/L，也可能出现糖尿。

（2）主动重吸收中的氨基酸　同葡萄糖相似，由肾小球滤过的氨基酸主要在近端小管被重吸收，属于继发性主动重吸收，需要细胞膜上相应转运蛋白的协助。在这个过程中，相关转运体的活性起着关键的作用。根据转运体的底物特异性和动力学特性，目前已经确定的氨基酸转运系统有 15 种以上。根据其转运氨基酸种类的不同，它分为中性、碱性和酸性氨基酸转运体；或者以对 Na^+ 的依赖性分为 Na^+ 依赖和非 Na^+ 依赖性转运体。Na^+ 依赖性转运系统利用质膜上以 Na^+ 电化学势梯度形式储存的自由能逆浓度梯度从胞外转运氨基酸底物进入胞内。属于同一类的氨基酸转运体，其转运的氨基酸种类和范围可能不同，例如氨基酸转运体 A 和 Gly 同属于中性氨基酸转运体，转运体 A 能够广泛转运全部中性氨基酸，而转运体 Gly 仅能转运甘氨酸。有的氨基酸转运体能够同时转运两类或两类以上的氨基酸，如 $B^{0,+}$ 转运体可以同时转运中性和碱性氨基酸。与 Na^+ 协同的继发性主动转运体主要参与氨基酸在小肠刷状缘和肾小管刷状缘的转运。载体介导的易化扩散主要参与全身组织细胞对氨基酸的摄取利用，以及小肠上皮细胞内和肾小管上皮细胞内的氨基酸向细胞间隙的转运。

小肽转运体（PEPTs）属于质子依赖的寡肽转运体（POT）家族的成员，它主要转运绝大多数的二肽和三肽，以及一些其他肽类药物。它是一种以 H^+ 浓度梯度为动力，将小肽从细胞外转运到细胞内的蛋白质。动物体内的肽转运体主要是 PEPT1 和 PEPT2。PEPT1 是一种高容量、低亲和力的摄取转运蛋白，负责从小肠内腔吸收食物中的二肽和三肽，主要在小肠上皮细胞的顶端微绒毛上表达。在肾脏中，PEPT1 与 PEPT2 一起从近端小管中的主要滤液中重吸收肽。PEPT1 还介导含有肽类结构的药物（最主要的是 β-内酰胺类抗生素）活性成分的口服吸收。PEPT2 是一种高亲和力、低容量的跨膜转运蛋白，分布广泛。除了在肾脏表达较多外，在肺部、大脑和乳腺中也有表达。PEPT2 是依靠质子梯度为动力的跨膜转运，而不是以 Na^+ 梯度作为驱动力。通过 Na^+/H^+ 交换系统泵出质子维持细胞外的质子梯度。PEPT2 不仅以小肽为底物，也转运仿肽类药物，如氨基头孢菌素、ACE 抑制剂前药、抗病毒核苷前药、内源性非饮食肽（如 5-氨基乙酰丙酸、肌肽）、β-内酰胺类抗生素和肾素抑制剂等，是仿肽类药物肾脏重吸收的重要转运者。

被动重吸收是指顺电位梯度、浓度梯度或电化学梯度，不消耗能量即可将物质从肾小管腔转运到小管外组织间隙液中的过程，主要在远曲小管进行。一般情况下，水、大部分氯离子和尿素等都属于被动重吸收。被动重吸收通过肾小球滤过的水分 80%～90% 在近曲小管被重吸收，其余水分可在远曲小管和集合管重吸收。随着水分的重吸收，药物在原尿中浓缩，在管腔内液和肾小管体液间产生浓度梯度，有利于被动转运药物的重吸收。大多数外源性物质（如药物）的重吸收主要是被动过程，其重吸收的程度取决于药物的脂溶性、pK_a、尿量和尿的 pH 等。

四、肾清除率

（一）肾清除率的定义

肾清除率（renal clearance，CL_{renal}）定量地描述药物通过肾的排泄效率，是指两侧肾脏每分钟能将多少毫升的血浆中所含的某种物质完全除去的能力，这个毫升数，就称为肾血浆清除率（单位为 mL/min），简称为肾清除率。肾清除率能够反映肾脏对不同物质的清除能力。肾清除率是由三个过程的相互作用决定的，即跨肾单位的双向被动、主动摄取和外排转运机制。通常，具有高被动渗透性的化合物更容易沿着肾单位从尿液被重新吸收入血。在某种程度上，这归因于水重吸收过程引起的高浓度梯度。除了被动渗透以外，肾脏重吸收的程度和速率还受尿液 pH 和流速的影响。由于活性转运蛋白的参与，分泌过程是可饱和的，并且可能被共同用药的药物所抑制。此外，肾清除率还受转运蛋白药物基因组学的影响。

（二）肾清除率计算

当药物的尿排泄率与血浆药物浓度成正比例时，其排泄率为：

$$肾排泄率（每分钟）= 血浆浓度（C）\times 肾清除率（CL_{renal}）\tag{5-1}$$

假定 U 为尿中某药物的浓度（mg/mL），V 为每分钟的尿量（mL/min），则每分钟从尿中排出该药物的尿量 $U \cdot V$ 除以该药物在每毫升血浆中的浓度 C（mg/mL），就可以得到肾清除率，即：

$$CL_{renal}=\frac{排泄速率}{血药浓度}=\frac{U\times V}{C}\tag{5-2}$$

从生理机制来看，肾清除率可以看作：

$$CL_{renal}=\frac{滤过速率 + 分泌速率 - 重吸收速率}{血浆药物浓度}\tag{5-3}$$

肾清除率是一个抽象概念，所谓每分钟被完全清除的某物质的体积（mL）仅是推算的数值。实际上，肾并不一定把 1 mL 血浆中的某药物完全清除掉，可能仅仅清除其中的一部分。但是，肾清除该药物的量可用相当于多少毫升血浆中所含的该物质的量表示，可见肾清除率所表示的血浆体积（mL）是一个相当量。

（三）基于肾清除率推测排泄机制

通过肾清除率能够推测药物排泄的机制。若某药物的肾清除率为 125 mL/min，等于肾小球的滤过率，则说明该药只有肾小球滤过而没有肾小管主动分泌或重吸收。若某一物质在血浆中未结合药物的比例分数为 f_u，且只有肾小球滤过，肾清除率为 f_u · GFR（125 mL/min），则说明该物质所有滤过的物质均随尿排泄；若某一物质的肾清除率低于 f_u · GFR，则表示该物质从肾小球滤过后有肾小管重吸收；反之，若肾清除率高于 f_u · GFR，则表示除肾小球滤过外，肯定存在肾小管主动分泌，可能同时存在重吸收，但必定小于主动分泌。表 5-2 总结了肾清除率和肾排泄机制间的关系，例如菊粉的肾清除率为 125 mL/min，可以推断菊粉仅由肾小球滤过排泄，无肾小管重吸收和肾小管主动分泌；肌酐能自由通过肾小球滤过，在肾小管中很少被重吸收，但有少量是由近曲小管主动分泌的。滴注肌酐使血浆中浓度高达 0.1～1 mg/mL 时，近曲小管分泌肌酐的量增多，此时肌酐清除率达到 175 mg/mL，表明此时肾小管必定分泌该物质。但不能由此断定该物质不会被重吸收，因为只要分泌量大于重吸收量，清除率仍可大于 125 mg/mL。

表 5-2　肾清除率和肾排泄机制间的关系

肾清除率/(mL /min)	肾清除率/肾小球滤过率	肾排泄机制	举例
0	0	肾小球完全滤过但又被肾小管完全重吸收	葡萄糖
<125	0～1	肾小球滤过和部分肾小管重吸收	无机盐
125	1	只有肾小球滤过	菊粉
>125	>1	肾小球滤过和肾小管主动分泌	高浓度肌酐、离子药物
650	5	肾清除率和肾血流速率相等	对氨基马尿素(PAH)

第二节　药物的胆汁排泄及机制

一、药物的胆汁排泄

胆汁排泄是肾外排泄中最主要的途径。对于那些极性太强而不能在肠内重吸收的有机阴离子和阳离子来说，胆汁排泄是其重要的消除机制。

机体中重要的物质如维生素 A、维生素 D、维生素 E、甲状腺激素、性激素以及代谢产物主要从胆汁排泄。某些药物如 HMG-CoA 还原酶抑制剂（他汀类）、血管紧张素 Ⅱ 拮抗剂（沙坦类）及食品添加剂也主要从胆汁排泄。多数药物的胆汁清除率很低，但也有一些药物胆汁清除率较高，这些药物大多具有以下特点：能主动分泌，药物为极性物质，分子量超过 300。

二、药物胆汁排泄的分子机制

药物胆汁排泄是一种通过细胞膜的转运过程，对药物的药理、毒理作用具有重要影响，其转运机制可分为被动转运和主动转运。

（一）胆汁排泄的被动转运

血液中的药物向胆汁被动转运有两种途径：一种是膜孔滤过，小分子药物通过细胞膜上的小孔转运；另一种是油/水分配系数大和脂溶性高的药物通过细胞膜类脂质部分转运。被动转运在药物胆汁排泄中所占比重很小。甘露醇、蔗糖、菊粉的胆汁排泄属于被动转运过程，排泄量较少。

（二）胆汁排泄的主动转运

许多药物或其代谢物在胆汁中的浓度明显高于血液浓度，它们从胆汁中的排泄属于主动转运过程。通常情况下，药物经血液进入肝脏，在肝细胞内通过Ⅰ相或Ⅱ相酶介导的代谢反应转化为多种氧化或结合代谢产物，或以原型或其代谢物的形式通过胆汁分泌过程排至体外。肝细胞药物转运体包括有机阴离子转运体（OATs）、有机阳离子转运体（OCTs）、有机阴离子转运多肽（organic anion transporter polypeptides，OATPs）和钠离子/牛磺胆酸共转运多肽（sodium/taurocholate cotransporting polypeptide，NTCP）4个转运体家族的肝细胞摄取转运体，以及多药耐药蛋白、多药耐药相关蛋白（multidrug resistance-associated proteins，MRPs）、乳腺癌耐药蛋白（breast cancer resistance protein，BCRP）和胆盐外排泵（bile salt export pump，BSEP）4个转运体家族的肝细胞外排转运体，见表5-3。

表5-3　肝脏胆管侧膜药物转运体

转运体	转运物质	典型底物
P-gp	脂溶性较高的阳性或中性药物	多柔比星、长春新碱、红霉素、塞利洛尔、地西泮等
MRP2	阴离子化合物及共轭代谢物	普伐他汀、替莫普利拉、甲氨蝶呤、多柔比星、顺铂
BSEP	未共轭结合的胆酸盐	牛磺胆酸盐、甘氨胆酸盐、牛磺石胆酸、牛磺鹅去氧胆酸盐、牛磺脱氧胆酸盐、他莫昔芬
BCRP	某些药物的胆汁排泄	多种抗癌药如甲氨蝶呤、多柔比星等
OATPs	代谢稳定的化合物	普伐他汀、格列本脲、瑞格列奈

NTCP由SLC10A1编码，表达于肝脏中血窦侧肝细胞膜上，主要负责结合型和游离型胆汁盐从血液向肝细胞中的转运，转运过程依赖于钠离子。此外，80%的胆酸结合化合物均由此转运体转运入肝。NTCP也介导与牛磺胆酸结合的化合物的转运，还有一些其他类型的内源性底物，如脱氢表雄酮硫酸结合物以及雌酚酮-3-硫酸结合物。而舒林酸和瑞舒伐他汀则是较少见的NTCP的药物底物。

P-gp是由ABC（ATP binding cassette transporters）超家族的ABCB1基因编码的ATP依赖性跨膜外排泵，是最有特征的药物转运蛋白。它具有两个跨膜结构域（MSD）和两个胞质核苷酸结合结构域（NBD）。P-gp在身体各种器官中表达，例如胃肠道、肝和肾等。P-gp在肝细胞的小管膜表达，并在碱性、亲脂性大分子量药物的胆汁消除过程中发挥关键作用。利用ATP水解产生的能量，P-gp可以根据其浓度梯度主动将其底物转运出细胞。已知P-gp底物包括他汀类药物、β受体阻滞剂、利尿剂、免疫抑制剂和抗癌药等。

BSEP是由ABCB11基因编码并且位于肝细胞的小管膜中的单向、ATP依赖的肝胆外排转运蛋白，介导大量结合型胆盐进入胆小管的胆汁分泌。BSEP蛋白在肝脏中高表达，存在于整个肝小叶，位于毛细胆管膜上窝蛋白富集的脂质筏中。BSEP的特异性底物主要限于结合型胆汁酸。BSEP将结合型胆盐转运至毛细胆管腔的过程是胆盐依赖性胆汁流形成的重要影响因素。BSEP蛋白的表达水平随着底物的增加可迅速上调，而当胆汁淤积发生时，其表达水平可以因细胞保护机制被下调。

BCRP 是由 ABCG2 和 ABC 家族成员编码的外排转运蛋白，在胎盘、肾脏、肝脏、睾丸、脑、乳腺组织和肠道中表达。在肝脏中，BCRP 表达于肝细胞的胆小管侧，介导药物从肝脏向胆汁分泌。BCRP 具有广泛的底物特异性，一般为呈酸性的天然化合物，包括抗癌药（如米托蒽醌、喜树碱、酪氨酸激酶抑制药）、抗病毒药、他汀类药物（如瑞舒伐他汀）、抗生素、利尿药和抗疟药等。

第三节 药物的其他排泄途径及机制

一、药物的唾液排泄

对于与血浆蛋白高度结合的药物，只有游离部分才具有药理活性。唾液可以反映可透过唾液组织（包括毛细血管壁、基膜和唾液腺上皮细胞膜）的游离药物浓度。因唾液取样简单、易收集、无创伤、成本低且不需要专门的采血技术，药物从唾液中排泄也受到了一定重视。此外，如果同时使用两种或多种药物可能会改变药物与血浆蛋白的结合力，则唾液中的药物浓度反映的是血浆中游离药物的浓度。因此，唾液已越来越多地用于药物的治疗性监测以及作为内源性标志物测定的诊断介质。

药物主要通过被动扩散方式由血浆向唾液转运。转运速率与药物的脂溶性、pK_a 和蛋白结合率等因素有关。游离的脂溶性药物以原型在唾液与血浆之间形成扩散平衡，与蛋白结合的药物和非脂溶性药物不能进入唾液，因此药物在唾液中的浓度近似于血浆中游离药物的浓度，对于蛋白结合率高的药物，则唾液浓度较血浆低得多。

对于脂溶性的弱酸性或弱碱性药物，其唾液排出还受药物在唾液和血浆中解离的影响。利用 Henderson-Hasselbalch 方程式可以推导出唾液中药物浓度与血浆中药物浓度（包括结合型与游离型）的理论关系式：

弱酸性药物

$$\frac{C_s}{C_p} = \frac{1 + 10^{(pHs - pK_a)}}{1 + 10^{(pHp - pK_a)}} \times \frac{f_p}{f_s} \tag{5-4}$$

弱碱性药物

$$\frac{C_s}{C_p} = \frac{1 + 10^{(pK_a - pHs)}}{1 + 10^{(pK_a - pHp)}} \times \frac{f_p}{f_s} \tag{5-5}$$

式中，C_s 和 C_p 分别为唾液中和血浆中的药物浓度；pH_s 和 pH_p 是唾液与血浆的 pH；f_s 和 f_p 分别是唾液和血浆中游离药物浓度对总浓度的比值。由于 pH、f_s 和 f_p 几乎恒定，而 pK_a 为常数，因此唾液 pH 是影响解离型药物唾液浓度的主要因素。

也有一些药物是以主动转运方式由血浆向唾液转运的，例如含锂药物。患者服用碳酸锂后，唾液中锂离子的浓度是血浆中锂离子浓度的 2~3 倍，即使唾液增加 10 倍，此比值也不会变化。

唾液用作诊断介质，与血浆相比具有许多优势。唾液是一种非侵入性标本，有利于从那些无法收集血液样本的人那里获取样本。游离的药物分子被认为是血液中的活性成分。因此，唾液可有效地反映药物活性。通过对许多经唾液排泄的药物的蛋白结合和膜渗透性的研究，提出了**唾液排泄分类系统**（salivary excretion classification system，SECS）。根据 SECS，具有高渗透性和低蛋白结合性的 I 类药物（如对乙酰氨基酚）需要通过唾液排泄。低渗透性和低蛋白结合的 II 类药物（如二甲双胍）会经唾液排泄，因为低渗透性可以通过低蛋白结合来平衡。具有高渗透性和高蛋白结合力的 III 类药物（如托特罗定）经唾液排泄，因为高蛋白结合力可被高渗透性抵消。低渗透性和高蛋白结合性的 IV 类药物（如孟鲁司特）不经唾液排泄。

二、药物的乳汁排泄

大部分药物能通过乳母血浆进入乳汁，通过哺乳间接进入婴儿体内，加上婴儿各组织器官生理功能发育不够完善，对药物的排泄能力低下，易引起中毒，造成不良影响。例如，青霉素在乳汁中含量很少，但含微量青霉素的乳汁就可致婴儿过敏，引起皮疹，日后婴儿因病情需要用青霉素时会发生强烈的过敏反应；乳母使用甲硝唑，会引起婴儿头痛、烦躁或肢体麻木；乳母若连续服用含有磺胺增效剂的药物，婴儿会出现恶心、呕吐、白细胞和血小板减少或导致肝、肾损害，甚至还可产生过敏反应；乳母若使用喹诺酮类药物，则可影响婴儿软骨发育，导致骨骺过早闭合等。因此，在新药研发过程中往往需要进行乳汁排泄试验。

药物从乳母血通过乳腺转运，血浆和乳汁被乳腺的上皮细胞膜分开，药物的转运主要受以下几种因素影响：

① 血浆与乳汁的 pH。转运到乳汁中的药物量由药物的解离常数决定。人乳 pH 为 6.8～7.3，正常 pH 情况下，弱酸性药物在乳汁中的浓度比其在血浆中低，而某些弱碱性药物在乳汁中的浓度可等于或高于在血浆中的浓度。

② 药物的脂溶性。乳汁中脂肪含量比血浆高，脂溶性大的药物容易穿过生物膜进入乳汁。

③ 药物的浓度梯度。乳汁中药物的浓度与母体的血药浓度有关，游离的药物浓度越高，从血浆到乳汁的转运越快。

④ 药物分子量大小。分子量越小，越容易转运。

三、药物的肺排泄

分子量较小、沸点较低的物质如吸入麻醉剂、二甲亚砜以及某些代谢废气可经由肺排出。经肺途径排泄的药物多为完整的药物（而非代谢物）。影响药物排泄量的因素有挥发性药物的溶解性、肺部血流量、呼吸频率等，其中药物在血液中的溶解度是药物经呼吸系统排泄速率的关键。在血液和组织中溶解度较好的药物由肺排泄速率较慢，而水溶性较差的气体（如 NO）由肺排泄速率较快。当肺部血流量增加时，气体排出量增加，导致经呼吸排泄的药物量也增加。

由于肺的表面积大以及血管丰富，排泄毒物也较快，尤其是一些在体内不分解的气体或有挥发性的液体毒物，如 CO、乙醚等，此时肺对毒物的排泄更有意义。这类毒物的排泄速率与其血气分配系数有关，分配系数大的毒物排泄慢，分配系数小的排泄快。此外肺排泄速率还和其功能状态有关，如肺通气量增加时，毒物的排泄速率加快，减少时排泄速率减慢。

四、药物的汗腺和毛发排泄

人的皮肤有分泌和排泄的功能，并且主要是通过汗腺进行的。汗腺分为大汗腺和小汗腺，它们各自有不同的生理活动，但都具有分泌和排泄的功能。小汗腺汗液分为液体和固体两部分，前者占 99%，后者仅占 1%。液体内主要是水分，固体含有无机物和有机物。有机物中乳酸和尿素最多，无机物以氯化钠为主。大汗腺的成分也分为液体与固体两种，液体主要是水分，固体成分有铁、脂质和荧光物质，还含有臭味物质和有色物质。

汗液能排泄一些药物，如氨基比林、巴比妥类、磺胺类、盐类（主要是氯化物）、苯甲酸、水杨酸、乳酸及氯的代谢物、尿素等。许多化学物质，包括持久性有机污染物、重金属、双酚 A（bisphenol A，BPA）和邻苯二甲酸盐也都通过汗液排出。药物的汗液排泄主要依赖于分子型的被动扩散。此外，汗腺可代替肾脏的部分功能。皮肤中大量的汗腺，有类似肾脏的排泄机能，体内新陈代谢的部分产物可通过汗腺排泄出去。肾功能障碍或水肿时，可通过发汗来排泄水分和一部分代谢产物。汗腺的另一种感知功能是通过增加出汗率或汗液中的乙醇浓度从而消除体内的乙醇。

毛发中虽然只有微量的药物排泄，但对于某些有毒物质的检测来说，毛发中的药物排泄具有重要意义。如微量的汞和砷在毛发中是可以检测到的。

第四节 以分子水平探究药物排泄的影响因素

本节主要从分子水平上探讨影响药物肾排泄和胆汁排泄的因素。

一、生理因素

（一）血流量

当肾血流量增加时，肾小球有效滤过压和滤过面积增加，肾小球滤过率增加，经肾小管主动分泌排泄的药物量也会随之增加。在动脉血压波动在 $10.7 \sim 24$ kPa（$80 \sim 180$ mmHg）时，肾血流量可通过自身调节机制保持恒定，使肾血流量保持相对恒定，而且使肾小球滤过率（GFR）保持相对恒定，防止肾的水、钠排泄因血压波动而出现大幅波动。但当平均动脉压低于 8.0 kPa（60 mmHg）时，肾脏血液灌流量明显减少，并伴有肾小动脉收缩，使 GFR 减少，药物排泄量明显减少。当肝血流量增加时，肝提取率高的药物经肝消除加快，而对肝提取率低的药物的清除率影响不大。以主动扩散方式被肝细胞摄取的药物，其胆汁排泄受药物向肝中的运输速度（如血流量等因素）影响，但对于极性大的药物以及主要通过主动转运机制进入细胞的药物来说，受肝血流量的影响不大。

（二）胆汁流量

经胆汁排泄的药物，胆汁流量的改变会影响其排泄。胆汁的生成与分泌是机体复杂的生理过程，有赖于结构和功能完整的肝细胞和胆管细胞共同完成。生理情况下，肝细胞生成及分泌胆汁的过程，包括肝细胞基底外侧膜（血窦侧）对胆汁成分的有效摄取、肝细胞内胆汁成分的生物转化与转运、肝细胞毛细胆管膜（顶端侧）的分泌、肝细胞基底外侧膜的外排转运 4 个密切联系的复杂生理过程。该过程主要依赖于肝细胞基底外侧膜和毛细胆管膜上的胆汁转运体。当胆汁流量增加时，药物扩散进入胆汁的量以及由胆囊排泄进入肠道内的药物量均增加，因此主要经胆汁排泄途径排出的药物量增加。

（三）尿量

当尿量增加时，药物在尿液中的浓度下降，重吸收减少。临床上通过增加液体摄入合并应用甘露醇等利尿剂，以增加尿量而促进某些药物的排泄，对于因药物过量而中毒的患者解毒是有益的。但在强迫利尿时，肾排泄是药物的主要排泄途径。若药物的重吸收对 pH 敏感，在强迫利尿时控制尿液 pH 将会更有效。如采用渗透性利尿药或甘露醇增加利尿作用，并用碳酸氢钠或乳酸钠碱化尿液时，苯巴比妥离子化程度提高，肾小管重吸收量减少，尿排泄量增加，可使苯巴比妥中毒昏迷的时间缩短三分之二左右。

（四）尿液 pH

尿液 pH 影响弱酸和弱碱性药物的解离度，进而影响药物的重吸收和药物排泄。临床上常用调节尿液 pH 的方法影响药物的重吸收。例如去甲麻黄素、哌替啶等弱碱性药物中毒时，酸化尿液可加速药物的排泄。哌替啶体内主要代谢为哌替啶酸和去甲哌替啶，与葡萄糖醛酸结合排出，正常仅有 2％的哌替啶和 6％的去甲哌替啶由尿排出，酸化尿液可使排泄量增加。

通常尿液的 pH 接近 6.3，在强行酸化或碱化尿液时，尿的 pH 可分别达到极限值 4.5 和 8.5。弱酸性药物在酸性尿中及弱碱性药物在碱性尿中主要以分子型存在，这有利于它们穿透脂质细胞膜，被肾小管重吸收，而离子化药物容易滞留在尿液中，随后由肾脏清除。当改变尿液 pH 后，就会显著影响药物的重吸收和排泄，继而影响药物的作用时间和强度。尿液 pH 对弱酸性和弱碱性药物离子化程度的影响如图 5-2 所示。

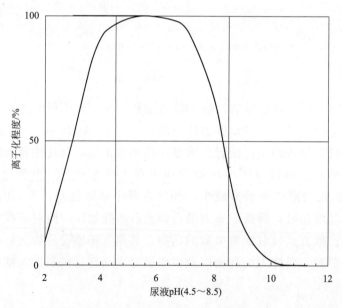

图 5-2　尿液 pH 对弱酸性药物和弱碱性药物离子化程度的影响

弱酸性药物通过肾小管膜时分子型与离子型的比例可根据 Henderson-Hasselbalch 公式计算：

$$pH = pK_a + \lg \frac{[A^-]}{[HA]} \tag{5-6}$$

式中，pH 为尿液的 pH；$[A^-]$ 为弱酸离子的浓度；$[HA]$ 为弱酸的浓度。下式可以计算弱酸在任一 pH 尿液下的离子型浓度。

$$\lg \frac{[A^-]}{[HA]} = pH - pK_a$$

$$[A^-] = [HA]10^{(pH-pK_a)} \tag{5-7}$$

对于弱酸来说，pH升高将增加解离程度，因此重吸收减少，肾清除率增加。$pK_a \leqslant 2$ 的弱酸，在通常尿pH环境下完全解离，因此不被重吸收，其肾清除率通常较高且对尿pH变化不敏感。反之，$pK_a > 8$ 的弱酸，在正常尿pH范围内基本不解离，其清除率始终较低，对尿液pH变化不敏感。只有 pK_a 在 $3.0 \sim 7.5$ 范围内的非极性酸，其肾清除率与尿pH变化密切相关。

一般来说，pK_a 接近或大于12的强碱性药物，在尿的任何pH范围内均呈解离状态，几乎不被重吸收，其肾清除率也不受尿液pH的影响。$pK_a \leqslant 6$ 的弱碱性非极性药物，由于其解离部分具有足够的通透能力，在尿的任何pH时均可被重吸收。这类药物的肾清除率可能会随尿的pH有所波动，但清除率仍然很低，尤其是在血浆蛋白结合率较高时。pK_a 在 $6 \sim 12$ 之间的非极性药物的重吸收变化较大，可以从无重吸收到完全重吸收，其肾清除率可随尿pH的变化而波动。药物的重吸收也会受到食物（如肉类能使尿酸化）或某些药物（可改变尿pH值）的影响。

（五）药物转运体

人类基因组编码的膜转运体有400多种，一般可分为以下两个超级家族：三磷酸腺苷（ATP）结合盒（ABC）超家族和溶质载体（SLC）超家族。属于ABC超家族的转运蛋白是主要的主动外排转运蛋白，利用ATP水解产生的能量来介导药物的细胞外排。SLC转运体有多种运输方式，许多SLC超家族成员促进基质细胞内流，或通过易化扩散，或通过与内源性（有机）离子（如 Na^+ 和 H^+）或溶质共转运相耦合的次级主动转运提供驱动力，逆电化学梯度介导底物的上调。

转运体在药物的吸收、分布和排泄过程中起着非常重要的作用。根据转运底物跨膜转运方向的不同将药物转运体分为摄取性转运体和外排性转运体。摄取性转运体（uptake transporters）包括葡萄糖转运体、氨基酸转运体、小肽转运体、一元羧酸转运体、有机阴离子及阳离子转运体等。该类转运体将底物摄取至靶部位以发挥药效，亦属于可溶性载体，也是提高药物生物利用度的最重要靶点。外排性转运体（efflux transporters）包括P-糖蛋白、多药耐药相关转运体、乳腺癌耐药转运体及胆酸盐外排泵等，属于ATP结合转运体。

肾脏转运体在肾脏处置药物过程中发挥重要作用，药物经肾脏的排泄过程包括肾小球滤过、肾小管分泌和重吸收三个过程。肾小球滤过是对药物直接的超滤作用，转运体不参与该过程。因此，药物的肾小球滤过过程是不具有饱和性且不受其他药物影响的。但肾小管分泌及重吸收由多种转运体介导。在肾小管分泌排泄药物的过程中，分布在肾小管上皮细胞基底侧膜的摄取型转运体如有机阴离子转运体（OATs）及有机阳离子转运体（OCTs）等将药物由血液侧摄取至细胞内；同时，位于肾小管上皮细胞刷状缘侧的外排型转运体如多药及毒素外排转运体（MATEs）、P-糖蛋白（P-gp）及多药耐药蛋白（MRPs）等将细胞内的药物排入管腔，从而完成分泌排泄。此外，肾小管重吸收过程是位于刷状缘的摄取型转运体，主要是寡肽转运体（PEPTs）介导药物跨过顶侧膜摄取进入细胞，最终再次进入血液的过程。

OATs参与了多种药物的摄取，包括抗癌药、抗生素及抗高血压药等，在肾脏中与药物排泄密切相关的主要是OAT1和OAT3。临床常用的抗肝炎药物阿德福韦是OAT1的底物，OAT1介导了其肾毒性及肾排泄。有研究发现黄酮类化合物是OATs底物并能通过抑制OATs进而减轻阿德福韦的肾毒性。此外，在体外肾切片实验中发现，仅OAT3经典底物PCG能抑制瑞舒伐他汀的摄取，因此瑞舒伐他汀的肾脏摄取只经OAT3而非OAT1介导。甲氨蝶呤是一个临床上广泛应用的抗癌药，其主要由OAT1和OAT3介导经肾脏排泄，同时易引起肾毒性。研究发现白藜芦醇虽然并非OATs的底物，但能通过抑制OAT1和OAT3进而降低甲氨蝶呤的摄取并减轻其肾毒性。甲氨蝶呤同时也是 OAT2 及 OAT4 的底物。苯扎贝特是 OAT1 和 OAT3 的共同底物，当与咪唑立宾合用时，其半衰期延长，AUC 增大，尿排泄显著降低，研究发现咪唑立宾也是 OAT1 和 OAT3 的底物并能竞争性抑制苯扎贝特在肾脏的摄取。因此，经 OATs 转运的药物在合用时，在肾脏可能发生药物相互作用，临床上应密切观察这些药物合用时带来的药动学变化。

OCTs 很大程度上介导了许多内源性有机阳离子、阳离子药物及毒物的肾脏排泄，同时也参与了一些经肾小球滤过后的内源物及药物的重吸收，因此阳离子药物的药动学过程及肾毒性往往与肾脏 OCTs 的功能相关。二甲双胍的肾脏排泄首先由 OCT2 介导穿过基底侧膜被摄取进入近端肾小管上皮细胞，随后经相关转运体介导跨过刷状缘排出至尿液侧。同时给予健康志愿者二甲双胍与兰索拉唑，发现兰索拉唑能够增加二甲双胍的 C_{max} 及 AUC，延长其半衰期。兰索拉唑已被确认是一个 OCTs 抑制剂，因此可能是兰索拉唑抑制了二甲双胍在近端肾小管上皮细胞的摄取，进而降低其肾脏排泄引起的。而 OCT1 主要是介导其摄取进入肝细胞从而发挥降糖作用，但相关研究发现 1CqN 的表达与二甲双胍及其他阳离子药物的肾清除率相关。因此二甲双胍与其他能抑制 OCTs 转运活性或经 OCTs 转运的药物合用时，可能发生潜在的药物相互作用，临床用药时应予以注意，必要时应进行治疗药物监测。

两性离子药物头孢氨苄、头孢拉定是 MATE1 的底物，同时也是位于基底侧膜 OAT1 和 OAT3 的底物。因此某些两性离子药物在肾脏排泄的过程中，MATEs 可能和 OATs 存在协同作用，即两性离子药物在基底侧膜被 OATs 摄取进入细胞，然后在刷状缘通过 MATEs 排出细胞，进而完成肾脏排泄。同时，鉴于底物特异性、细胞膜上的分布及转运驱动力的相似性，MATE1 与 OCT2 可能协同参与阳离子药物的肾小管分泌。有研究发现，位于顶膜侧的 MATE1 参与西咪替丁与阳离子药物在近端肾小管上皮细胞的相互作用。而 MATEs 抑制剂乙胺嘧啶能显著降低二甲双胍的肾清除率及肾排泄，同时二甲双胍也是 MATE1 的底物，这说明刷状缘的 MATEs 被抑制，导致二甲双胍从肾小管上皮细胞外排降低，从而发生药物相互作用。因此临床医生应该注意到西咪替丁和乙胺嘧啶可能与一些阳离子药物发生相互作用。

某些抗肿瘤药物如长春碱及 HIV 蛋白酶抑制剂如沙奎那韦虽然大部分经胆汁排泄，但是其仍有小部分由 MRP2 介导经肾脏排泄。MRP3 能介导肿瘤细胞对依托泊苷及长春新碱产生耐药性，也可能参与它们的肾排泄。阿德福韦主要经 OAT1 摄取进入细胞，有报道称 MRP4 介导了细胞对阿德福韦等抗病毒药物产生耐药性，说明阿德福韦及其他抗病毒药物可能是 MRP4 的底物，因此其肾排泄过程可能也有 MRP4 参与。利福平和地高辛都是 P-gp 的底物，利福平肝肾均有排泄而地高辛主要经肾脏排泄。当患者同时服用利福平与地高辛时，发现地高辛的血药浓度明显升高，但是其肾清除率及半衰期却无显著改变，推测可能在肠道吸收时发生了相互作用，因此 P-gp 在二者肾脏排泄中所起的作用十分微小。

多黏菌素是 PEPT2 的底物，其能经 PEPT2 重吸收进入肾小管细胞引起蓄积，进而诱发细胞凋亡造成肾损伤。因此，某些能抑制 PEPT2 转运活性的药物或能减轻某些经 PEPT2 重吸收进入肾小管细胞的药物引起的肾毒性。此外，通过建立 PEPT2 转染细胞，发现抗肝炎药物恩替卡韦是 PEPT2 的底物，并通过肾灌流实验计算出尿中恩替卡韦约 25% 被重吸收。许多 β-内酰胺类抗生素也经验证是 PEPT2 的底物，并能由其介导肾脏重吸收。因此，临床用药时应注意当与同为 PEPT2 底物的药物合用时，它们的重吸收可能会降低，药动学及组织分布也会改变，进而降低体内暴露量影响治疗效果。

药物的胆汁排泄绝大多数情况下是主动转运机制，目前已知有很多位于肝窦状腺和肝小管膜的转运体在药物胆汁排泄中发挥重要作用。转运蛋白的活性对相关药物的胆汁排泄具有极大影响，许多药物也可调节转运蛋白的表达。研究证实，头孢妥仑匹酯的胆汁排泄可能由 MRP2 和

BCRP 介导，长期使用头孢妥仑匹酯可以上调 MRP2、BCRP 和 OAT2 的表达水平，并下调 P-gp 和 OCT1 的表达水平。肝脏中代谢酶与肝脏转运体相互配合加速药物的体内清除：摄取转运体使药物快速进入肝细胞，并与代谢酶充分作用进行代谢转化；原型药物的 II 相结合物更容易成为外排转运体的底物而通过胆汁排出。

二、药物及其剂型的影响

（一）药物理化性质

1. 分子量

药物的分子量是影响药物排泄的重要因素。分子量小于 300 的药物主要经肾脏排泄，分子量 300～500 的药物既经肾脏排泄也经胆汁排泄，分子量大于 500 的药物主要经胆汁排泄。药物分子量亦有上限阈值，分子量超过 5000 的大分子化合物难以向肝细胞内转运，胆汁排泄量极少。对于人体，季铵化合物分子量大于 300 时易从胆汁排泄，此为季铵化合物分子量的下限阈值。

2. 水溶性/脂溶性

肾小管对脂溶性大的非解离型药物重吸收程度大，如硫喷妥钠，经肾小球滤过后，几乎全部通过肾小管的重吸收返回血液循环，自尿中排泄量很少。一些脂溶性很小的季铵盐类药物或者经体内代谢后极性大的水溶性药物代谢物，肾小管的重吸收较少，能快速从尿中排泄。

一般极性大的药物易于从胆汁排泄。如磺胺噻唑及其 N_4-乙酰化物的胆汁排泄率极少，在 N_4-上引入羧酰基时排泄量增大。利福霉素是胆汁排泄显著的药物，给药后不能充分向体内组织转运，口服效果不佳。为使其极性减小，将利福霉素进行适当的结构改造，其胆汁排泄发生明显变化。根据这一理论合成的衍生物利福平胆汁排泄量少，口服能达到预期效果。

3. 药物的 pK_a 和解离状态

药物的 pK_a 决定了其在体内不同的 pH 环境下的解离状态，进而影响药物的扩散或重吸收，影响药物的肾脏或胆汁排泄。环境 pH 升高时，弱酸性药物解离程度增加，而弱碱性药物的解离程度减小，相对应的药物重吸收减少或增加，肾清除率也相应增加或减少。但强酸性、强碱性药物以及在尿液 pH 变化范围内不发生解离的弱酸和弱碱类非极性药物，则受 pH 的影响较小。

（二）药物血浆蛋白结合率

肾小球主要滤过原尿中的游离原型药物和代谢物，当药物和血浆蛋白结合后则不能经肾小球滤过消除，所以主要依靠肾小球滤过排泄的药物量减少，如胆囊造影剂碘芬酸与血浆蛋白高度结合，半衰期长达 2.5 年。但是经主动分泌机制排泄的药物受药物血浆蛋白结合率影响较小。通过扩散进入肝细胞的药物血浆蛋白结合率越高，则代谢消除越低，如果涉及主动转运机制其消除不受结合影响。

（三）药物体内代谢过程及代谢产物的性质对排泄的影响

到达肝脏的药物与葡萄糖醛酸、谷胱甘肽结合或者发生其他生物转化后，可使药物的极性或水溶性增加，有利于从尿或胆汁中排出；但是甲基化和乙酰化会使药物的极性下降，不利于排泄。

（四）药物制剂因素对排泄的影响

1. 不同剂型和给药途径对药物排泄的影响

剂型对药物的排泄也有重要影响。羟基红花黄色素 A（HSYA）脂质制剂和水溶液分别经口服后，在胆汁中发现 HSYA 及其两个 II 相代谢产物谷胱甘肽结合物和硫酸酯结合物。同水溶液相比，HSYA 脂质制剂显著性降低了 HSYA 及其 II 相代谢产物从胆汁的排泄量，提高了其生物利用度。给药途径也会影响药物的胆汁排泄，如口服给药与静脉注射给药相比，药物更大程度上被运入肝脏，经胆汁排泄途径而排出体外。

2. 制剂中不同药用辅料或赋形剂对药物排泄的影响

制剂中一些常用的辅料如 PEG400、二甲亚砜（DMSO）、聚山梨酯 80 等也会影响药物的排泄。具有 P-gp 抑制活性的药用辅料普朗尼克 F68 和 PEG400 能显著抑制 P-gp 底物利福平的胆汁排泄，对其尿排泄影响较小。DMSO 具有渗透性利尿作用，可以使肾小球的滤过率增加。研究报道聚山梨酯 80 可以增加甲氨蝶呤在尿液和胆汁中的排泄量；PEG400 可通过提高 UGT1A8 与 UGT1A9 的活性和表达来显著增加黄芩苷及其主代谢物 B6G 的胆汁排泄；非离子表面活性剂如聚氧乙烯蓖麻油、聚氧乙烯醚(40) 可以通过抑制细胞色素 P450 的活性，影响药物在肝内的生物转化作用，间接影响药物的排泄。

3. 载体对药物排泄的影响

载体的粒径大小会影响药物的排泄。纳米载体一般设计在 100～150 nm 之间，因为粒径在 60 nm 以上可以有效避免肾脏的清除，在 200 nm 以下可以降低药物在肝脏和脾脏的摄取，因此可以提高药物体内循环时间。一些具有主动靶向的纳米药物载体可靶向递送药物于特定器官或组织，对药物的排泄具有一定影响。如肾靶向前体药物雷公藤内酯醇-溶菌酶结合物（triptolide-lysozyme，TPS-LZM），其可以靶向肾脏近端小管细胞，因而倾向于通过肾脏排泄。

三、药物相互作用对排泄的影响

药物相互作用（drug interactions，DIs）是指几种药物同时或前后序贯应用时药物原有的理化性质及药代动力学或药效动力学发生改变。药物相互作用一方面能够增强药效，另一方面也可降低药效甚至导致毒性反应。

（一）对血浆蛋白结合的影响

血浆蛋白和药物的结合会影响药物的消除行为。口服磺酰脲类降糖药、抗凝血药、抗肿瘤药等与阿司匹林、依他尼酸、水合氯醛合用时，会发生血浆蛋白的竞争结合，因后三者均具有较强的结合力，使前三者的游离型药物增加，血浆药物浓度升高，排泄速率加快。

（二）对肾脏排泄的影响

转运体介导的药物相互作用作为药物的药动学和药效学的重要改性剂日益受到人们的重视。转运体介导的 DIs 对药物吸收和排泄的影响机制可能有下面几种情况：①两种药物同时竞争同一转运体，从而减少药物的吸收或者外排；②一种药物作为转运体的诱导剂，使转运体活性数量增多，从而使另一药物吸收或外排增多；③一种药物作为转运体的抑制剂，使转运体活性降低、数量减少，从而使另一药物吸收或外排减少。

抑制肾脏药物转运体的药物可能引起受影响药物的药动学发生显著变化，从而导致临床上显著的 DIs。此外，肾脏药物转运体的表达和抑制可能导致药物在肾小管细胞中的异常积累，造成药物诱导的肾毒性。如西立伐他汀与贝特类药物的联合应用会导致严重的转运体介导的 DIs，使服药者横纹肌溶解甚至死亡。

1. 影响药物的肾小球滤过

有些药物如普利类可以通过影响肾脏的血液供应来影响其他药物或者其代谢产物经过肾脏的排泄速率。

2. 影响药物在肾小管的主动分泌

同一肾小管分泌排泄机制的药物与药物之间可出现竞争性抑制。OATs 在多种药物的体内消除过程中起关键性作用，在消除过程中产生的药物相互作用也不容忽视。白藜芦醇可作为 P-gp 和 MRP2 的抑制剂，与 P-gp 和 MRP2 的底物甲氨蝶呤联合口服给药时可使甲氨蝶呤的血药浓度和 AUC 均增加。乙胺嘧啶是通常用于疟疾感染的抗寄生虫药，对 hMATE1/2-K 具有选择性抑制作用。二甲双胍是 hOCT2 和 hMATE1/2-K 的底物。因此，乙胺嘧啶和二甲双胍共同用药可产生临床上显著的 DIs，导致二甲双胍的 AUC 升高 1.4 倍，肾清除率降低 35%。此外，甲氨蝶呤与青霉素、丙磺舒及非甾体抗炎药联用的不良药物相互作用较常见，其原因可能为：①非结合型甲氨蝶呤增加；②对前列腺素合成的抑制导致其尿中流出速率下降；③甲氨蝶呤的肾小管分泌受到抑制。

3. 药物竞争性结合重吸收位点

PEPT2 在药物的肾脏重吸收过程中发挥着不可或缺的作用。PEPT2 的底物二肽和三肽与头孢氨苄有相同的结构特征，这使得头孢氨苄能被 PEPT2 转运。有研究发现，3 种头孢菌素（头孢氨苄、头孢噻吩钠、头孢羟氨苄）和 3 种青霉素类药物（环己西林、氨苄青霉素和苄青霉素）与 PEPT2 相互作用时，头孢羟氨苄、环己西林和头孢氨苄对 Gly-Sar 的吸收具有较强的抑制作用；β-内酰胺抗生素能与二肽竞争 PEPT2 的结合位点；并且头孢氨苄的吸收随着胞外 pH 值减小而成倍增加，表明增大跨膜电位能促进 PEPT2 对底物的转运。

利尿药（diuretics）是直接作用于肾脏，增加电解质及水排泄，使尿量增多的药物。高效能利尿药包括呋塞米（呋喃苯胺酸）、依他尼酸、布美他尼（丁苯氧酸）。利尿药可影响肾小球的过滤、肾小管的分泌和重吸收，因此，当其他药物与利尿药合用时，其他药物的肾排泄过程必定受到利尿药的影响。丙磺舒由近曲肾小管有机酸分泌系统排出，此药与呋塞米均由此系统排泄时，有互相竞争性抑制作用，丙磺舒抑制呋塞米向管腔分泌，故可减弱呋塞米的利尿作用。头孢菌素类与呋塞米合用，会增加头孢菌素对肾脏的毒性。

4. 尿液的 pH 或尿量变化导致解离型药物排泄量的变化

药物的相互作用也可以通过改变尿液的 pH，影响弱酸性和弱碱性药物的离子化程度来改变这些药物的肾脏排泄。氯化铵可以酸化尿液提高弱碱性药物的肾脏排泄。碳酸氢钠可碱化尿液加速弱酸性药物的肾脏排泄。利尿药通过增加尿量可提高水溶性药物的胆汁排泄。

（三）对胆汁排泄的影响

1. 胆汁流量

胆汁贮存在胆囊内，当人体摄入食物后，胆汁才从肝脏和胆囊内大量排出至十二指肠，帮助食物的消化和吸收。有些药物可影响胆道的运动，如黄芩素等黄酮类化合物能促进胆囊收缩，促使胆汁排出，影响胆汁流量，从而影响到同服药物的胆汁排泄。利胆药指能促进胆汁分泌和排泄，加强胆囊收缩，促进胆囊排空的药物。如丹参、黄连、金银花等，都可促进胆汁的分泌，前列腺素（prostaglandin）也是利胆剂，而生长抑素（somatostatin）是胆汁分泌的强烈抑制剂等。

2. 竞争性地与载体蛋白结合

肝脏转运体负责众多内外源性物质的肝脏摄取（SLC）和胆汁排泄（ABC 转运体）。SLC 主要位于肝细胞血管侧膜，包括 OATs、OATPs、OCTs、NTCP 等。使用与这些载体亲和力大的药物可以影响其他药物的胆汁排泄。如同时使用两种 OATP 底物依普罗沙坦和薯蓣皂苷时，常常会导致肝摄取减少，血药浓度升高，产生药物不良反应。

3. 改变胆汁排泄中相关药物转运体的表达

某一种药物使转运体的表达水平上调，即诱导该转运体的生成，同时服用另一种底物药物会导致后者吸收或分泌增多；反之，某一种药物抑制了转运体的表达会使合用的另一种底物药物的吸收或分泌减少。例如，MRP2 介导了伊立替康活性代谢物 7-乙基-10-羟喜树碱（SN-38）及丙磺舒（MRP2 的抑制剂）的胆汁排泄，丙磺舒和 SN-38 同时服用时，丙磺舒使 SN-38 的 AUC 增加了 1.5 倍，且 SN-38 的胆汁排泄降低了 62%。利福平是肝窦状隙细胞转运蛋白的抑制剂，它能够显著减少肝脏对瑞舒伐他汀的摄取，因而增加了血液中瑞舒伐他汀的浓度。但他汀类药物在肝外血浆中浓度过高时可引发一些严重的副作用，在少数情况下还可能发展为横纹肌溶解综合征。因此，控制药物相互作用引发的胆汁排泄减少现象具有重要的临床意义。

4. 影响代谢酶的活性

药物对代谢酶的抑制作用，会影响合用的代谢酶底物的胆汁排泄。葛根素等葛根黄酮能与 CYPs、UGTs 等代谢酶发生相互作用，口服葛根素后，代谢产物主要是葡萄糖醛酸结合产物，会改变合用的代谢酶底物的药动学，从而发生代谢酶诱导的 DIs，引起药物治疗效果的变化，影响探针底物的体内清除。

参考文献

[1] El-Kattan A F，Lee M S. Oral bioavailability assessment：basics and strategies for drug discovery and development [M]．Drug Routes of Excretion，2017：e77-e138.

[2] 刘建平．生物药剂学与药物动力学 [M]．5 版．北京：人民卫生出版社，2016.

[3] Moeller M J，Chia-Gil A．A step forward in understanding glomerular filtration [J]．Nat Rev Nephrol，2020，16（8）：e431-e432.

[4] Oddsson Á，Patrakka J，Tryggvason．Glomerular filtration barrier：from molecular biology to regulation mechanisms [J]．Reference Module in Biomedical Sciences，2014：e1-e11.

[5] Masereeuw R，Russel F G M．Mechanisms and clinical implications of renal drug excretion [J]．DRUG METAB REV，2001，33（3-4）：e299-e351.

[6] 李文倩，沈志祥．急性化学性制剂中毒的排泄途径 [J]．中国社区医师，1994（12）：e18-e19.

[7] Turgay S，Christoph K，Marcus J M．Progress and controversies in unraveling the glomerular filtration mechanism [J]．CURR OPIN NEPHROL HY，2015，24（3）：e208-e216.

[8] Nasir I，Salim A H，Manal E，et al．Saliva versus plasma therapeutic drug monitoring of Pregabalin in Jordanian patients [J]．Drug Research，2018，68（10）：e596-e600.

[9] Idkaidek N，Agha H，Arafat T．Saliva versus plasma bioequivalence of Valsartan/Hydrochlorothiazide in humans：validation of classes Ⅱ and Ⅳ drugs of the salivary excretion classification system [J]．Drug Research，2018，68（1）：e54-e59.

[10] 申弘，胡萌，魏泽辉，等．胆汁的生成、分泌、排泄及胆汁淤积发生机制 [J]．临床肝胆病杂志，2019，35（2）：e431-e437.

[11] Lindsay B B．Physiology of sweat gland function：the roles of sweating and sweat composition in human health [J]．Temperature，2019，6（3）：e211-e259.

[12] Song I S Choi M K，Shim W S，et al．Transport of organic cationic drugs：effect of ion-pair formation with bile salts on the biliary

excretion and pharmacokinetics [J]. PHARMACOL THERAPEUT, 2013, 138 (1): e142-e154.

[13] 丁钐，郭立新．钠-葡萄糖共转运蛋白及其相关药物的作用机制 [J]．中华糖尿病杂志，2016，8 (5)：e319-320.

[14] Ivanyuk A, Livio F, Biollaz J, et al. Renal drug transporters and drug interactions [J]. CLIN PHARMACOKINET, 2017, 56 (8): e825-e892.

[15] Masereeuw R, Russel F G M. Therapeutic implications of renal anionic drug transporters [J]. Pharmacology & therapeutics, 2010, 126 (2): e200-e216.

[16] 魏宗友，徐柏林，郝志敏，等．氨基酸转运载体的研究进展 [J]．中国饲料，2010 (13)：e19-25.

[17] 朱蓉，马越鸣．肝细胞药物转运体研究进展 [J]．中国药理学与毒理学杂志，2014，28 (5)：e806-e812.

[18] Yin J, Wang J. Renal drug transporters and their significance in drug-drug interactions [J]. ACTA PHARM SIN B, 2016, 6 (5): e363-e373.

[19] 文世杰，刘克辛．转运体在药物肾脏排泄中的重要作用 [J]．药物评价研究，2017，40 (9)：e1216-e1222.

[20] 黄亚男，刘克辛．转运体介导的药物相互作用对药物吸收的影响及其临床意义 [J]．药物评价研究，2018，41 (1)：e23-e30.

（辽宁大学　潘昊）

第六章
药物相互作用的分子机理

药物相互作用（drug interactions，DIs）是指两种或两种以上药物同时或前后序贯应用时，使药物原有的理化性质以及药动学或药效学发生变化。针对药物相互作用造成的不同结果，可将其分为有益的相互作用和有害的相互作用。有益的相互作用如可以提高药物的治疗效果、减少不良反应、减少给药剂量等；有害的相互作用则会降低药物的治疗效果、增加发生药物不良反应的风险，甚至由于药物的毒性增加，危害患者的生命安全。

药物相互作用早在2000多年前的秦汉时期就被我国古人所注意。中药的配伍即药物的配合应用，是指按照患者的病情所需以及药物的特点，选择两种或两种以上药物联合应用。成书于汉代的《神农本草经》是目前已知的最早的中药学著作，在其序例中归纳了各种药物的配伍关系——"七情合和"原则。书中写道："有单行者，有相须者，有相使者，有相畏者，有相恶者，有相反者，有相杀者。凡此七情，合和时视。当用相须、相使者良，勿用相恶、相反者。"通俗而言，多种药物配合使用时，有的可以使原有的疗效增强，有的可以使原有的疗效削弱或相互抵消，有的可以降低或消除毒副作用，有的合用则能产生毒副作用，或为临床所宜，或为临床所忌。由于中药配伍对"宜"和"忌"的讲究，使该原则在此后两千多年的中医用药实践中发挥了巨大的作用。

"七情合和"是指两味或两味以上的中草药配在一个方剂中，相互之间会产生一定的反应，这种反应导致的结果，有些会对人体有益，有些则有害，因此在中药配伍理论中，这些反应被归纳成七种。对于"七情合和"，李时珍曾有过精辟的概括："独行者，单方不用辅也；相须者，同类不可离也；相使者，我之佐使也；相畏者，受彼之制也；相杀者，彼之毒也；相恶者，夺我之能也；相反者，两不相合也。凡此七情，合而视之，当用相须相使者良，勿用相恶相反者。若有毒制宜，可用相畏相杀者，不尔不合用也。"也就是说，药物联合应用时，"相须""相使"可以起到协同作用，从而提高药效；"相畏""相杀"可以减轻或消除毒副作用，以保证安全用药；"相恶"可以抵消或削弱其中一种药物的功效；"相反"则是药物相互作用能产生毒性反应或强烈的副作用。"七情合和"高度概括了中药临床应用的七种基本规律，是中医遣药组方的基础。由此看来，对上述"七情"的归纳不外乎协同和拮抗两个方面，这同样也是药物相互作用所导致的两种截然不同的结果。

自20世纪50年代以来，随着分子生物学的兴起，对药物相互作用以及中药方剂中各味药物配伍关系的研究不断深入，对其机制的阐述步入更为细致的分子水平。众所周知，多靶点、多通路作用于病灶部位是中药在发挥治疗作用时的显著优势。一种中草药中往往含有几十种药效成分，中药的疗效取决于这些成分的相互配合，紧密联系，方剂中各种单一化合物之间都可能存在着药物相互作用。在新冠肺炎流行期间，中药在抗击疫情中发挥出重要作用。连花清瘟的全球市场不断扩大，其作用机制在于整体调节，多靶点协同发挥抗炎、抗病毒、止咳平喘和增强机体免疫作用。连花清瘟能显著抑制新型冠状病毒在细胞中的复制，同时也能够抑制新型冠状病毒感染机体细胞所致的炎症因子 TNF-a、IL-6、MCP-1 和 IP-10 的基因过度表达，其分子机理的阐明有利于我国传统中药被世界各国人民所接受。近代之前，我国对药物配伍的研究总结多是基于临床的用药经验，单一化合物作为药物使用的临床方案屈指可数。因此，从分子水平上来认识这些有效成分的相互作用以及解释其相互作用的机制也是当下中药现代化的目标之一，对中医药迈向更广阔的全球市场有着重要的意义。

此外，随着新分子实体不断被发现，新的耐药性也不断出现，联合用药治疗各类疾病的方案日益增多，从而加大了药物相互作用尤其是有害的相互作用发生的概率。因此，在分子水平的基础理论上充分认识药物相互作用的生物学机理，已成为分子生物药剂学中的重要环节。

按照药物相互作用的两种不同的作用方式，本章在阐述药物相互作用的分子机理时主要从药动学和药效学两方面进行介绍。

第一节　基于药代动力学的药物相互作用的分子机理

药代动力学方面的药物相互作用可发生在药物体内处置的四个过程，即**吸收**（absorption）、**分布**（distribution）、**代谢**（metabolism）、**排泄**（excretion），其机制主要是通过改变血药浓度进而影响作用结果。或者可以指多种药物在同时或序贯用药时，一种药物对其他药物的吸收、分布、代谢、排泄产生干扰，使其血药浓度发生改变，进而对其治疗效果产生影响。其中在涉及药物代谢时，最容易发生药物相互作用，是导致药物不良反应的重要原因。**基于代谢的药物相互作用**（metabolism-mediated drug interactions，MDIs），其分子机理多数会涉及药物代谢酶。若药物充当的是酶促进剂的角色，会加速自身以及其他药物的代谢，从而使半衰期缩短。例如苯巴比妥是最典型的肝药酶诱导剂，加快药物的代谢，使其血药浓度降低，最终导致药效减弱。反之，作为酶抑制剂的药物则会使另一种药物的代谢减慢，药物的血药浓度升高，生物半衰期延长，从而导致药理活性或毒副作用增强。常见的代谢酶抑制剂如氯霉素，能通过抑制甲苯磺丁脲的代谢，增强其降糖作用，从而导致低血糖昏迷的发生。

药代动力学方面的药物相互作用，也时常在药物的吸收环节发生。内外排转运体在口服药物的吸收过程中发挥着重要作用。多种口服药物联合给药时，某些药物能够抑制小肠的外排转运体，从而提高其他药物的口服生物利用度。其中，P-糖蛋白（P-gp）作为识别底物最多的外排转运体，它所介导的药物外排是口服药物吸收差异和生物利用度变化的一个主要原因。器官移植的患者术后通常联合服用抑制剂他克莫司与五酯胶囊，五酯胶囊中的有效成分五味子醇乙、五味子甲素和五味子酯甲等能够显著抑制 P-gp 的功能，从而显著提高了他克莫司的口服生物利用度。

药物吸收进入体循环后，首先会与血浆蛋白进行结合，形成临时的药物贮库，贮库外的游离型药物可以进一步被机体处置。发生在分布时的药物相互作用，其原因主要在于一种药物和其他药物竞争置换血浆蛋白结合，使血浆中游离的药物浓度发生改变，影响药物的分布特性，最终导致药效的差异。例如保泰松能竞争磺胺类降糖药的血浆蛋白结合位点，使游离药物浓度升高，增强其降血糖的作用，临床上联合用药时应加以注意和预防。

大多数药物在体内经吸收、分布、代谢后主要由肾脏排出体外。在经肾小球滤过、肾小管分泌等过程时，也常发生药物的相互作用。肾小管的分泌是通过特殊的转运载体，当多种药物合用时，可相互竞争上面的转运载体，竞争力弱的药物由肾小管分泌进入尿液排出到体外的药量从而减少，可引发一些不良反应。如丙磺舒由于与转运体的亲和力大，故对大多数有机酸的肾小管分泌有抑制作用，青霉素若与丙磺舒同时应用，丙磺舒则能够阻断青霉素的肾小管分泌，因此青霉素在体内停留的时间延长，有效浓度持久，使抗菌作用的时间增加。

一、主要通过影响吸收的药物相互作用的分子机理

药物由给药部位进入血液循环的过程称为**药物吸收**（absorption），胃肠道对药物的吸收是决定口服生物利用度的重要因素之一。口服药物在肠道的吸收不仅是简单的被动转运，还通过肠道上皮细胞的药物转运体来实现。肠上皮细胞黏膜上丰富地表达着药物转运蛋白，它们在药物吸收过程中发挥着十分重要的作用。

药物转运体（transporter）是一类存在于细胞膜上的蛋白质或多肽，其功能是将药物或内源性物质摄取入或外排出细胞，其影响着药物在体内的吸收、分布及排泄过程，转运体的功能缺失或抑制是引起药物相互作用及某些疾病的重要原因。

人体内参与药物跨膜的转运体种类众多，按底物跨膜转运方向可分为参与药物吸收和外排的两大类转运体。即**外排性转运体**（efflux transporter）和**摄入性转运体**（up take transporter），大多分布在胃肠道、肝脏、肾脏、脑等机体重要器官，图 6-1 为胃肠道上与药物吸收相关的药物转运体。

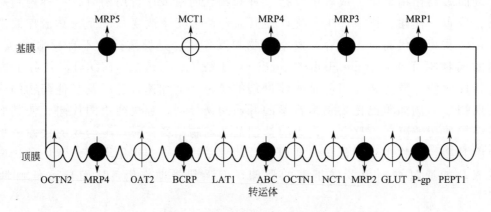

图 6-1　胃肠道上与药物吸收相关的药物转运体分布

（一）外排性转运体

外排性转运体（efflux transporter）直接利用 ATP 分解释放的能量来转运底物，包括糖、多肽及其代谢物等，进行原发性主动转运，将进入上皮细胞的药物或有害物质重新泵出到肠腔，对机体起到重要的保护作用，是药物进入体内的第一道屏障。介导药物外排的转运体为 ATP 结合盒（ATP binding cassette，ABC）转运体家族，主要包括多药耐药蛋白［multidrug resistance protein，MDR，其中 MDR1 又称 P-糖蛋白（P-glycoprotein，P-gp）］、多药耐药相关蛋白（multidrug resistance associated proteins，MRPs）、乳腺癌耐药蛋白（breast cancer resistance protein，BCRP）等。

1. P-糖蛋白

P-糖蛋白（P-gp）由 1280 个氨基酸组成，分子量为 1.7×10^5。其分子结构包含两个同源部分，每个同源部分别有 6 个跨膜区域和 1 个具有 ATP 酶活性的核苷酸结合域，多肽链接头连接两个同源部分。P-糖蛋白分布在肠道上皮细胞、肾近曲小管、胎盘、血脑屏障及干细胞等。P-糖蛋白的外排作用削减了药物进入各组织的量，同时增加了药物从肝细胞、肾小管及肠上皮细胞的排出量。

糖蛋白作为转运蛋白在对药物相互作用方面被广泛地研究。多杀霉素与伊维菌素联合使用时，多杀霉素作为 P-gp 的抑制剂，会阻碍脑内皮层的 P-gp 介导伊维菌素的转运外排，脑内伊维菌素的药物聚积，浓度过高产生神经毒性。利福平与地高辛合用时，利福平诱导 P-糖蛋白导致介导的地高辛外排程度增强，从而降低了地高辛的血药浓度。

中草药作为补充疗法和膳食补充剂的使用越来越多，这极大地引起了人们对潜在的草药-药物相互作用（HDI）的担忧。HDI 可能引起处方药的增强或拮抗作用，从而导致意外的临床结果。因此，识别或预测潜在的 HDI 并描述潜在的机制具有重要意义。药物转运蛋白的调节已被认为是人类发展指数的主要原因之一，越来越多的中草药及其衍生的植物化学物质对转运蛋白具有调节作用，当与常规药物同时使用时会产生药代动力学 HDI。这些转运蛋白介导的相互作用中的一些已经显示出临床意义。近年来关于中药对 P-gp 影响的报道日渐增多，很多中药及其有效成分对 P-gp 产生抑制或诱导作用，从而增加或减少这些转运体底物药物的口服生物利用度。

五味子为木兰科植物五味子或华中五味子的干燥成熟果实，主要药理活性成分为五味子甲素、五味子酯甲、五味子酯乙等。联苯环辛二烯型木脂素已被用于治疗和预防多种疾病，例如炎症、肝炎和癌症。五味子酯乙通过抑制 P-gp 的药物外排功能和下调其蛋白表达，在体外能高效逆转肺癌耐紫杉醇 A549/Tax 细胞对多种化疗药物的耐药性。

甘草是应用最广泛的中药之一，大多数中成药处方中都含有甘草，主要用于减少或缓解处方中其他中药的毒性或剧烈药性，也可用于治疗肝炎、肿瘤和心血管系统疾病。免疫抑制剂环孢霉素被广泛用于移植患者的抗排异反应中，作为 P-gp 底物的典型代表，甘草提取物及其有效组分甘草酸与环孢霉素合用后，甘草酸、甘草次酸能够增强 P-gp 功能，从而增加环孢霉素的外排。

器官移植手术后，患者往往会选择联合服用免疫抑制剂他克莫司与五酯胶囊，五酯胶囊称为"节约剂"是因为五酯胶囊中五味子醇乙、五味子甲素和五味子酯甲等化学成分可明显抑制 P-gp 的功能，从而显著提高了他克莫司的口服生物利用度，为长期服用他克莫司的患者节约了治疗费用。

人参皂苷与 P-gp 抑制剂（维拉帕米和环孢素 A）联合用药时，人参皂苷作为 P-gp 的底物，P-gp 抑制剂（维拉帕米和环孢素 A）可以显著抑制人参皂苷在 Caco-2 细胞中的外排，人参皂苷的口服生物利用度得到了显著提高，表明肠道对中药有效成分的吸收过程中，药物转运体起到了重要的作用。中药-中药之间也会发生这种协同作用提高生物利用度，如丹参酮可以通过抑制 P-gp 从而减少隐丹参酮的细胞外排，提高隐丹参酮的生物利用度。相反，长期服用丹参提取物也可诱导 P-gp 的表达，从而降低健康受试者体内非索非那定的血浆暴露量。苦参提取物则可诱导 P-gp 降低大鼠体内茚地那韦的血浆暴露量。

因此，临床上当与对 P-gp 有诱导作用的中药、中成药与化学药联用时，应该注意避免由于诱导 P-gp 表达致使化学药的疗效降低进而导致治疗的失败，表 6-1 为抑制 P-糖蛋白的某些化学药物，如果确实有必要两药联合使用，应当考虑适当增加化学药的剂量。

表 6-1　抑制 P-糖蛋白的药物

化学药	效果
丙戊酸钠（Valproate）	抑制 P-gp 活性
辛伐他汀（Simvastatin）	抑制 P-gp 活性
氟伐他汀（Fluvastatin）	浓度依赖性抑制 P-gp 活性
替米沙坦（Telmisartan）	抑制 P-gp 外排功能
吲哚美辛（Indomethacin）	抑制 P-gp 活性
褪黑素（Melatonin）	抑制 P-gp 外排功能

2. 多药耐药相关蛋白

多药耐药相关蛋白（multidrug-resistant related proteins，MRPs）属于 ABC 超家族，主要在肠上皮的基底膜侧表达，从肠近端到远端表达水平逐步降低。MRPs 分为 8 种，其中对于 MRP1、MRP2、MRP3 的研究较为广泛，MRP1、MRP2 及 MRP3 主要参与许多治疗药物的外排过程，MRP1 表达于各种实体肿瘤和血液肿瘤，与乳腺癌的耐药现象相关。乳腺癌耐药蛋白（BCRP）的转运底物广泛而复杂，包括：①蒽环类，如柔红霉素、多柔比星、蒽比唑；②喜树碱类似物，如 9-氨基喜树碱、7-乙基-10-羟喜树碱（SN-38）、伊立替康、拓扑替康、甲氨蝶呤；③核苷类似物，如齐多夫定、拉米夫定；④荧光基团，如罗丹明等；⑤共轭化合物，如硫酸雌酮等；⑥其他，如哌唑嗪、拓扑异构酶Ⅰ抑制剂、酪氨酸激酶抑制剂（如甲磺酸伊马替尼）、磷脂酰丝氨酸、脱镁叶绿甲酯酸等。

MRP2 主要分布于胆管、肾小管及肠道上皮细胞，介导结合型有机阴离子型化合物转运，如抗肿瘤药物以及它们的结合代谢产物等。MRPs 转运体大多为毛细管多专属性有机阴离子转运体，能够转运谷胱甘肽结合物、半胱氨酰白三烯（LTC）及非共轭结合的有机阴离子，这一点与 P-糖蛋白有所不同。

MRP2 与药物体内转运联系最为密切。MRP2 主要分布于胆管、肾小管、肝细胞和肾近端小管，少部分位于肠道，胚胎以及血脑屏障的内皮细胞等组织。MRP2 不仅影响药物的体内转运，也会和药物发生相互作用，对机体产生一定的影响。非甾体抗炎药吲哚美辛是 MRPs 家族的一种已知的抑制剂，已被证明可以改变药物的药代动力学，并通过 MRP2 抑制引起药物相互作用，例如吲哚美辛和柳氮磺吡啶联合用药时，吲哚美辛与柳氮磺胺吡啶竞争性抑制小肠的 MRP2，使得柳氮磺胺吡啶的小肠外排减少，吸收增加，可能导致其在结肠的药物浓度减小，被肠道微生物分解成水杨酸量减少，疗效降低。

3. 乳腺癌耐药蛋白

乳腺癌耐药蛋白（BCRP）是继 P-gp 和 MRP1 耐药蛋白之后发现的第三大外排转运蛋白，主要分布于胎盘屏障、血脑屏障、血睾屏障、血视网膜屏障，是一种重要的外排转运体，主要通过将各种外来毒性物质和内源性底物泵出细胞起到保护机体的作用。至今发现的数百种 BCRP 抑制剂，作用机制主要是通过抑制其 ATP 酶活性、与底物发生竞争性抑制或在特定的结合位点抑制特定底物的外排等发挥作用。

槲皮素是大量存在的黄酮类化合物，具有抗炎、抗氧化、抗菌、抗癌和抗病毒等作用。山奈酚也属于黄酮类化合物，广泛存在于各种水果、蔬菜及饮料中，具有防癌、抗癌、抗炎、抗氧化、抗菌、抗病毒等多种功效而受到人们的广泛关注。槲皮素是 BCRP 的一种底物，而山奈酚既是 P-gp 的底物，也是 BCRP 的底物和抑制剂。山奈酚通过竞争性或非竞争性抑制 BCRP 介导的槲皮素外排，黄酮类化合物的组合使用可通过 BCRP 等外排转运体相互作用影响其生物利用度。

许多为 BCRP 底物或抑制剂的中药组分，如黄芪、人参等，它们对其外排活性有显著的影响，在临床用药过程中应密切关注 BCRP 介导的药物相互作用，以减少或规避药物相互作用带来的不良影响。

(二) 摄入性转运体

摄入性转运体（uptake transporter）是不涉及 ATP 的水解释放能量，主要包括：有机阴离子转运体（OATP1B1、OATP1B3、OAT1、OAT3 等）以及有机阳离子转运体（OCT1、OCT2 等）、寡肽转运体（PEPT）。在人体内它们对药物的吸收起着非常重要的作用。

1. 有机阴离子转运多肽

有机阴离子转运多肽（OATPs）作为在人和啮齿类动物体内广泛分布的转运体，多分布于肝脏和肾脏，参与药物的肝肾消除过程，但 OATPs 在小肠黏膜具有较广泛的分布，参与了很多药物的吸收。在肠道中，OATPs 家族的亚型在上皮细胞的细胞膜顶端表达，其中 OATP1A2 和 OATP2B1 是肠道细胞膜上表达的两种摄取型转运体，它们可以将药物从肠道中摄取转运至血液中，其对多种药物的吸收发挥着重要的作用，如甲氨蝶呤、他汀类药物、非索非那定及非甾体抗炎药等。

药物联合应用，可能通过 OATPs 发生相互作用，发生药效降低、不良反应增多等情况。OATPs 抑制剂会对药物的吸收过程产生影响，如利福霉素钠与克拉霉素联合用药时，利福霉素钠作为一种 OATPs 抑制剂，会使克拉霉素的血药浓度降低，生物利用度下降。

当服用药物时，我们日常饮食也需注意，研究表明，葡萄、橘子和苹果在一定程度上能抑制 OATPs 介导的非索非那定的肠细胞摄取。葡萄汁、橘子汁还可以抑制 OATP1A2，从而减少洛尔类药物和甲状腺素的吸收，因此在临床用药时，应提醒患者不要食用果汁等饮品，以免影响药物的吸收。

2. 有机阳离子转运体

有机阳离子转运体（OCTs）主要分布于肝脏、肾脏，主要是将有机阳离子由细胞外液转运到细胞内，OCTs 底物有二甲双胍、胆碱、奥沙利铂、伊马替尼、筒箭毒碱及皮质酮等；抑制剂有雷尼替丁、法莫替丁等。OCTs 家族包括 OCT1、OCT2、OCT3 和其他新型有机阳离子转运体（OCTN1～OCTN3）。

维拉帕米作为选择性 OCT1 抑制剂，与二甲双胍合用时可降低二甲双胍的肝内摄取，影响其降糖效果。维拉帕米通过竞争性抑制有机阳离子转运体而拮抗二甲双胍的降糖效应，长期应用二甲双胍的糖尿病患者，应尽量避免与维拉帕米的联用。

小檗碱（berberine）是一种异喹啉生物碱，又称黄连素，从中药黄连中提取分离得到，对治疗心血管疾病、糖尿病及抗肿瘤方面有较为显著的疗效。有机阳离子转运体 OCT1 和 OCT2 可被小檗碱抑制，当二甲双胍与小檗碱联合用药治疗糖尿病时，小檗碱可提高二甲双胍的血药浓度，降低体内的清除率，进而导致二甲双胍在肝内摄取减少，肾内排泄减少，从而提高二甲双胍的血药浓度。

3. 寡肽转运体

寡肽转运体（PEPTs）介导转运二肽、三肽的驱动力是小肠上皮细胞刷状缘膜 Na^+/H^+ 交换转运蛋白产生的向细胞内质子梯度差，其对蛋白水解的二肽和三肽的肠道吸收发挥着重要的作用。目前对 PEPTs 中两个亚型 PEPT1 和 PEPT2 的研究比较深入。PEPT1 是肠道吸收药物最广泛研究的转运体之一，它对其底物的亲和力明显高于 PEPT2。

PEPT1 和 PEPT2 介导了头孢类药物的肠道和肾脏的重吸收，研究表明 PEPT1 介导了头孢拉定、头孢克肟、头孢氨苄、头孢妥仑匹酯和头孢他啶的肠道吸收；PEPT2 介导了头孢氨苄、头孢羟氨苄、头孢克洛和头孢拉定的肾脏重吸收，它们在头孢类药物的药动学中扮演着重要的角色。

某些中药成分是肠道摄取转运体的诱导剂，同转运体介导的药物合用可以增加肠道对这些药物的吸收，提高其口服生物利用度，如三七中调脂成分三七环肽主要由 PEPT1 介导进入血液，灵芝三萜在发挥调脂作用的同时可以上调 PEPT1 的表达，增加三七环肽在血液中的浓度，二者协同发挥调脂作用。

转运体如 P-gp、BCRP、MRPs、OCTs 和 OATPs 等被证明在药物相互作用中发挥重要作用。但中药及中药复方药理活性成分复杂，可能同时作用于多种转运体，而各转运体介导的底物又存在一定的重叠性，因此，药物间的相互作用机制还需做进一步探索。

不同种类的药物外排泵和转运蛋白在肠道上皮细胞存在的位置不同，其功能作用也不同。一些转运蛋白如 PEPT1、OATPs、MCT1，可以促进药物在肠道中的吸收，从而提高药物的生物利用度；而 P-gp、MRPs 药物外排泵等则可以降低药物的生物利用度。故一方面可以利用转运蛋白的生物学特性，对药物进行必要的结构修饰，通过增加其与促吸收蛋白的亲和力而促进吸收。另一方面可利用药物外排泵底物结构修饰、底物与外排泵抑制剂的联合用药等方式，提高口服药物的生物利用度。

随着对转运体研究的深入，将更有助于寻找和研制新药以达到更高疗效并避免不良反应的发生。药物相互作用在临床用药中越来越受到重视，熟悉地掌握转运体介导的药物之间的相互作用在指导临床用药中起到重要的作用，不仅可以使治疗达到预期的效果，还可以避免因血药浓度过大而产生不良反应，尤其对治疗窗狭窄的药物应额外提高警惕。

二、主要通过影响分布的药物相互作用的分子机理

药物进入血液循环后，在血液和组织中转运的过程，称为**药物的分布**（distribution of drug）。有些药物能与血浆或组织中的蛋白质相结合，称为结合药物。而血浆中的结合药物由于分子量大，难以通过血管壁，因此往往不存在药理活性（这为传统观点，已经有体外研究表明存在一种蛋白质介导的摄取机制）。而非结合型药物，即游离药物可以透过血管壁，进而参与药物的代谢、排泄以及产生药理作用。

药物与蛋白质的结合既可以是可逆的也可以是不可逆的。不可逆的结合，如连续摄入超剂量的对乙酰氨基酚，经细胞色素 P450 酶代谢会产生大量的亲电子烷化剂——*N*-乙酰苯醌亚胺（NAPQI），但只有少量 NAPQI 会与谷胱甘肽结合失去毒性，经肾脏排出体外，而大部分 NAPQI 与肝脏蛋白以共价键不可逆结合，从而导致肝细胞的损伤以及坏死。可逆的蛋白结合影响着药物在体循环中的有效浓度，其决定了药物在体内的活性以及药代动力学性质，对指导临床合理用药有着重要的意义。

1. 血浆蛋白

在血浆中主要有三种蛋白质参与药物结合，分别为人血清白蛋白（human serum albumin，HSA）、α_1-酸性糖蛋白（α_1 acid glucoprotein，AGP）以及脂蛋白（lipoprotein）。得益于现代分析方法的发展，可以通过高效液相色谱法、平衡透析法、超滤法和超速离心法等在体外测定药物与血浆蛋白结合能力。

HSA 是血浆中最丰富（$5 \times 10^4 \sim 7.5 \times 10^4$ mol/L）的蛋白质，占血浆总蛋白的 50%～60%，它可以结合内源性配体，如脂肪酸、氨基酸、激素、胆汁酸、金属以及有毒代谢物等。

HSA 是由 585 个氨基酸残基组成的非糖基化分子，其分子量约为 6.6×10^4。如图 6-2 所示，其分子中 68% 为 α 螺旋，无 β 折叠，有 17 对二硫键，由 35 个半胱氨酸所组成，因而构成了 HSA 的稳定结构。HSA 分子可分为 I、II、III 三个结构域，每个结构域又有 A、B 两个结构亚域，分别为 I A、I B、II A、II B、III A 和 III B。HSA 分子上有多个小分子结合位点，Sudlow 等指出 HSA 主要有位点 I、II 两个疏水腔组成的药物结合位点，如图 6-2 所示，其中位点 I、II 分别位于域 II A 和域 III A。由 6 个 α 螺旋组成的位点 II，其与位点 I 有拓扑结构相似性，除主腔室之外还有一个亚腔室，入口处有一个为脂肪酸强结合位点的极性区域。位点 I 与位点 II 相比，位点 I 的空腔容积较大，空间较宽阔，但由于域 III A 的转动更接近蛋白质表面，更容易暴露于溶剂中，活性较大，许多小分子优先结合在位点 II 上，结合的药物通常为酸性或电负性的小分子。

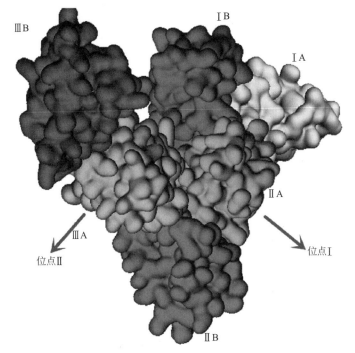

图 6-2 HSA 的三维结构图

扫码看彩图

由于位点 II 的药物结合空腔的独特结构，因此决定了位点 II 药物结合的典型性特征。在结合空腔典型的层次分布中，包括：①极性残基形成静电作用区域，如入口处的 ARG410、LYS414、ARG485 和 SER489 等；②空腔中部的环形疏水作用区域由 4 个 LEU（LEU387、LEU407、LEU430 和 LEU453）组成；③空腔深处的静电和疏水组合作用由 ASN391、PHE403、VAL433 和 GLU450 等残基提供。

对于弱酸性药物，如布洛芬，其含带负电荷的羧基，与 HSA 的结合主要以疏水相互作用为主，静电相互作用为辅 [图 6-3(a)]。弱酸性药物的羧基结合于空腔入口处，可与位点 II 的带正电残基 ARG410、LYS414 和 ARG485 发生静电相互作用，小分子的羧基还可与空腔入口处的 ARG410、LYS414 和 SER489 形成氢键。苯环、萘环和多元杂环等结合于空腔的中部，具有一定疏水性，其周围环绕 LEU387、LEU407、LEU430 和 LEU453 四个疏水性 LEU，形成强疏水作用。若分子中含有多环或者体积较大的卤素原子，LEU387 和 LEU453 会有一定角度的偏转，形成另一个亚腔结构，结合空腔的体积变大，可以容纳体积较大的结合分子。在空腔底部，带负电的 GLU450 可与结合分子的局部正电区域发生静电作用；疏水性 PHE403 和 VAL433 可与苯环上的疏水烷基链、卤素取代基等发生疏水作用；ASN391 则可形成氢键。对于中性药物，如地西泮与 HSA 的结合同样也是以疏水相互作用为主，结合在空腔的深处［图6-3（b）］。空腔入口处的极性残基几乎不与其发生静电相互作用，中部和深处的残基作用方式与弱酸性药物基本类似。

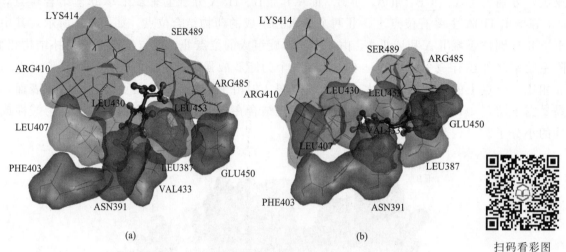

图 6-3　布洛芬（a）和地西泮（b）分别与 HSA 的结合模式

扫码看彩图

α_1-酸性糖蛋白（AGP），也称乳清酸，是一种酸性蛋白质，为高度糖基化分子，是由 204 个残基组成的单个氨基酸链，在血浆中的浓度相对较低（$0.9 \times 10^5 \sim 2.2 \times 10^5$ mol/L），但实际上是血浆中第二丰富的蛋白。AGP 有多个药物结合位点，主要倾向于结合碱性（阳离子）药物和中性药物，例如肝素、血清素、组胺、类固醇激素等。脂蛋白是脂质和蛋白质的大分子复合物，只发挥较小的药物结合作用，其偏向于结合中性亲脂性化合物，在白蛋白结合位点饱和时，也会与药物发生结合。而血浆中的其他蛋白质，如转运蛋白、纤维蛋白原、性激素结合球蛋白和甲状腺结合球蛋白则分别结合特定的化合物。

2. 蛋白结合与药物的体内分布

一般来说，游离活性（或毒性）成分的浓度与生物效应（或中毒）直接相关，血浆中游离药物的浓度与分布到组织中的浓度直接相关。药物在进入体循环后，将不同程度地与血浆蛋白结合。药物的血浆蛋白结合率（binding rate of plasma protein，BRPP），即血液中与蛋白结合的药物占总药量的百分数会影响药物的表观分布容积（V）。在大多数情况下，只有游离的药物分子能够穿过生物膜屏障，分布到组织中，然后发挥治疗作用。蛋白结合率高的药物，很难进入组织，致使其 V 值较小。药物表观分布容积受血浆蛋白结合的影响见表 6-2。

表 6-2　血浆蛋白结合对药物表观分布容积的影响

药物	血浆未结合药物/%	V/(L/kg)	药物	血浆未结合药物/%	V/(L/kg)
布洛芬	1	0.14	磺胺苯吡唑	5	0.29
萘普生	2	0.09	苯唑西林	8	0.44
华法林	3	0.10	氯磺丙脲	8	0.20
呋塞米	4	0.20			

一般来说，药物与血浆蛋白的结合是可逆的，并且存在"药物＋蛋白⇌药物蛋白复合物"的平衡关系。通过与血浆蛋白形成非共价复合物，可以保护小分子药物免受某些消除途径的影响，如肝脏或血液中的酶反应和肾脏的肾小球过滤。

作为药物贮库，结合的药物部分可以保持有效浓度并延长药物作用的持续时间。对于对血浆蛋白具有高亲和力的药物，它们一般需要更高的剂量才能达到治疗水平，生物半衰期延长并可能增加毒性。相反，血浆蛋白结合率低的药物到达作用部位的能力又通常有限。

3. 蛋白结合与药物相互作用

大部分药物或其代谢产物可不同程度地与血浆蛋白发生可逆性结合。若同时应用两种或两种以上的药物时，这些药物则会竞争血浆蛋白结合位点，如图 6-4 所示。对血浆蛋白结合率高的药物，与另一种药物竞争血浆蛋白的结合位点，将其置换为游离型，引起该药物药理活性的增强。在相同剂量的情况下，由于对血浆蛋白结合位点的竞争，游离型药物浓度增加，最终会导致不良反应的发生以及药效的改变。

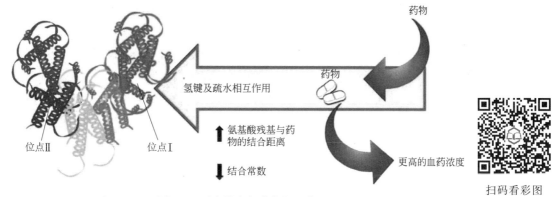

图 6-4　蛋白结合与药物相互作用

中药的相须、相使配伍是前人从长期临床经验中总结出来的能增强药物疗效的配伍方法，配伍后的中药活性成分进入人体后，在体内分布过程中存在与血浆蛋白结合位点的竞争。如在传统的中药复方中，川芎、当归等常与白芍、赤芍等配伍使用，阿魏酸（ferulic acid，FA）和丹皮酚（paeonol，PAE）分别是这些中药的主要活性成分之一，由于两者主要通过氢键竞争结合 HSA 上的位点 II，当 FA 和 PAE 共存时，PAE 的存在会促使 FA 与 HSA 上的位点解离，从而使 FA 从蛋白结合位点被置换出来变成游离型，导致血液中游离型 FA 浓度升高，更多的 FA 作用于靶点，使其药效增强。

中药方剂传承千年，经久不衰。随着现代科学技术的发展，越来越多的配伍机制被阐明。在我国中药现代化的发展过程中，方剂配伍的现代化研究历经了从原料药饮片到成分，体外到体内，单一方法到多种科学方法的巨大进步。芍药甘草汤，出自东汉时期的《伤寒杂病论》，该方为张仲景的原方，只有芍药和甘草两味中药。本方主治津液受损，阴血不足所致诸症。方中芍药酸寒，养血敛阴，柔肝止痛；甘草甘温，健脾益气，缓急止痛。二药相伍，酸甘化阴，调和肝脾，有柔筋止痛之效。古籍中记载了芍药与甘草合用存在着协同作用。

芍药提取物中的主要活性成分芍药苷和芍药内酯苷与血浆蛋白具有较高的结合率，从而提高了甘草的药效成分甘草酸和甘草次酸的血药浓度，同时甘草次酸与 HSA 结合后，HSA 的二级结构发生了变化。α 螺旋结构从 50.93% 减少到 24.73%，并出现无规则的卷曲，使一些含芍药有效成分的血药浓度显著增加。甘草中的一些成分同时会干预芍药苷肠道 P-gp 介导的外排转运，增加了芍药苷的肠道吸收。

ARB（血管紧张素 II 受体阻滞剂）和他汀类药物的联合给药具有协同血管保护作用，使该治疗组合成为控制心血管并发症的常用治疗方案。例如氯沙坦（LOS）和瑞舒伐他汀（ROS）两种药物同时给药会竞争彼此与 HSA 的结合位点。后一种竞争性置换可以增加前一种药物的游离态血浆浓度，进而通过代谢酶 CYP2C9 转化（主要是对 LOS 而言，对 ROS 而言则低得多），增加其相应的血浆清除率。

如图 6-5 所示，分子对接研究显示出 LOS 和 ROS 在 HSA 位点 Ⅰ 内的高度锚定。位点大空腔内疏水残基的相关连接以及与关键亲水氨基酸的极性结合，分别为 LOS 和 ROS 提供了高结合分数。因此这种联合药物治疗具有显著的临床优势，可以通过相互协同的药理作用预防高血压患者的动脉粥样硬化。

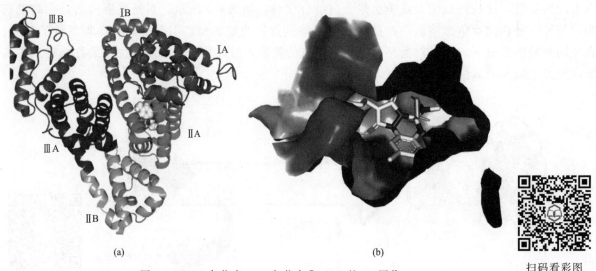

图 6-5　HSA 各位点（a）与位点 Ⅰ（b）的 3D 图像

扫码看彩图

此外，对于治疗指数低的药物，其治疗浓度和中毒浓度接近。若有药物从血浆蛋白位点上被置换为游离型，则可能产生药物中毒的后果。

美国 FDA 最近强调了二氢吡啶和一些他汀类药物存在着剂量依赖性，并在同时给药时对这两类药物设定了新的剂量限制。高脂血症和高血压被认为是动脉粥样硬化风险及其相关疾病发展的主要原因。联合疗法仍然是治疗该类疾病的首选。钙通道阻滞剂（CCB）和 HMG-CoA 还原酶抑制剂已被广泛用于治疗伴有高血压的高胆固醇血症。这些组合能防止新病变的形成以及动脉粥样硬化的进展。

但随着新批准的 CCB 和他汀类药物数量的上升，增加了潜在药物相互作用的风险。其中，血浆蛋白结合是瑞舒伐他汀（ROS）和氨氯地平（AML）药动学相互作用的主要途径。ROS 和 AML 的长血浆半衰期 $t_{1/2}$ 主要由于与血浆蛋白的高结合率（约 90%）。ROS 可以通过离子键、氢键、π-π 堆积和疏水相互作用与 HSA 紧密结合。而 AML 通过离子键、氢键和疏水相互作用与 HSA 结合。由此，ROS 可以与 AML 发生竞争置换，大量 AML 以游离形式存在。分子模拟结果表明，AML 与 ROS 会竞争 HSA 位点 Ⅰ 疏水口袋的色氨酸残基（Trp214），从而影响两种药物的药代动力学参数，说明患者服用这两种药物的确存在一定的风险。

三、主要通过影响代谢的药物相互作用的分子机理

药物在体内经酶或其他作用发生化学结构改变，称为**药物代谢**（metabolism）或**生物转化**（biotransformation）。药物代谢性相互作用指的是当两种或两种以上药物同时或先后序贯用药时，会影响代谢环节，使疗效增强甚至产生毒副作用，或使疗效减弱甚至导致治疗失败。肝作为代谢的主要部位，其参与代谢的催化酶中**肝微粒体细胞色素 P450**（cytochrome P450，CYP450）**酶系**（CYP 酶）在药物相互作用中扮演着重要的角色。

CYP 酶是半胱氨酸血红素酶的一个大家族，存在于各种生命形式（植物、细菌和哺乳

动物）中，根据氨基酸序列的统一性分为 17 个家族和许多亚家族。氨基酸序列有 40% 以上相同者划为同一家族，以阿拉伯数字表示；同一家族内相同达 55% 以上者为一亚家族，在代表家族的阿拉伯数字之后标以英文字母表示；在同一亚家族的当同工酶则再以阿拉伯数字表示。这些酶是有效的氧化剂，能够催化饱和碳氢键的羟基化、双键的环氧化、杂原子的氧化、脱烷基反应、芳烃的氧化等，因此，在许多内源性化合物以及包括药物在内的外源性化合物的氧化转化中起着关键作用。转运体可介导药物及其代谢产物的跨膜转运，同 CYP 酶类似，能够影响作用底物的血药浓度以及组织分布，从而改变药效或毒副作用。药物相互作用使药物代谢酶和转运体活性改变，进而影响药物代谢速率、改变药物作用强度及作用时间等。

1. 酶诱导作用的药物相互作用

酶诱导剂指能促进 CYP 酶合成或活性增强的药物。药酶活性增加，促使药物代谢加快，导致药物的血浆水平降低，使机体对药物的反应性减弱，从而降低其疗效。

在传统中医药理论中半夏和生姜常搭配使用，生姜可用半夏来解毒或改变药性。运用探针药物法分析半夏生姜配伍对大鼠 CYP 酶的影响，发现半夏组、生姜组及半夏-生姜配伍组 CYP 酶水平均明显升高，并且半夏与生姜配伍后 CYP 酶水平高于半夏组，表明半夏、生姜及半夏-生姜配伍均可诱导 CYP 酶，同时半夏-生姜配伍可抵消半夏单用对 CYP 酶的抑制作用，进而起到"相畏相杀"、减少不良反应、提高药物治疗效果的作用。大戟具有多种生物效应，其提取物具有细胞毒性、抗病毒和抗感染活性；甘草广泛应用于中医药中，古今中医普遍认为甘草可以调和、修饰其他草药，然而，根据中医理论，大戟和甘草在中医临床上是禁止合用的。同时，由于 CYP2C9 被认为是人体内最重要的药物代谢酶亚型之一，对 10%~20% 常用药物的羟基化至关重要，因此选择从药物代谢酶 CYP2C9 的角度来探讨大戟与甘草配伍不相容的可能机制。该研究采用经典探针底物甲苯磺丁脲（Tolbutamide）探究了大戟单味、甘草单味及两者合用对 CYP2C9 活性的影响，体内研究表明，甘草（水提物）、大戟（水提物和醇提物）以及两药合用（煎煮）均可诱导 CYP2C9 活性，与单味中药相比，甘草和大戟合用对 CYP2C9 活性的诱导作用更强。总的来说，单味中药对 CYP2C9 活性的影响无统计学意义，而两味中药合用能诱导 CYP2C9 的活性，基于甘草与大戟配伍对 CYP2C9 活性的诱导作用，可能加速甘草、大戟及方剂中其他中药主要活性成分的代谢，从而降低这些活性成分的血浆浓度和目标部位的成分浓度，进而导致疗效不佳。

核受体（nuclear receptor，NR）是对人体多种生命活动发挥调控作用的一类重要的转录因子，依赖于配体，在生物体内分布广泛。药物间相互作用通常与药物代谢酶和转运体有关，其主要机制是药物与核受体作用，进而诱导代谢酶和转运体活性改变。孕烷 X 受体（pregnane X receptor，PXR）是核受体家族中作用最广泛的一个亚型，PXR 被配体激活或抑制后能够调控靶基因的表达活性，中药通过激活 PXR 并诱导药物代谢酶等的表达，从而影响合用药物的药代动力学过程。苦参是中药中常用药材，N-甲基野靛碱是其主要活性成分，可以通过激活 PXR 信号通路诱导 CYP3A4 酶转录表达和代谢活性，进而影响其他经 CYP3A4 酶代谢类药物的代谢。因此，当苦参与茚地那韦合用来治疗病毒性肝炎等疾病时，苦参通过诱导肝细胞中 CYP 酶的表达，使得茚地那韦在体内的最高血药浓度降低、药物暴露降低、清除率增加，从而加快了茚地那韦的体内代谢和清除速率，导致药效降低。配体激活型受体组成型雄烷受体（constitutive and rostane receptor，CAR）与 PXR 具有相似的功能，通过调控胆红素代谢酶（UGT1A1）、谷胱甘肽转移酶（GSTA 和 MRP2）等影响代谢，因此，改变 CYP 酶和药物转运蛋白的表达也可以通过激活 CAR 来实现，进而影响药物的体内代谢以及药效。前胡是常用的一味中药材，被用于治疗呼吸系统疾病，其有效成分包括：白花前胡甲素、白花前胡丙素和白花前胡丁素等。它们均能通过激活 CAR 通路来诱导 CYP3A4 和 UGT1A1，增强其转录活性及蛋白质表达，其中，白花前胡甲素能够同时激活 PXR 和 CAR 双受体而诱导 CYP2B6 的表达。因此，当前胡与 CYP 酶的代谢底物合用时，需注意药物间相互作用的影响以及可能产生的毒副作用。

2. 酶抑制作用的药物相互作用

能抑制 CYP 酶活性或减少药酶合成的药物称为酶抑制剂。若与其他药物合用时，由于药酶受到抑制，药物代谢减慢，导致作为 CYP 酶底物的药物血浆水平升高，可引起中毒反应。

研究发现辣椒素对 HepA-1c1c7 细胞 CYP1A1 表达具有一定的影响。3-MC 是一种强有力的环境污染物和致癌物，进入体内会以极高的亲和力与芳烃受体（AhR）结合，进而激活细胞内 AhR 使 CYP1A1 蛋白被诱导，诱导后的 CYP1A1 催化多环芳烃（PAHs）的氧化分解代谢，产生可进入细胞核并与特定 DNA 残基结合的遗传毒性代谢物，从而导致癌变。采用辣椒素处理 Hepa-1c1c7 细胞，以 3-MC 为阳性对照组，通过一系列的实验，发现辣椒素可以增加 CYP1A1 的酶活性以及 mRNA 和蛋白质的表达量，抑制 3-MC 介导的 CYP1A1 酶活性以及 mRNA 和蛋白质表达量的增加。并且研究表明辣椒素通过激活瞬时受体电位香草样 1 型受体（TRPV1）和 AhR 信号通路诱导小鼠肝癌 Hepa-1c1c7 细胞中 CYP1A1 的表达，通过激活 CCAAT 增强子结合蛋白 β（C/EBPβ）并且阻碍 AhR 信号通路从而抑制 3-MC 介导的 CYP1A1 的表达。因此，辣椒素在对癌症的治疗方面可能具有一定的效果和潜力。此外，有研究报道丹参酮ⅡA磺酸钠（STS）与人体药物代谢酶 CYP450 的相互作用，通过人肝微粒体或 CYP 重组酶的方法，结果显示在人肝微粒体中 STS 能够以剂量依赖的方式显著抑制 CYP3A4 的代谢活性，由此可得出结论：体外 STS 主要抑制 CYP3A4 的活性，并且 STS 与 CYP3A4 其他底物间可能有潜在的药物相互作用。五味子胶囊的主要成分包括五味子甲素（SIA）和五味子乙素（STA），研究了 SIA 和 STA 对环孢素 A（CsA）药代动力学的影响并建立了 SIA、STA 和 CsA 的生理药代动力学（PBPK）模型，来估计 CSA 与 SIA、STA 之间潜在的药物相互作用。CsA 主要由 CYP3A 代谢，五味子提取物对 CYP3A 有抑制作用，联合用药后 CsA 的血药浓度-时间曲线下面积（AUC）明显增加，CsA 的代谢被抑制。因此，当 CsA 与五味子胶囊联合应用时，可以减少 CsA 的剂量，从而减少 CsA 的肝脏毒性作用。另有研究采用睾酮作为探针药物，运用肝微粒体孵育法于体外研究香菇多糖抗肿瘤中药注射液对大鼠肝细胞色素 P450 酶中主要亚型 CYP3A4 的活性的影响。首先对该研究进行药动学考察发现其线性关系良好；其次，将抗肿瘤中药香菇多糖的高、中、低各剂量组均与空白对照组进行比较，结果表明注射用香菇多糖对 CYP3A4 酶的活性有抑制作用；最后，该实验结果为临床合理用药提供理论指导和实践依据，当抗肿瘤中药注射液与经 CYP3A4 代谢的药物联合使用时，需要警惕两者之间潜在的药物相互作用，更好地保证患者的用药安全。

为了研究基于 CYP450 的中药药理作用，首先研究了乌头与天花粉的共同作用对 CYP450 同工酶的活性、蛋白质表达和 mRNA 水平的影响。乌头与天花粉同时给药明显抑制了 CYP1A2、CYP2E1 和 CYP3A1/2 的活性和蛋白质表达，乌头和天花粉对 CYP1A2 的 mRNA 水平也有明显的抑制作用。乌头碱是乌头中的高毒性二萜类生物碱，其后研究乌头碱的代谢和 CYP450 酶选择性抑制剂对大鼠肝微粒体乌头碱代谢的影响。乌头碱的 6 种代谢产物通过 CYP 代谢进行表征，这些代谢产物主要由 CYP3A1/2 介导，CYP1A2 是次要的，CYP2B1/2、CYP2E1 和 CYP2D1 可能不参与乌头碱的代谢。乌头与天花粉合用通过抑制 CYP3A 和 CYP1A2 的作用而发生药物相互作用，从而降低合用乌头碱提取物的代谢，产生毒性作用。传统上的决明子提取物用于治疗多种疾病，包括发热、骨骼疾病、骨折、肾脏和消化系统疾病，决明子乙醇提取物（EECO）正被开发为治疗皮质类固醇所致骨质疏松症的植物药物。根据文献报道，EECO 包含芹菜素、4-甲氧基-2′,4′-二羟基查耳酮、4′,7-二羟基黄酮、木犀草素、3′,4′,7-三羟基黄酮、大黄素、烟酸、大黄酚 1-O-β-龙胆总皂苷、鼠李糖脂和异牡荆素。芹菜素已显示出对 CYP2C9 活性的抑制作用，并抑制氯沙坦的代谢，它还抑制 CYP3A4 和 P-糖蛋白并增强紫杉醇的吸收；异牡荆素抑制 CYP3A4；大黄素抑制 CYP1A2 同工酶活性。研究探讨了 EECO 与对乙酰氨基酚（ACET）、茶碱（THEO）、奥美拉唑（OMEP）、甲氨蝶呤（MTX）和甲基强的松龙（MP）之间的药物相互作用。5%～9%的 ACET 被 CYP 酶氧化为反应性代谢物 N-乙酰苯醌亚胺（NAPQI），CYP3A4、CYP2E1、CYP1A2、CYP2A6 和 CYP2D6 参与人体肝脏 ACET 的氧化，而木犀草素可抑制 CYP 介导的 ACET 氧化；OMEP 是 CYP2C19 的探针底物，其代谢可被氟伏沙明抑制；酮康唑和伊曲康唑（CYP3A4 抑制剂）均抑制 MP 代谢，从而增加总浓度-时间曲线下面积。结果表明，EECO 通过抑制 CYP1A2、CYP2C9 和 CYP3A4 同工酶的活性来抑制 ACET 和 MP 的代谢，增加了 ACET 和 MP 的吸收，抑制了 MP 的处置，从而提高了两药的生物利用度。因此，在与 EECO 联合应用时，这些酶代谢的药物容易发生药物相互作用，需要调整剂量，这些结果将有助于按照植物药指南进行Ⅰ期临床试验。

3. 转运体和代谢酶同时介导的药物相互作用

转运体通过影响药物的药代动力学过程，从而影响药物的有效性和安全性，在药物相互作用中发挥重要作用。转运体可分为两大类：一类属于外排型转运体——三磷酸腺苷结合盒超家族转运体（ABC 转运体），一类属于摄取型转运体——溶质载体（SLC）超家族转运体。其中，P-糖蛋白（P-gp）、多药耐药相关蛋白（MRPs）、乳腺癌耐药蛋白（BCRP）、有机阴离子转运体（OATs）、有机阳离子转运体（OCTs）等是目前研究较多的转运体。

苦参是常用的一种中草药，通常用来治疗皮肤病、病毒性肝炎等疾病。苦参通过诱导肝脏 CYP3A 的活性以及肠道和肝脏 P-gp 的作用，降低血浆中茚地那韦的浓度，使药物暴露降低，而清除率增加 7.4 倍。甘草是具有临床应用价值的一味中药，在治疗疾病方面有较好的疗效，研究发现甘草提取物（LE）及其主要成分甘草甜素（GZ）可显著降低大鼠环孢素（CsA）峰值血药浓度和 CsA 曲线下面积。机制研究表明，甘草通过激活 P-gp 和 CYP3A4 显著降低 CsA 的口服生物利用度，进而影响 CsA 的体内代谢。雷公藤多苷在临床上多用于治疗类风湿性关节炎，雷公藤甲素（Triptolide，TP）是其主要有效成分之一，但存在产生严重肝毒性的副作用，并且肝毒性的产生被认为是 P-gp 转运体与 CYP3A4 代谢酶共同介导的，当 TP 与 P-gp 抑制剂联合使用时，TP 肝毒性显著增强。因此，临床使用过程中应避免雷公藤多苷与 P-gp 抑制剂联用，尤其是肝功能不全患者。

临床上药物相互作用的产生与药物代谢酶和转运体有很大的关系，通过诱导或抑制代谢酶、改变转运体活性等方式，从而影响药物的代谢过程，因此，药物对代谢的影响是评价药物的安全性和有效性的重要指标。

四、主要通过影响排泄的药物相互作用的分子机理

排泄（excretion）是指体内药物或其代谢物排出体外的过程，它与生物转化同称为**药物消除**（elimination）。**肾排泄**（renal excretion）是药物排泄的主要途径，另外还有胆汁排泄，药物也可以通过肠、肺、乳腺、唾液腺排出。

1. 肾脏排泄

药物在**肾脏排泄**（Renal excretion）的主要机制是肾小球滤过、近端肾小管的主动分泌和重

吸收以及远端肾小管的被动重吸收。药物排泄的相互作用主要是指药物经肾排泄过程中肾小球滤过、肾小管重吸收和主动排泄的相互作用。转运蛋白是细胞膜上的功能蛋白，广泛表达于肾脏，在肾脏分泌和许多内源性或外源性物质的重吸收中起重要作用。肾小球滤过是不需要转运蛋白参与的，而肾小管分泌及重吸收是由多种转运体介导的。位于肾小管上皮细胞基底外侧膜的摄取转运蛋白，如有机阴离子转运蛋白和有机阳离子转运蛋白，将药物从血液侧摄取到细胞中。位于肾小管上皮细胞刷状缘侧的外排转运体，如多药毒性复合外排转运体、P-糖蛋白（P-gp）和多药耐药蛋白（MRPs）等，其内部的药物被排入管腔完成分泌和排泄。肾小管重吸收的过程是位于刷状缘的摄取转运蛋白，主要是寡肽转运蛋白（PEPT）介导通过顶壁膜吸收药物进入细胞，最后再进入血液的过程。

有机阴离子转运体（OATs）属于可溶性载体家族（solute carrier family）SLC22，OATs可介导摄取低分子量的水溶性、带负电荷的有机分子。例如类固醇激素及其结合物、生物胺、多种药物和毒素。到目前为止，已经鉴定出 9 种人类 OATs 亚型，其中 OAT1、OAT2、OAT3 和 OAT4 具有更好的特征。1997 年 Sekine 和 Sweet 等克隆了对氨基马尿酸转运体（PAH），命名为有机阴离子转运体 1（hOAT 1），这是 OAT 家族的第一个成员。有十多种有机阴离子转运体，OATs 家族中的 hOAT（hOAT1、hOAT2、hOAT3、hOAT4、hOAT10）都证明它可以通过不同的机制参与尿酸盐在肾脏中的转运。hOAT 1 由 *SLC22A6* 基因编码，包含 10 个外显子和 9 个内含子。它位于染色体 11q13.1～q13.2 上。还有研究发现 hOAT 1 和 hOAT 3 具有如下共同的结构特征：①*SLC22* 基因密码子构成 12 个穿透结构；②6 个胞外环结构；③5 个胞内环结构；④N 端和 C 端均位于细胞内；⑤在第一和第二穿透结构之间，胞外环都有多个糖基化位点；⑥第六和第七跨膜结构之间的胞内环也有多个磷酸化位点。

OAT1 于 1997 年首次被发现为对氨基马尿酸（PAH）的转运蛋白，在肾脏近端小管细胞的基底外侧膜中大量表达。一些药物进入机体后会与 OAT1 发生相互作用。例如，薯蓣皂苷可用于治疗高尿酸血症，其作用机制可能与上调肾脏 OAT1 基因级蛋白，上调肾脏 *NPT1* 基因的表达，下调肾脏 GLUT9 基因级蛋白的表达有关。薯蓣皂苷经过体内可代谢为薯蓣皂苷元（Diosgenin）、剑麻皂苷元（Tigogenin）和知母皂苷元（Sarsasapogenin），其中 Tigogenin 能抑制肾脏 URAT-1 对尿酸的重吸收，降低肠道 ABCG-2 水平，提高肾脏和肠道排泄尿酸效率。

OAT1 和 OAT3 是两种著名的 OAT 同工型，主要分布在肾近端小管细胞的面向血液的基底外侧膜上，它们在肾脏中促进多种物质的排泄。OAT1 和 OAT3 在许多药物和毒素的肾排泄中发挥重要作用。例如，20 世纪 70 年代发现丙磺舒和甲氨蝶呤之间存在药物相互作用，后来被确定为丙磺舒通过 OAT1 和 OAT3 诱导的甲氨蝶呤转运的下调。丹参制剂中富集的草精酸（LSA）、丹酚酸 A（SAA）和迷迭香酸（RMA）是 OAT 的有效抑制剂。其中，RMA 显著下调了 OAT1 和 OAT3 的转运活性；而 LSA 和 SAA 则与 OAT3 相互作用。由于丹参长期用于心血管疾病的治疗，与临床已知的 OATs 底物合用时，可能存在相互作用。葡萄柚汁的主要成分是黄酮类化合物，其中包括桑色素、水飞蓟宾、柚皮苷、柚皮素和槲皮素在内的 5 种黄酮类化合物已经被研究用于与 OAT1 和 OAT3 的相互作用。发现桑色素和水飞蓟宾是 OAT1 的有效抑制剂；而测试中的所有 5 种黄酮类化合物与 OAT3 的相互作用不太明显。

有机阳离子转运蛋白（OCTs）可以促进阳离子分子的运动，包括儿茶酚胺、单胺类神经递质、1-甲基-4-苯基吡啶镦（MPP＋）和大约一半用于人体的治疗剂。OCT1 主要表达于肝细胞的基底外侧膜，而 OCT2 蛋白定位于远曲小管的顶膜。例如，小檗碱为生物碱类，是中草药黄连的主要活性成分，具有抗菌作用。据报道具有降血糖和胰岛素增敏作用，其可与二甲双胍联合治疗。小檗碱是通过抑制肾脏 OCT2，减少底物二甲双胍的肾脏排泄，增强了二甲双胍降糖作用。

与化学药物不同，中药提取物和处方具有多种成分、多种治疗靶点和多种调节部位的特征，这导致中西药物之间的药物相互作用非常复杂。体内药物相互作用的机制通常涉及改变药物的药动学和/或药效学。临床常用的中药饮片或中成药中含有多种中药单体成分，这些复方制剂往往是中药实践中长期积累的处方，表现出较好的治疗效果。虽然现代分析技术已被应用于中药有效成分的分析，但中药疗效的物质基础仍不清楚。目前的研究大都在单体化合物与药物转运体之间的作用。

2. 胆汁排泄

药物**胆汁排泄**（bvile excretion）是一种通过细胞膜的转运过程，其转运机制主要有主动转运和被动转运。胆汁的分泌和排泄主要取决于肝细胞膜的胆管和膜转运蛋白，其位于肝细胞膜上，胆汁生成、排泄过程如图 6-6 所示。

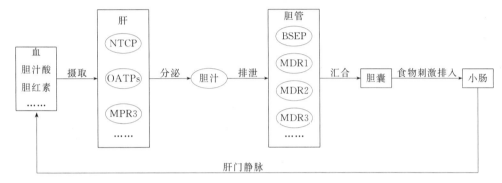

图 6-6　胆汁的生成、排泄示意图

胆汁酸排泄到肠道后，95％会被小肠重新吸收，通过肝肠循环回到肝脏。在小肠中，胆汁酸的主要吸收部位是回肠。位于回肠上皮细胞顶膜的钠离子依赖性胆汁酸转运蛋白（ASTB）和位于底膜的 OSTα/β 起重要作用，尤其是 ASTB。利胆药作用机制主要集中在促进胆汁分泌，调节 SCP2mRNA、胆红素的胆汁转运相关蛋白［如：法尼酯衍生物 X 受体（FXR）、胆盐输出泵（BSEP）及外排转运蛋白］，溶解胆固醇，促进奥狄括约肌舒张，改变胆汁成分等方面。例如茵栀黄注射液，主要成分为茵陈提取物、栀子提取物、黄芩苷、金银花提取物，促进 FXR 蛋白和基因、BSEPmRNA 表达；由茵陈、猪胆汁、川楝子、延胡索组成的复方，下调 SCP2mRNA 的表达；柴芩利胆颗粒，其君药为柴胡，臣药为黄芩和白芍，增加大鼠胆汁流量，降低胆汁中的胆固醇和胆红素含量，松弛奥狄括约肌。黄蜀葵花总黄酮（TFA）归肾、膀胱经，具有清利湿热、消毒解肿的功效。研究表明 TFA 对 α-萘异硫氰酸酯（ANIT）诱导的胆汁淤积的保护作用与转运蛋白、MRP2、BSEP 和 NTCP 的表达有关，并且 TFA 对肝脏的保护作用还与 ANIT 诱导的 MRP2、BSEP 和 NTCP 的 mRNA 以及蛋白质水平的下调显著逆转有关，以减轻胆汁淤积症。

OATPs 是一类摄取型转运体，具有广泛的底物谱，其中大部分是大的疏水阴离子。OATP1A2 是第一个经典的人体分离的 OATP 膜，组织定位于多个器官。OATP1A2 在胆管细胞中表达，并参与排泄到胆汁中的外来物质的重吸收。它也表达在远端肾单位的顶膜，在那里它负责从尿液中重吸收或分泌外源性物质到尿液中。OATP1B1 和 OATP1B3 是肝脏特异的 OATP 亚型。

OATP1B1、OATP1B3、OATP2B1 负责向肝细胞摄取分子，启动随后的胆汁排泄和/或药物代谢；而 OATP1A2 帮助临床上重要的和经常使用的药物从肝脏的胆管重新吸收。例如从黄芩中分离出的黄芩素和黄芩苷对 OATP1B3 的摄取有很强的抑制作用，而黄芩苷也可以削弱通过 OATP2B1 介导的底物摄取。从保肝水飞蓟中分离得到的黄酮木脂素水飞蓟宾 A、水飞蓟宾 B 和水飞蓟素均能下调 OATP1B1、OATP1B3 和 OATP2B1 的活性。

　　除了 OATs、OATPs，*SLC22A* 基因家族还编码有机阳离子转运体（OCT1、OCT2 和 OCT3）以及有机阳离子/肉碱转运体（OCTN 1 和 OCTN 2）。OCT1 主要表达于肝细胞的基底外侧膜，而 OCT2 定位于远曲小管的顶膜，OCT3 在脑组织中大量分布。苦参碱和氧化苦参碱是从苦豆子、苦参等中草药中提取的主要喹诺里西啶类生物碱。研究发现氧化苦参碱和苦参碱（1～5000 μmol/L）抑制肝介导的摄取和肾消除以及 HOTC3 介导的肠吸收。苦参素/苦参碱与环丙沙星联合应用可诱 OCT1 和 OCT3 介导的相互作用，从而降低环丙沙星的肝摄取、肾清除和肠吸收。

　　药物相互作用对于胆汁排泄影响主要为影响胆汁流量，竞争性地和载体蛋白结合，改变胆汁排泄中相关药物转运体的表达，还有影响肠道中相关细菌中酶的活性。对于中药的胆汁排泄作用机制的研究仍存在局限性，比如无论是单味药还是复方，研究都停留在松弛括约肌、促进胆汁分泌、促进胆囊收缩等药理层次，缺乏详细的机制研究，难以为临床实践提供科学依据。今后应加强对利胆中药分子生物学水平的研究，让人们对于中药各成分间的相互作用更加了解，让中药的传播更广泛、利用更完整。

第二节　基于药效学的药物相互作用的分子机理

　　药效学方面的药物相互作用是指多种药物联合应用时，一种药物改变了另一种药物的药理效应，但对血药浓度并无明显影响，而主要影响药物与受体作用的各种因素。例如氢氯噻嗪是老年高血压及充血性心力衰竭患者的常用药，长期服用可引起血钾降低，低血钾时心肌应激性增强，心肌对强心苷的敏感性增强，易引起心率加快、心律失常。故强心苷不宜与排钾利尿药联用。再比如氯丙嗪的 α 受体阻断作用，可以使肾上腺素的升压作用翻转，使用氯丙嗪过量而致血压过低的患者，若误用肾上腺素升压，则会导致血压骤降。临床上常用普萘洛尔和硝酸酯类联用治疗心绞痛，两药在降低心肌耗氧量的同时，又能取长补短。β 受体阻滞剂能降低硝酸酯类所引起的反射性心率加快及心肌收缩力的增强，硝酸酯又能降低 β 受体阻滞剂所引起的心室容积增大和心室射血时间的延长。由此可见，药效学方面的药物相互作用的分子机理主要基于不同的药物药理作用的分子机制进行阐述。

一、药效学协同方面的药物相互作用的分子机理

　　为了缩短病程、提高疗效及降低药物的毒副作用通常采用联合用药。药物相互作用（drug interactions）是指两种及两种以上的药物同时或先后使用，产生一系列的复合效应。药物的相互作用可能会增强疗效，延长药物作用时间，从而产生协同增效的可能。药物相互作用的协同包括药物代谢动力学（药动学）和药物效应动力学（药效学）两个方面。药动学的增效作用是联合用药后一种药物会影响另一种药物在机体通过某种方式影响其在体内的吸收、分布、代谢和排泄，从而发挥药效作用；药效学的协同是指联合用药后药物会彼此相互影响使一种药物增强另一种药物的药理效应，而不影响其药动学。其中前面已介绍药物代谢动力学的相互作用，这里主要介绍一下药效学的协同。

　　药效学的增效作用主要指作用在同一受体或生理系统上的药物间产生的相加或协同。**相加作**

用（addition）是指两种性质相似/相同的药物联合应用所产生的效应等于或接近两药分别应用所产生的效应之和，即$1+1=2$。相加作用可分为剂量相加作用和效应相加作用。剂量相加作用指的是两种药物剂量相加等同于单独使用一种药物所产生的药效作用；效应相加作用指在联合用药时，作用强度等于每种药物单独应用时作用强度之和。在联合使用时，应注意各药剂量问题，否则可能由于相加作用，发生中毒现象。例如，氨基糖苷类抗生素的庆大霉素与肌松药筒箭毒碱等非去极化型药物联合使用，会增强肌肉松弛，重者可发生呼吸麻痹。

协同作用（synergism）又称增效作用，指两种或两种以上的药物在机体相互作用而产生大于单用时效应的总和，即$1+1>2$。该协同效应大于单用时效应的总和。药物的协同作用目前可分为药动学协同和药效学协同。

药效学协同是指两种药物的有效成分可以作用于相似的受体，从而产生有效的协同作用效果。例如心绞痛患者在临床给药中普遍认为β受体阻滞剂和硝酸酯类合用最佳，这既可减少硝酸酯类药物的用量，又能降低硝酸酯类耐受性的产生风险。但药物联合使用时需要注意作用时间，应该选用作用时间相近的药物，通常以普萘洛尔与硝酸异山梨酯合用。普萘洛尔能够对心脏的$β_1$受体有较强阻断作用，可以降低心率，使心肌收缩力减弱；降低心肌自律性，延长有效不应期（effective refractory period，ERP）；减慢传导，使心输出量减少；降低心肌耗氧，从而降低血压。同时普萘洛尔可反射性引起外周阻力增加，使内脏（肝、肾等）器官血流减少，降低冠脉流量。硝酸酯类药物作用的分子机制涉及一氧化氮（NO）的形成，NO与内皮舒张因子相似，激活鸟苷酸环化酶，使环鸟苷酸（cGMP）增多；肌球蛋白轻链去磷酸化，平滑肌收缩，使得血管扩张，心肌耗氧量减少，缓解心绞痛；外周静脉扩张，使得回心血量减少，左室舒张末压（前负荷）降低。扩张动脉使外周阻力（后负荷）降低。对心外膜冠状动脉分支也有扩张作用。治疗剂量可降低收缩压、舒张压和平均动脉压，心率通常稍增快，估计是血压下降的反射性作用。两药在降低心肌耗氧量的同时，又能取长补短。β受体阻滞剂又能降低硝酸酯类所引起的反射性心率加快及心肌收缩力的增强，硝酸酯又能降低β受体阻滞剂所引起的心室容积增大和心室射血时间的延长，两药合用治疗效果极佳。但也需注意一些事项，由于两类药都可降压，如血压下降过多，冠状动脉血流量降低，对心绞痛会产生副作用。

帕金森病的病因阐释机制众多，其中多巴胺学说得到普遍认可。大脑的黑质-纹状体通路存在多巴胺和胆碱能神经元，对脊髓前角运动神经元有着双重作用。正常条件下，两者处于动态平衡，参与机体运动的调节。当多巴胺能神经元受损时，平衡打破，多巴胺能神经功能减弱，而胆碱能神经通路的功能未受影响而处于相对优势状态，脊髓前角运动神经元的兴奋性增强，患者出现肌张力增高等帕金森病的症状。增加脑内多巴胺受体是治疗帕金森病的一种有效方法。左旋多巴穿过血脑屏障进入中枢时依赖于芳香族氨基酸转运载体。药物必须以原型进入脑内才能发挥疗效，但绝大部分的左旋多巴在外周组织被左旋芳香族氨基酸脱羧酶（L-amino acid decarboxylase，AADC）代谢，脱羧生成多巴胺（Dopamine，DA）。由于DA难以通过血脑屏障，故进入中枢神经系统的左旋多巴仅为用药量的$1\%\sim3\%$。外周DA的形成不仅减弱了左旋多巴的疗效，而且成为左旋多巴不良反应的重要原因。若同时合用AADC抑制药，可减少外周DA生成，使左旋多巴更多地进入脑内。卡比多巴与左旋多巴常以1:4或1:10组成复方制剂卡比多巴-左旋多巴。帕金森病患者脑内多巴胺能神经元发生退行性变，酪氨酸羟化酶减少，但左旋多巴转化为DA的能力仍在。左旋多巴通过血脑屏障，进入中枢神经系统后转变为DA，补充纹状体中多巴胺的不足并使DA和ACh的浓度趋于平衡，而发挥抗帕金森病的作用。至于左旋多巴在中枢如何转变为DA目前尚不清晰。卡比多巴作为较强的AADC抑制药用于治疗帕金森病，因其不能通过血脑屏障，与左旋多巴合用时，不仅抑制外周左旋多巴的脱羧反应，减少外周DA生成，而且可使血中更多的左旋多巴进入中枢，增强疗效。

二、药效学拮抗方面的药物相互作用的分子机理

拮抗作用（antagonism）系指两种以上药物合并使用后，使作用减弱或消失，多数情况下不宜配对使用。如藿香正气水、消炎解毒片、蛇胆川贝散与菌类制剂如乳酶生（Lactasin）合用，可使乳酸菌被灭活，引起药效下降。藿香正气水含乙醇，乙醇使蛋白质变性，导致酶制剂失效。金银花、连翘等具有抗菌作用，抑制菌类制剂的活性。珍珠丸、清热解毒丸等中成药不宜与小檗碱（Berberine）同服，因其所含蛋白质等成分水解生成的多种氨基酸可拮抗小檗碱的抗菌作用，从而降低疗效。但在临床上有时将有拮抗作用的药物有意识地配伍使用，以抵消处方中主药的副作用、解毒或突出主药的主要作用。例如，中枢兴奋药麻黄碱与催眠药巴比妥类药物合用可治疗哮喘，麻黄碱通过激动 α、β 受体，兴奋中枢对抗催眠，巴比妥使中枢抑制性递质 γ-氨基丁酸增加，减轻中枢兴奋作用。

拮抗作用指两药联合应用时所产生的效应小于单独应用其中一种药物的效应。按其机制不同可分为：

1. 生理性拮抗作用

生理性拮抗作用（physiological antagonism）又称功能性拮抗作用（function antagonism），是指两个激动药分别作用于生理作用相反的两个特异性受体。这种作用是基于两药具有相反作用，合并用药后作用相互抵消。

噻嗪类利尿药的升血糖作用可以对抗胰岛素或口服降血糖药的降血糖作用。如甲苯磺丁脲与氢氯噻嗪类药物合用拮抗降糖作用，需要调整给药剂量。噻嗪类利尿剂作用机制与其引起低血钾有关，低血钾可使胰岛素分泌减少并降低胰岛素的敏感性，从而使血糖升高。另一个机制是应用利尿剂后，游离脂肪酸升高，外周组织胰岛素敏感性下降。肝糖原（hepatic glycogen）异生增加还包括对胰岛素的直接抑制作用，增加儿茶酚胺（CA）的释放及作用，抑制磷酸二酯酶（phosphodiesterases，PDEs）的活性等机理。

氯丙嗪的 α 受体阻断作用，可以使肾上腺素的升压作用翻转，使用氯丙嗪过量而致血压过低的患者，若误用肾上腺素升压，则会导致血压骤降。组胺合用肾上腺素，肾上腺素拮抗组胺治疗过敏性休克。自体活性物质组胺可作用于 H1 组胺受体，收缩支气管平滑肌，导致小动脉、小静脉和毛细血管扩张，毛细血管通透性增加，引起休克；而肾上腺素作用于 β 肾上腺素受体，松弛支气管平滑肌，使小动脉、小静脉和毛细血管前括约肌收缩，可迅速缓解休克。两者作用完全相反，合用发生生理性拮抗。

单胺氧化酶抑制剂（monoaminoxidase inhibitor；MAOI）合用拟肾上腺素药或合用去甲肾上腺素的前体物时，单胺氧化酶抑制剂可防止去甲肾上腺素在神经组织内的灭活，引起该递质在神经末梢内的大量堆积。在先用单胺氧化酶抑制剂的情况下加用利血平（Reserpine），后者的递质释放作用将促使所堆积的递质大量进入突触间隙，使抑郁症患者转入躁狂状态。

2. 药理性拮抗作用

药理性拮抗作用（pharmacological antagonism）主要是指受体上的阻断作用。当一种药物与特异性受体结合后，阻止激动剂与其结合。在受体水平上，一种药物可能比另一种药物具有更大的亲和力，如果这些药物共同使用，第二种药物的作用将被拮抗。例如包括非选择性 β 受体阻滞剂和 β₂ 受体激动剂的联合处方，这可能导致 β₂ 受体激动剂的支气管扩张作用降低。同样，如果多巴胺拮抗剂（dopamine receptor antagonist）（如甲氧氯普胺）与多巴胺激动剂（dopaminergic agonist）（如普拉克索）合用，可能会减弱多巴胺激动剂（对帕金森氏病）的有益效果。再如 H1 组胺受体拮抗药苯海拉明可以拮抗 H1 组胺受体激动药组胺的作用，β 受体拮抗药可拮抗异丙肾上腺素的 β 受体激动作用。

中成药洋金花片、华山参片的主要成分为东莨菪碱、莨菪碱及阿托品等。阿托品（Atropine）抑制受体节后胆碱能神经支配的平滑肌与腺体活动，并根据该品剂量大小，有刺激或抑制中枢神经系统作用。药物在 M 胆碱受体部位拮抗胆碱酯酶抑制剂，导致支气管平滑肌挛缩，以及自主神经节受刺激后的亢进。毛果芸香碱（Pilocarpine）是胆碱能受体激动药，可使腺体分泌增加；新斯的明具有拟胆碱作用，可使心率减慢；两者均拮抗 M 胆碱能受体阻断药阿托品，作用完全消失（又称抵消作用）。吗啡为鸦片的主要成分，属于阿片类药物，吗啡拮抗剂（纳洛酮、纳曲酮）可拮抗吗啡的作用，用于吗啡中毒的解救。

大环内酯类（macrolide antibiotics，MA）能不可逆地结合到细菌核糖体 50S 亚基上，通过阻断转肽作用及 mRNA 位移，选择性抑制蛋白质合成，如图 6-7 现认为大环内酯类可结合到 50S 亚基 23SrRNA 的特殊靶位，阻止肽酰基 tRNA 从 mRNA 的 "A" 位移向 "P" 位，使氨酰基 tRNA 不能结合到 "A" 位，选择抑制细菌蛋白质的合成；或与细菌核糖体 50S 亚基的 L22 蛋白质结合，导致核糖体结构破坏，使肽酰 tRNA 在肽键延长阶段较早地从核糖体上解离。氯霉素和克林霉素等抗菌药物通过抑制肽链的延长影响蛋白质的合成而发挥抗菌作用，不宜合用大环内酯类（如红霉素），因其具有相同靶位，竞争结合细菌核糖体 50S 亚基，且红霉素亲和力更强，使抗菌作用减小，称为相减作用。

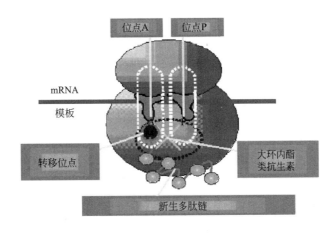

图 6-7　大环内酯类抗生素作用机制

扫码看彩图

3. 化学性拮抗作用

化学性拮抗作用（chemical antagonism）是指两种药物通过化学反应而相互抵消作用。如鱼精蛋白（Protamine）合用肝素（Heparin），肝素是一种黏多糖硫酸酯，带有高度负电荷，呈强碱性，甲苯胺蓝与鱼精蛋白带有正电荷，显强酸性，能中和肝素的负电荷，形成一种无活性的稳定化合物，从而对抗其抗凝作用。肝素过量可引起出血，静脉注射鱼精蛋白注射液解救，强正电荷与肝素形成复合物，使肝素的抗凝血作用迅速消失。

4. 生化性拮抗作用

生化性拮抗作用（biochemical antagonism）是指通过生化反应产生的拮抗作用。例如苯巴比妥（Phenobarbital）为肝药酶诱导剂，因此可使双香豆素（Dicoumarolum）、氢化可的松、地塞米松、孕激素、口服避孕药、氯丙嗪、氯霉素、多西环素、地高辛、洋地黄毒苷及苯妥英钠等药，合用时代谢加速，疗效降低。机理为苯巴比妥可以诱导肝药酶的合成，使肝细胞色素氧化酶P450（CYP 酶）增加，使通过这一途径代谢的药物加速，药物血浆浓度降低，疗效降低。

5. 脱敏作用

某药物可使组织或受体对另一药物的敏感性减弱，如长期应用一种受体激动药使受体数目下调，敏感性和反应性降低，只有增加剂量才能维持疗效。根据产生的机制不同，可将受体脱敏（desensitization）分为同源脱敏和异源脱敏。

① **同源脱敏**：它是指只对一种类型受体的激动药的反应下降，而对其他类型受体激动药的反应性不变。同源脱敏往往是由于受体蛋白磷酸化、受体结构破坏、受体定位改变、受体合成减少等。如胰岛素受体、生长激素受体、黄体生成素受体、血管紧张素Ⅱ受体等肽类配体的受体都存在同源脱敏。临床长期应用异丙肾上腺素治疗哮喘，可以引起异丙肾上腺素疗效逐渐变弱等。

② **异源脱敏**：它是指受体对一种类型激动药脱敏，而对其他类型受体的激动药也不敏感。异源脱敏可能由于所有受影响的受体有一个共同的反馈调节机制，或受调节的是它们信号转导通路上的某个共同环节。如β肾上腺素受体可被甲状腺激素（thyroid hormones）、糖皮质激素、性激素调节；M胆碱受体可被血管活性肽调节；γ-氨基丁酸受体可被苯二氮䓬类（benzodiazepines）调节；胰岛素受体可被β肾上腺素类药物调节等。维生素A可以使胰岛素受体脱敏。研究人员发现胰岛素β细胞表面包含大量维生素A受体在维生素A减少的情况下，细胞的抗炎能力减少，维生素A完全缺乏的情况下，细胞死亡。这一发现很可能是对于某些早期细胞发育不完全的1型糖尿病的重要解释。

6. 药物输送机制拮抗作用

如果两种药物利用同一转运机制，那么药物影响另一种药物的摄取和转运，因而阻止其达到作用位置。这就是药物输送机制拮抗作用（antagonistic effect of drug delivery mechanism）。

神经递质去甲肾上腺素（Norepinephrine，NE；Noradrenaline，NA）由位于突触前膜的特殊转运系统（胺泵）将释放至突触间隙中的大部分递质主动转运进入神经末梢（如图6-8）。三环类抗抑郁药（tricyclic antidepressants，TCAs）与胍乙啶（Guanethidine）、倍他尼定（苄甲胍）、可乐定（Clonidine）等合用，能抑制去甲肾上腺素能神经突触前膜上的胺泵对胍乙啶等药物的摄取，无法进一步转运进入囊泡（vesicle）发挥作用。三环类抗抑郁药抑制胺泵，妨碍肾上腺素能神经末梢对去甲肾上腺素神经递质的再摄取，延长神经递质作用时间，与肾上腺素或去甲肾上腺素合用引起高血压危象。中药麻黄及其制剂等含麻黄碱，可与胍乙啶竞争胺泵而阻止其进入肾上腺素能神经元，从而使胍乙啶的降压作用逆转。

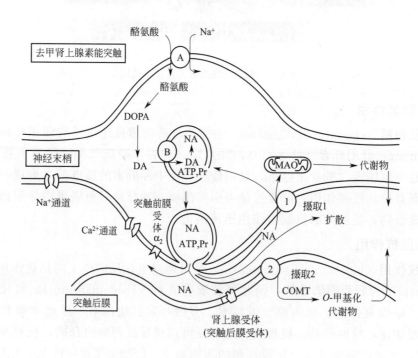

图 6-8　去甲肾上腺素能神经传递

7. 其他典型拮抗

华法林和以华法林为间接作用的香豆素类口服抗凝药拮抗维生素 K 类药物，作用机制如图 6-9，影响与维生素 K 相关的凝血因子 Ⅱ、Ⅶ、Ⅸ、Ⅹ 的氨基末端谷氨酸羧基化转变成 γ-羧基谷氨酸，而羧基化能够促进维生素 K 依赖性凝血因子结合到磷脂表面，所以华法林对凝血过程产生影响发挥抗凝作用。双香豆素通过抑制维生素 K 环氧化物还原酶复合体（VKORC）的活性从而阻断还原型维生素的生成，进而抑制维生素 K 依赖性凝血因子的 γ-羧基化作用。此外，维生素 K 拮抗剂可以抑制抗凝蛋白 C 和抗凝蛋白 S 的羧基化。曾超等研究推测刺五加注射液减弱华法林代谢的作用主要是通过抑制华法林 CYP2C9 和 CYP3A4 受体。

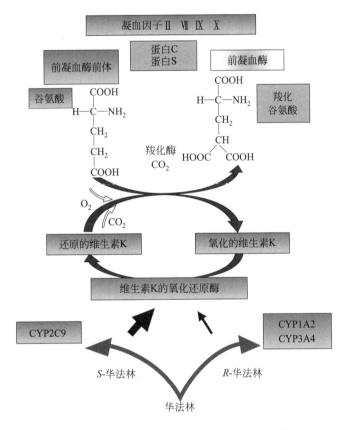

图 6-9 华法林多靶点抑制凝血因子发挥抗凝作用

珍珠、甘草等成分较多的中成药拮抗降血糖药、小檗碱，因甘草中含有糖皮质激素（glucocorticoid，GCS）样物质，可通过促进糖原异生、减慢葡萄糖分解及减少机体组织对葡萄糖的利用而增加糖原含量和升高血糖、血压，从而减弱降血糖药的疗效；珍珠中所含的原蛋白质及其水解产物（多种氨基酸），可使小檗碱的抗菌作用降低甚至消失。

抗精神病药——左旋多巴主要的作用机制是阻断多巴胺 D2 受体，腺苷酸环化酶（adenylate cyclase，AC）系统脱抑制性兴奋，降低了钙离子浓度，改善躁狂状态，但过度拮抗就会导致帕金森病（Parkinson's disease，PD）。如抗精神病药布南色林（Blonanserin）为高度选择性的多巴胺 D2 及 5-HT2A 受体拮抗药，作用机制如图 6-10。左旋多巴（Levodopa）为多巴胺（DA）的前体药物，通过血脑屏障（blood brain barrier，BBB）进入中枢，经多巴胺脱羧酶（dopa decarboxylase，DDC）作用转化为多巴胺，可以改善因多巴胺不足导致的症状，拮抗抗精神病药物的疗效。

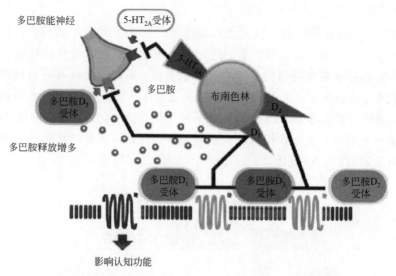

多巴胺能神经　5-HT$_{2A}$受体

图 6-10　布南色林作用机制

扫码看彩图

参考文献

[1] Husain A, Mohammed R, Katekar R, et al. Herb-drug interaction studies of ethanolic extract of Cassia occidentalis L. coadministered with Acetaminophen, Theophylline, Omeprazole, Methotrexate and Methylprednisolone [J]. Phytomedicine Plus, 2020, 1 (1): 100008.

[2] Fan J, Chen L, Lu X, et al. The pharmacokinetic prediction of Cyclosporin A after coadministration with Wuzhi Capsule [J]. AAPS PharmTech, 2019, 20 (6): 1-7.

[3] Wang X, Peng Y, Jing X, et al. *In vitro* and *in vivo* assessment of CYP2C9-mediated herb-herb interaction of Euphorbiae Pekinensis Radix and Glycyrrhizae Radix [J]. Frontiers in Pharmacology, 2014, 5: 186.

[4] Kwon M, Choi Y A, Choi M K, et al. Organic cation transporter-mediated drug-drug interaction potential between berberine and metformin [J]. Archives of Pharmacal Research, 2015, 38 (5): 849-856.

[5] Ma L, Zhao L, Hu H, et al. Interaction of five anthraquinones from rhubarb with human organic anion transporter 1 (SLC22A6) and 3 (SLC22A8) and drug-drug interaction in rats [J]. Journal of Ethnopharmacology, 2014, 153 (3): 864-871.

[6] Ai G, Liu Q C, Huang Z M. Total flavonoids from flowers of Abelmoschus manihot for amelioration of α-naphthylisothiocyanate-induced cholestasis by regulating expression of transporters [J]. Chin Herb Med, 2015, 7 (2): 162.

[7] Wize K, Kozubski W, Dorszewska J, et al. Dopamine and early onset parkinson's disease [M]. Dopamine, Health and Disease, 2018.

[8] Wu X, Ma J, Ye Y, et al. Transporter modulation by Chinese herbal medicines and its mediated pharmacokinetic herbdrug interactions [J]. Journal of Chromatography. B, Analytical Technologies in the Biomedical and Life Sciences, 2016, 1026: 236-253.

[9] Kwon M, Choi Y A, Choi M K, et al. Organic cation transporter-mediated drug-drug interaction potential between berberine and metformin [J]. Archives of Pharmacal Research, 2015, 38 (5): 849-856.

[10] Liu X. Transporter-mediated drug-drug interactions and their significance [M]. Drug Transporters in Drug Disposition, Effects and Toxicity, 2019.

[11] López-Yerena A, Perez M, Vallverdú-Queralt A, et al. Insights into the binding of dietary phenolic compounds to human serum albumin and food-drug interactions [J]. Pharmaceutics, 2020, 12 (11): 1123.

[12] Li N, Zhou T, Wu F, et al. Pharmacokinetic mechanisms underlying the detoxification effect of Glycyrrhizae Radix et Rhizoma (Gancao): drug metabolizing enzymes, transporters, and beyond [J]. Expert opinion on drug metabolism & toxicology, 2019, 15 (2): 167-177.

[13] Elgawish M S, Soltan M K, Seloaiy M M, et al. Molecular modeling, spectrofluorimetric, and tandem mass spectrometric analysis reveal a competitive binding of amlodipine and rosuvastatin to plasma albumin: Insight into drug-drug interaction [J]. Microchemical Journal, 2019, 149: 104014.

[14] Kamble S, Loadman P, Abraham M H, et al. Structural properties governing drug-plasma protein binding determined by high-

performance liquid chromatography method ［J］. Journal of Pharmaceutical & Biomedical Analysis，2018，149：16-21.

［15］ Wadie M A，Kishk S M，Darwish K M，et al. Simultaneous determination of Losartan and Rosuvastatin in rat plasma using liquid chromatography-tandem mass spectrometric technique for application into pharmacokinetic and drug-drug interaction studies ［J］. Chromatographia，2020，83：1477-1494.

［16］ 乔海灵. 临床药理学 ［M］. 2 版. 北京：高等教育出版社，2017.

（烟台大学　陈大全）

第七章
生物药物体内过程及载体设计

生物药物可以经口服、静脉、吸入等不同给药方式进入机体，并经一系列的体内复杂转运过程到达并作用于靶点，最终发挥疾病预防或治疗作用。一般而言，这些体内转运过程包括不同方面：细胞、淋巴结、肝肾、胃肠道、血脑屏障、病灶部位如肿瘤组织等转运过程。相对于化学药物，生物药物的化学结构在生理条件下常不稳定，在体内容易发生结构破坏、降解等现象，造成活性的损失。载体领域的进展为生物药物的递送提供了潜在手段，是近20年来热门的研究方向。本章将结合领域内最新研究成果，总结生物药物的主要体内过程及载体设计。

第一节 胞内过程及胞内递送载体设计

本部分主要介绍生物药物的主要胞内过程（细胞膜屏障、溶酶体屏障和细胞核屏障），以及相应的胞内递送载体设计。

一、胞内过程

(一) 穿透细胞膜

细胞膜是防止细胞外物质自由进入细胞的屏障，生物药物的有效传递一定程度上取决于负载它的纳米粒子（NPs）进入细胞的能力。NPs可以通过胞吞作用进入细胞，在这一过程中细胞膜吞噬NPs，并在细胞内分裂形成一个自包含的囊泡。胞吞作用机制包括吞噬作用、巨胞饮作用、网格或小窝蛋白介导的内吞作用以及网格或小窝蛋白非依赖性途径。吞噬作为清除异物的手段，主要发生于免疫细胞，如树突状细胞、T细胞、B细胞、中性粒细胞和巨噬细胞。NPs的吞噬作用涉及三个步骤：①通过吸附血液中的蛋白质（包括免疫球蛋白、补体成分、血清蛋白等）来调理NPs；②调理后的NPs通过表面受体附着在细胞膜上；③细胞内化NPs。通过吞噬作用摄取物质是由受体介导的，如Fc和补体受体结合免疫球蛋白以及补体成分吸附在NPs上。

巨胞饮作用是一种肌动蛋白驱动的内吞过程。在该过程中，细胞通过大的膜延伸或褶皱非选择性地吸收细胞外液。该胞吞途径往往会吞噬直径为 $0.5\sim1.5~\mu m$ 的较大颗粒或生物大分子。特别是，巨胞饮促进了被包裹物质（如重组病毒样颗粒和生物制剂）的溶酶体逃逸，因此，在免疫系统的抗原呈递中起着至关重要的作用。

与巨胞饮途径不同的是，小窝蛋白介导的内吞作用是一种受体特异性的内化途径，依赖该途径，纳米粒子被包裹在直径为 $60\sim80~nm$ 的小窝蛋白稳定的烧瓶状质膜内膜中，并被细胞内化。越来越多的证据表明，由于经常绕过内溶酶体，小窝内吞作用在纳米颗粒的细胞摄取、转胞吞作用和组织穿透中起着关键作用。

同样，网格蛋白介导的内吞作用也依赖于受体特异性的摄取，将大量药物分子从细胞表面运输到细胞内部，但也利用非特异性吸附内化。与小窝蛋白介导内吞不同的是，网格蛋白介导的内吞可以内化 $100\sim150~nm$ 的物质并导致溶酶体截留。然而，最近的一项研究表明，网格蛋白介导的内吞作用也可能促进纳米颗粒的胞吞作用，如 GALA 肽功能化的脂质体证明了这一点。此外，还存在许多其他的**独立于网格和小窝蛋白**（clathrin- and caveolae-independent，CCI）的通路。这些过程已经被证明在一些具有高膜脂含量，但既没有网格蛋白也没有小窝受体的细胞系中，可以吸收叶酸、叶酸衍生物、细胞外液、白细胞介素 2、S40 病毒粒子、生长激素和内皮素等物质。有人认为，CCI 内吞作用可有效逃逸溶酶体，并随后释放纳米颗粒至细胞浆。

胞吞作用是一种能量依赖的过程，除小窝胞吞作用外，大多数胞吞作用将内化的 NPs 截留在内体中（pH＜5.5），随后进入具有大量消化酶的溶酶体（pH＜4.5），降解药物活性成分（API），使其无法到达胞质。研究表明，纳米金胞质递送系统逃逸至细胞质的效率仅为 $1\%\sim2\%$，并且仅在载体被包埋在溶酶体消化室中后才发生。内体溶酶体中生物制剂的降解是纳米颗粒细胞溶胶递送的重要障碍。因此，允许避免溶酶体的直接渗透等溶酶体逃逸策略引起越来越多的兴趣。

(二) 溶酶体逃逸

胞内体（endosome）是动物细胞内的膜性细胞器，传输由内吞作用摄入的物质到达溶酶体。纳米载体被膜泡包被进入细胞后，经过脱包被作用与第一胞内体融合。胞内体上有 ATP 驱动的质子泵，将氢离子泵入胞内体腔内，使腔内 pH 由约 6.2 降低至约 5.5，促使第一胞内体成熟，形成第二胞内体。第二胞内体与包含特定消化酶的溶酶体融合，可降解纳米载体及其负载的药物或核酸。因此，纳米载体能否逃逸溶酶体对其负载物的传递至关重要。

具有增强溶酶体逃逸能力的纳米载体是胞内递送的最佳选择。用于细胞摄取和递送生物制剂的常见纳米载体包括脂质体和脂质 NPs、聚合物胶束和聚合物 NPs、脂质聚合物杂化 NPs、纳米晶体和无机 NPs，如金 NPs、磁性 NPs、碳纳米管、石墨烯、量子点和硅 NPs。溶酶体逃逸的机制包括通过增加内体膜与内体溶解剂（如 pH 敏感的溶膜化合物或聚合物）之间的相互作用来破坏内体膜的稳定性。当前逃逸内体溶酶体的主要策略包括：①通过内体溶酶增强剂进行内体溶解；②内体膜致孔；③由质子化的高 pH 缓冲剂介导的质子海绵效应；④通过融合剂干扰内体膜的膜融合；⑤使用光敏剂对内体膜进行光化学破坏。

1. 内体膜溶解

内体环境是酸性的，由于其含有大量的胆固醇和磷酸二酯、不带正电荷的脂质，因此内膜上带有较多负电荷。而带氨基阳离子和高疏水性材料可以通过暴露氨基或其他基团的质子化与带负电荷的内膜相互作用，造成膜破裂，使得活性化合物释放到细胞质中。例如，从蜘蛛毒液中提取的阳离子溶膜肽 M-糖毒素（L17E），其疏水表面引入一到两个谷氨酸残基，入胞后优先破坏带负电荷的膜，L17E 可显著改善生物制剂的内体逃逸，包括核糖体失活蛋白（saporin）、Cre 重组酶、IgG 和乙酰化组蛋白。

2. 内体孔形成

内体孔的形成是由促进孔放大的膜张力和趋于关闭孔的线张力之间的平衡决定。通过与孔的边缘结合，诸如肽之类的促孔剂降低了线张力并促进了稳定孔的形成。在某些方面，孔的形成类似于相变过程。当阳离子脂质陷入内体中时，它们会通过破坏核内体膜的稳定，引起反六角相变，并促进非双层结构和局部孔的形成。此外，研究表明，将阳离子脂质与阴离子脂质（如油酰磷脂酰乙醇胺或胆固醇）组合使用可促进非双层六角相结构的形成。

3. 质子海绵机制

质子海绵效应是聚阳离子材料用于内体逃逸的主要机制。在细胞内运输过程中，内体中聚阳离子对质子的捕获增加，改变了囊泡的渗透压，允许质子和氯离子同时流入，并显著增加离子强度，导致内体的渗透性膨胀和破裂。这有助于药物以"消耗溶酶体"的途径发生逃逸。最近有报道指出，基于质子海绵的内体破裂既受到内体大小的影响，也受到细胞系差异导致的膜渗漏的影响，这为进一步改进这种逃逸策略提供了重要线索。

使用聚阳离子载体的主要问题是毒性引起的急性炎症、溶血、细胞坏死、细胞凋亡和低效胞质递送，这主要归因于聚阳离子与细胞膜之间的强相互作用。此外，聚阳离子材质也常常不可降解，并且由于药物和聚阳离子之间强大的相互作用，在细胞内药物与载体的分离也较为困难。降低聚阳离子材料毒性的方法包括聚乙二醇化、降低分子量和控制内酯与叔胺醇开环聚合。此外，胆固醇、环糊精、低聚(2-乙基-2-噁唑啉)、氟苯和烷基链也被证明具有降低毒性的作用。另一种被称为电荷逆转的方法是维持循环中载体的负电荷，以避免被清除，并在内体内发生电荷反转变成正电荷，帮助逃逸。

4. 光化学破坏

光化学破坏的内体逃逸，也称为**光化学内化**（PCI），是指可见光激发光敏剂（PS）释放的活性氧（ROS）或热破坏核内体膜，促进细胞质传递的过程。特别有趣的是，由光照激活的从纳米球到中空纳米棒的形态学转变能够使内体膜破裂，促进内体溶酶体有效荷载的逃逸。

PCI 值得关注的是其应用的局限性，例如细胞质中钙和组织蛋白酶 B 的突然释放，可能会降解治疗药物；PS 的光化学处理过程可能通过氧化过程使药物失活。负载 PS 和生物药物的载体逃逸至细胞质后，生物药物释放失控、寿命短（小于 0.1 ms）；PS 暴露在光下通过生成单线态氧发挥作用，单线态氧作用范围短，通常 <20 nm。此外，常用作 PS 的化合物包括卟啉、二氢卟酚或酞菁、金丝桃素、亚甲蓝、孟加拉玫瑰红的衍生物，以及一些氟根，如聚集诱导发射（AIE）氟根和 BODIPY。最近，Yuan 等开发了一种聚合基 DNA 递送载体，由 AIE 荧光素和低聚乙烯亚胺通过可被 ROS 剪切的氨基丙烯酸酯连接物缀合而成。被内体捕获后，光照射可释放 ROS，随后破坏内体/溶酶体膜，改善载体逃逸，并分解纳米颗粒以促进 DNA 释放。

5. 直接入胞

直接胞质递送绕过了内体截留，试图将生物制剂直接递送至细胞质。在以下部分中，将讨论直接的胞质递送策略及其优势和缺点，以及为应对胞质递送挑战而开发的不同策略。

（1）小窝介导的途径　小窝介导的内化属于内吞范畴。研究表明，小窝内吞作用允许在生理 pH 值下通过含有小窝蛋白-1（Cave-1）的小窝体直接递送药物进入细胞，而不被内体截留。小窝的内吞作用依赖于脂质筏，并受内吞抑制剂，如菲律宾菌素、金雀异黄素、制霉菌素和甲基-β-环糊精（M-CD）的影响。

到目前为止，被报道的可通过小窝内吞作用进入细胞的 NPs 包括以脂肪酸为核心的 NPs、纳米棒或棒状 NPs、白蛋白或白蛋白包被的 NPs 和脂质体。

细胞通过小窝内吞吸收 NPs 的能力取决于 NPs 的大小，因为小窝本身的大小范围（60～80 nm）有限。使用三种长度的纳米棒（160 nm、300 nm 和 500 nm）研究了小窝内吞作用对尺寸的依赖性。研究结果表明，尺寸从 500 nm 减小到 160 nm，小窝介导的内吞参与度增加，细胞摄取增强。此外，药物纳米棒穿透肿瘤的能力与小窝途径参与细胞摄取的程度密切相关。若利用小窝途径，纳米棒的直径应小于 200 nm。

（2）接触释放和膜间转移　接触释放的特征在于负载的药物直接流入细胞质而没有 NPs 整体内化所经历的过程，即先与细胞表面结合，触发细胞膜扰动，最后使药物进入细胞质的过程。接触释放是将装载的药物以一种非能量依赖的方式直接从 NPs 快速释放到细胞质中。

膜间转移，也被称为脂质交换，允许在不摄取 NPs 的情况下实现胞质递送。细胞膜中的脂质转移蛋白识别脂质 NPs，然后诱导 NPs 的脂质转移到细胞或亚细胞膜上，反之亦然。交换过程增加脂质体和细胞膜的通透性，促进了 NPs 中包封药物的释放。

接触释放和膜间转移都能使疏水或亲水性药物在细胞内传递，而后者经常被报道为向细胞递送疏水化合物。

（3）膜融合　膜融合是一重要的生物学过程，在活细胞之间及其内部的分子运输中起着重要的作用。融合至少可以分为三种类型：第一种是病原体与宿主细胞之间的胞外和胞内融合。这种相互作用的特点是蛋白诱发的包膜病毒与宿主细胞膜的融合。第二种是真核细胞的胞外融合，例如精子与卵母细胞的融合或肌肉细胞合胞体的形成。第三种是细胞器的细胞内融合。高效且可控的膜融合在药物输送、细胞工程和化学微反应器中具有许多潜在的应用。为了触发膜融合，必须使相应的膜紧密靠近，然后进行双层去稳定作用。可以通过使用二价阳离子、聚阳离子、带正电荷的氨基酸和膜破坏肽来引发融合。

（4）直接转位　直接转位也称为直接转导，是某些物质的非内吞内化途径，这种途径经常发生在细胞膜上，因此可以以非能量和非温度依赖，而浓度依赖的方式有效地将药物递送至细胞质。与内吞作用相比，该途径还具有更快的内在化作用，时间快至几分钟。

细胞穿透肽（CPPs），尤其是环状 CPPs（cCPPs），是能够直接转位的典型材料。CPPs 通常是由 5～30 个氨基酸组成的寡肽，根据理化性质，它们可以分为阳离子型、疏水型和两亲型 CPPs。线性 CPPs 用于小分子药物的胞质输送。cCPPs 具有改善细胞渗透性和大分子转运特异性的潜力。使用 CPPs 尤其是 cCPPs 进行药物输送是一个快速发展的领域。

CPPs 是用于生物制剂的细胞质递送的强大工具。然而，由于缺乏组织和细胞特异性，目前没有任何产品被批准用于临床或处于临床试验中。阳离型 CPPs 具有潜在的毒性问题，并且它们在体内也可能缺乏稳定性。

（5）膜破坏　膜破坏，例如孔形成和跨膜插入，是正常的生理过程，能够将中性分子、脂质和离子转运到细胞中。膜破坏可以通过物理手段（例如电穿孔、声纳穿孔和冲击波）诱导，也可以通过化学试剂包括膜活性肽、阳离子物质/抗菌肽、去污剂（糖苷洋地黄皂苷和皂苷）和造孔毒素（PFT）实现。

(三) 进入细胞核

细胞骨架具有分子筛作用，可以防止大分子扩散。病毒在细胞质内通过微管介导移动，然而递送基因的纳米载体从溶酶体逃逸进入细胞质后，缺乏这类协助机制，因此可在纳米载体上修饰核定位序列以促进入核。在细胞分裂过程中，目的基因在核膜消失时进入细胞核；在细胞静止状态下，目的基因通过细胞核膜上的核孔复合体被动扩散穿过核膜，实现基因转染。

二、胞内递送载体的研究现状与未来发展

NPs的内吞作用因大多被内体包裹，胞质递送的效率极低，内体逃逸和直接内化这两种策略被广泛用于促进胞质传递。质子海绵效应是促进内体逃逸的经典途径。但是，用于诱导内体逃逸的材料可能因毒性问题而受限。使用其他方法或材质的NPs可能会降低毒性，改善胞质传递。相比刚性NPs，基于生物相容性聚合物的纳米凝胶具有显著优势，例如可以延长血液循环时间，增强生物屏障渗透，延长释放过程以降低给药频率。NPs既能提高患者的安全性，又具有设计上的可扩展性，将继续成为转化生物制剂的重点。

直接细胞质递送是生物制剂胞内递送新兴策略，由于其能够将几乎100％的包封药物递送至细胞质而备受关注。但是，安全问题仍然存在。由于直接易位的CPPs具有可控的合成过程和潜在的转化能力，引起人们的广泛关注。为了促进其转化，克服由正电荷引起的安全隐患，未来CPPs部分的设计应侧重于通过附加修饰（如聚乙二醇化）来降低毒性。在膜破坏的条件下，复杂的设计和生物相容性不佳严重阻碍了许多载体的应用。另外，利用接触释放或小窝途径入胞的负电荷载体，如模拟高密度脂蛋白的载体和以脂质为核心的载体，具备毒性小和可伸缩性，值得关注。此外，药物纳米棒还可以通过小窝途径直接向细胞内输送生物制剂，使其成为小分子药物联合治疗的一种选择。综上所述，生物药物在疾病治疗中发挥着越来越重要的作用，但由于胞质传递不佳，其临床转化仍然缓慢。

纳米药物在细胞内的传递效果主要受内化模式和细胞内传输的影响。因此，监测NPs在内化过程中的体内命运至关重要。传统的探针通常用于跟踪细胞内NPs的运输，但它们无法区分NPs包裹的探针信号和释放的探针产生的信号的差别。这些不明确的信号导致NPs胞内传递的量化评价不可靠，影响了NPs的合理设计。为了促进转化，至关重要的是采用有效的标记策略来明确细胞中NPs的命运。由于具有较高的生物相容性和特异性，利用非天然碳水化合物的代谢寡糖工程进行细胞标记和成像可以有效地评价NPs的细胞药代动力学。另外，基于聚集引起的猝灭、聚集诱导发射或共振能量转移的其他环境响应型荧光探针是量化NPs，并在细胞模型中准确监测其命运的潜在工具。

第二节　淋巴转运过程及载体设计

淋巴结可以从外周组织收集免疫原性信息，是人体适应性免疫应答发生的主要器官之一，体内总免疫细胞的很大一部分位于数百个淋巴结中。因此，淋巴结靶向为直接向淋巴细胞和淋巴结驻留细胞递送药物提供了可能。然而，由于淋巴结的结构以及淋巴结内不同细胞类型的独特定位和迁移能力，很难将游离药物递送至特定的细胞群。

载体可用作递送工具，实现药物在淋巴结中的蓄积，并靶向淋巴结中特定的细胞亚型。在本节中，将讨论药物递送进入淋巴结的不同途径及如何开发这些途径，包括通过淋巴管、毛细血管、高内皮小静脉、细胞介导的途径、循环淋巴细胞的归巢和直接淋巴结注射的方式。研究了针对特定免疫细胞的不同纳米级和微米级材料，并强调了它们在治疗免疫功能障碍和癌症免疫疗法中的潜力。最后，对该领域进行了展望，探讨了如何通过使用材料来改善淋巴结靶向性。

一、淋巴管

与含有一个中央泵的循环系统不同，淋巴管只在局部运行。组织间质中的液体摄取和运输被认为是由初始淋巴管的扩张和压缩驱动的。扩张导致间质液体通过内皮微瓣渗出，使初始淋巴管充盈。然后淋巴管被周围的组织压缩，触发淋巴液运输到大的淋巴收集管。

初始淋巴管为盲端起始，由未开孔的重叠内皮细胞组成，这些内皮细胞通过长丝锚定在周围的细胞外基质上，为抵抗初始淋巴管腔内的低压提供机械支持。由于无孔毛细血管和淋巴管之间的渗透性差异，只有一定大小的分子（流体力学半径为 10～100 nm）才能有效进入淋巴管，这对药物的分配及向淋巴管输送有重要影响。

在集合淋巴管中，淋巴管腔室包含单向阀，以单向的方式推动淋巴液前行。淋巴液通过一条输入淋巴管到达引流淋巴结，进入被膜下窦，通过横窦，覆盖每一个小叶最后进入髓鼻窦，所有的小叶合并成一个单一的输出淋巴管，通过同一个淋巴链中的后续淋巴结进行过滤，最终通过胸导管返回到血液。

淋巴结内的内皮网状结构限制了淋巴液携带的物质进入副皮质，这对于维持淋巴细胞微环境的原始状态，控制不利因素影响皮质区免疫原性分子是很重要的。如来自肿瘤的外泌体或微生物感染产生的可溶性免疫原性分子。这种网状屏障的效率与被屏蔽物质的分子质量有关，大分子（>70 kDa）将被包膜下窦的导管和皮层通路屏蔽在外；相反，较低分子质量的分子（<70 kDa）会有通行通道；但小分子从导管向副皮质淋巴细胞的渗透大部分受到限制。对于低抗原浓度的免疫挑战，此屏障对产生强大的适应性免疫应答构成了重大障碍。但是，较高的抗原浓度可以直接启动淋巴细胞。

二、血管系统

血管系统为淋巴结提供了另一种运输途径。循环淋巴细胞浸润淋巴结是由高内皮小静脉控制的，高内皮小静脉是高立方状内皮细胞排列组成的特殊组织，其受体具有促进血管内淋巴细胞通过内皮层转移至网状网络的功能。由于毛细血管的过滤功能，载体可以被设计成通过这些血管结构向淋巴结中的靶细胞进行扩散和对流运输。

高内皮小静脉为靶向淋巴结中的副皮质以及 T 淋巴细胞提供了切入点。然而，高内皮小静脉的特异性靶向仍然具有挑战性，因为靶向高内皮小静脉的细胞的大多数抗体也识别 6-磺基唾液酸化路易斯寡糖（X）（如 MECA-79）。识别 O-聚糖和 N-聚糖表位的抗体，例如 CL40 和 S2 可比 MECA-79 更强地结合于高内皮小静脉，从而实现特异性靶向。外渗后淋巴结的有效穿透对于通过脉管系统递送的药物也是一个挑战。因此，纳米药物可增加扩散到淋巴结中的可能性，以使其与更多的 T 细胞相互作用。另外，通过提供控释平台，即先将药物递送至高内皮小静脉和 T 细胞区，然后通过颗粒降解释放药物，而不是尝试用颗粒靶向单个细胞，可以进一步改善 T 细胞的靶向和摄取。

三、细胞介导

1. 周组织中的抗原呈递细胞（APC）

位于外周的 APC 为吞噬做好了准备，并积极消耗颗粒物来清除抗原并降解加工成肽，然后呈递至 MHC-Ⅱ 上。因此，树突状细胞所加工的抗原大多是自身抗原，并不激活树突状细胞。相反，在感染过程中，外来抗原通常位于病原体相关分子模式（PAMPs）附近，具有人体所没有的高度保守的分子结构。例如，病原微生物的涂层、病毒涂层和细菌碳水化合物，都是 PAMPs 的类型。PAMPs 分子与抗原一起被树突状细胞吸收，并与内体受体结合（注意一些 PAMPs 分子也与外细胞膜受体结合），导致树突状细胞被激活。树突状细胞随后成熟并失去吞噬和处理抗原的能力。在成熟树突状细胞中，炎性趋化因子受体表达下调，淋巴趋化因子 CCR7、CXC-趋化因子受体 4（CXCR4）和 CCR4 表达上调，允许细胞活动并进入淋巴管。

2. 靶向淋巴皮肤抗原呈递细胞

包括凝胶和大颗粒在内的许多靶向皮肤树突状细胞的载体被研究，其共同目标是通过延长保留半衰期，将材料定位于给药部位，以增加 APC 摄取和迁移的可能性。例如，长度为 600 μm 的甲基乙烯基醚/马来酸酐微针可用于皮内递送包裹在聚乳酸-乙醇酸（PLGA）纳米粒中的抗原。体外实验中，纳米药物可被骨髓来源的树突状细胞有效吸收，随后细胞被激活并诱导抗原特异性 T 细胞增殖。微针的穿透深度达到 70 μm，在使用后 15 min 内溶解，这导致纳米粒在真皮层内局部沉积，从而引起局部炎症反应。由于局部效应，只有最初从皮肤迁移的树突状细胞才会在引流淋巴结中吸收纳米粒传递的抗原。此外，由于 PLGA 纳米药物的持续降解，常驻皮肤的树突状细胞可以在 7 天后触发抗原特异性 T 细胞的增殖。该微针在副流感病毒小鼠模型中证明可以给予抗原特异性的保护性免疫以抵抗病毒攻击，突出了皮肤树突状细胞在启动疫苗应答中的重要性。

3. 经肺靶向肺抗原呈递细胞

纳米药物肺部递送靶向至肺的 APC，已被开发用于各种免疫学应用，包括用于 CD4$^+$ T 细胞扩增的阳离子型金纳米药物和治疗哮喘的小干扰 RNA（siRNA）聚合物载体。纳米药物的大小和电荷对 APC 捕获和淋巴结富集有影响。例如，在给药后的 2 h 和 24 h，大多数直径为 20 nm、50 nm、100 nm、200 nm 和 1000 nm 的纳米药物都被呼吸道的肺泡巨噬细胞所吸收。然而，与其他纳米药物相比，粒径为 20 nm 和 50 nm 的纳米药物在给药 24 h 后树突状细胞摄取最高。在引流淋巴结中，吞噬 20 nm、50 nm 和 100 nm 纳米药物的树突状细胞明显比常驻淋巴结的树突状细胞迁移更多，表明吞噬纳米药物后的细胞向引流淋巴结的运输过程较为活跃。然而，直径<34 nm 的纳米药物也显示在给药后几分钟内从肺转移到纵隔淋巴结，这表明小的纳米药物可以被动地扩散到引流淋巴结。

纳米药物的电荷在它们从肺部转移到淋巴结的过程中也起着至关重要的作用。阴离子和阳离子纳米药物都被肺泡巨噬细胞内化；然而，常驻肺部的树突状细胞优先与阳离子纳米药物结合。在给药后的引流淋巴结中可发现阳离子和阴离子纳米药物的浓度相似，表明它们的电荷不影响淋巴结富集。总的来说，较小的阳离子纳米药物（直径<50 nm）在经肺给药后实现更高水平的淋巴结富集——这一过程主要通过细胞介导的主动运输实现。

4. 口服递送至黏膜抗原呈递细胞

几十年以来，利用口服给药靶向肠道的 APC 进行免疫备受关注。在被微皱褶细胞（microfold cell，M 细胞）或肠细胞捕获后，抗原被转移到上皮层基底侧的 APC 或被包裹以便进入肠系膜淋巴管。一旦 APC 捕获大分子，它们就被激活，通过肠系膜淋巴管迁移并在肠系膜淋巴结中聚集。载体的物理性质，包括大小、电荷和表面配体，会影响吞噬性 M 细胞的靶向性。直径小于 1 μm 的颗粒被 M 细胞吸收，而直径大于 3 μm 的较大颗粒被 Peyer 斑吸收并保留。此外，非离子型粒子比带电粒子更容易被 M 细胞吸收，表面配体进一步促进这些细胞的吸收；然而，这些颗粒仍然附着在细胞上，而不是转移到肠系膜淋巴管上。研究还表明，由于各种因素，包括载体性质和用于评估淋巴吸收的方法和技术差异，口服纳米药物的淋巴吸收是最小的。因此，纳米药物-黏膜 APC 相互作用及其后续免疫反应的确切机制至今仍不清楚。

四、循环淋巴细胞

抗原特异性 T 细胞和 B 细胞很少见，绝大多数幼稚淋巴细胞在淋巴结和淋巴管之间循环，在循环中不到半小时就会归巢至淋巴器官，在那里它们需要数小时或数天才能找到同源抗原。淋巴细胞主要沿着高内皮小静脉进入淋巴结，并通过输出淋巴管排出，在淋巴结炎症过程中 T 细胞和 B 细胞的运输显著增加。在一个紧密有序的黏附级联之后，黏附配体和趋化因子通过高内皮小静脉的内皮细胞间连接直接引导淋巴细胞渗液。一旦进入淋巴结，T 细胞和 B 细胞就会在趋化因子的趋化下回到副皮质和相应的区域。

细胞归巢到淋巴结可以利用细胞的"背包"来瞄准淋巴结中的 T 细胞，即载药的纳米药物或载体共价或非共价结合到 T 细胞上，经过继转移后，穿梭到淋巴结。该方法可用于延长转移的 T 细胞经结合了抗 CD45 抗体并释放 IL-15 超激动剂（IL-15Sa）的共轭纳米药物触发产生的自分泌刺激。也可用于支持治疗性 T 细胞的抗肿瘤活性并增加其淋巴结富集。

五、淋巴结直接注射

外周组织或静脉给药，经扩散和细胞介导的主动运输可获得低水平但可持续的淋巴结递送。另外，药物也可以直接注射到淋巴结。淋巴结直接注射是侵入性的，通常只在经淋巴结或血液输送不足以在淋巴结内达到所需的药物水平时才使用。

淋巴结内注射已被开发用于提高疫苗效力。由聚合物和脂质体制备的直径 $300 \sim 900$ nm 的抗原-佐剂制剂，经淋巴结内注射可以显著提其免疫效力。例如，与可溶性聚肌苷酸-聚胞苷酸［poly(I:C)］相比，PLGA 微粒的淋巴结内注射导致 poly(I:C) 在淋巴结驻留 APC 中的积累增加。注射可溶性 poly(I:C) 和共轭 poly(I:C) 的微粒均显示出持续的淋巴结保留及被淋巴结驻留的 APC 吸收，包括被树突状细胞、巨噬细胞和 B 细胞吸收。类似地，可以将微粒直接注射到淋巴结中以递送自身抗原和雷帕霉素（信号调节）。在小鼠多发性硬化症模型中，两种分子而不是单一试剂的递送均诱导全身性抗原特异性耐受。此外，微粒的淋巴结内注射导致在治疗的和未治疗的淋巴结中免疫抑制调节性 T 细胞的量增加，因此与使用微粒平台递送雷帕霉素和蛋白质对照相比，改善了治疗效果。

六、载体设计

淋巴管为生物药物递送提供了入口，可将药物递送至驻留于淋巴结的细胞和淋巴样细胞，例如树突状细胞、巨噬细胞和 B 细胞。然而，利用这些细胞归巢淋巴结传递仍然具有挑战性。基于亲和力的靶向可更好地区分不同的淋巴样 APC，从而优化靶向特定细胞类型的递送。例如，可以使用氯膦酸盐脂质体破坏构成淋巴结屏障的囊下窦巨噬细胞。随后通过靶向树突细胞的药物载体将药物靶向递送至位于淋巴结内较深且不易通过淋巴到达的树突细胞和淋巴细胞。此外，可以通过以下方式克服 APC 清除：释放递送载体，以促进淋巴吸收和胞饮作用，随后将较小的活性剂直接释放到淋巴结中，然后淋巴结可以作用于靶细胞而不被 APC 吸收。

用于检测 B 细胞与抗原相互作用的载体也可以用于药物递送。分子质量小于 70 kDa 的抗原通过导管进入，可以直接靶向 B 细胞。然而，小抗原的淋巴吸收效率低，因此会减少药物丰度，从而降低导管内的可用浓度。通过使用比传统的 30～200 nm 颗粒输送载体更小的载体，可以实现淋巴吸收与导管和滤泡进入之间的平衡。例如，B 细胞直接从导管中摄取分子质量为 14 kDa 的抗原。为了改善导管中抗原的直接摄取，可通过连接佐剂和抗原以联合 B 细胞疫苗接种，或通过使用聚合物或大分子键合（例如环糊精或 PEG）小分子药物进行 B 细胞递送。同样，将直径为 200 nm 具有抗生物素涂层的纳米粒用于生物素化小分子和抗原转运至巨噬细胞，然后抵达 B 细胞。最后，还可以通过用补体或 Fc 片段进行功能化来改善囊下窦巨噬细胞的捕获和呈递至 B 细胞，此法在治疗性药物或诊断剂上也具有较大潜力。

通过使用主动靶向或微针贴片克服间质外排并控制向特定细胞亚型（在炎症过程中如浆细胞样树突状细胞、朗格汉斯细胞和真皮树突状细胞驻留于不同皮肤层中）的递送，可以进一步改善外周 APC 靶向。充分利用迁移树突状细胞的抗原递呈能力，被树突状细胞吞噬的载药纳米药物可以转运至引流淋巴结。同样的方法也可以用于将高浓度的药物输送到淋巴结深处。调整颗粒大小、电荷和粒子表面的亲脂性均可以改善肺和肠 APC 摄取。然而，对于淋巴结定向药物递送，尚未广泛探索。

最后，利用循环免疫细胞归巢进行淋巴结定向药物递送的大多数载体都集中于 T 细胞靶向上。但是，由于淋巴细胞不断在体内的淋巴结之间流动，使用 T 细胞作为载体可能会导致淋巴结的全身性作用。这种全身效果是否有利取决于具体应用。细胞介导的靶向技术尚未扩展到循环 B 细胞和髓系祖细胞，二者和体液免疫调节和淋巴结定位有关。

总而言之，淋巴结是引发免疫反应的关键组织，因为它们在物理上协调周围免疫信息与循环淋巴细胞的相互作用。生理学、局部结构基序和转运机制应为淋巴结内药物递送系统的设计标准提供依据，同时对淋巴结细胞类型和区域、细胞间相互作用以及药物作用机制的全面考虑可能为针对淋巴结中特异靶向的细胞和区域提供新机会。

第三节　血脑屏障转运过程及载体设计

当今，中枢神经系统疾病（如脑瘤、脑卒中、阿尔茨海默病等）的药物治疗效果经常受限于脑部某些特有的生理环境和屏障系统。而屏障系统从广义上讲就是血脑屏障（BBB），主要由脑部环境中的上皮细胞紧密堆积而形成，可有效阻止高分子量的药物分子通过，导致极低的生物利用度。因此，克服血脑屏障、血脑脊液屏障及其他中枢神经系统屏障是脑部有效递送治疗或诊断分子的关键。目前，只有一小部分的药物（高脂溶性、分子质量 <400～500 Da）能真正通过血脑屏障。最近的一份针对药物化学数据库统计结果表明：在所分析的 7000 多种药物分子中，只有 5% 的药物能作用于中枢神经系统，用于治疗抑郁、精神分裂、失眠等精神类疾病。

对于中枢神经系统靶向的药物递送而言，纳米载体展现出了其独特的优势和潜力，将有望解决药物递送过程中血脑屏障对其阻碍的问题。事实上，有研究预测：在接下来的十年内，市场中将有一半的药物将基于纳米技术发展而来。然而，目前在临床应用中，仍没有用于神经系统给药的纳米药物递送系统被成功批准。

一、透过血脑屏障的转运机制

对于中枢神经系统疾病的药物治疗而言，一个关键的问题是如何设计药物穿过血脑屏障。这是因为有效的治疗效应需要在脑部合适的区域中积累必要的药物浓度，并且需要维持尽可能长的时间。而在其他器官或组织中，则需要尽可能维持低的药物浓度，以免引发不良反应。而血脑屏障的存在，极大增加了药物递送进入脑部组织的难度。

针对如上问题，目前已发展了许多方法。例如，使用高渗溶液来使血脑屏障的完整性受损、使用作用于血管活性的药物（如 IL-2、TNF-α、缓激肽等）或是直接超声波处理。也有将药物直接注射进入脑部或鞘内的。这些方法虽降低了药物的给药剂量，却极大增加了颅内压以及神经毒性。

相比之下，将活性药物分子载入纳米系统后，可凭借其相对较小的尺寸来穿过血脑屏障，极大增加药物的生物利用度，同时减轻不良反应。

使用纳米递送系统穿过血脑屏障的机理大致可分为以下三种类型：

① 通过负载于纳米粒表面的生物活性成分、纳米粒自身的"纳米效应"或纳米粒自身的"纳米毒性"刺激诱导血脑屏障的短暂打开，进而促使药物分子扩散进入脑部组织。

② 吸附于毛细血管内皮细胞表面的纳米载体可促进药物的释放，因而增加了药物的浓度梯度，进而促进了药物对脑部的扩散。

③ 脑部毛细血管内皮细胞对纳米载体的胞吞、胞吐等作用可使药物分子直接渗透进入脑部组织。

脑部众多类型的神经细胞，如神经元、星形胶质细胞、少突胶质细胞以及小胶质细胞，也可作为药物递送的靶点。纳米生物制剂的靶向能力依赖于纳米载体自身的功能和表面特定分子的存在。总的来说，胶质细胞的递送比特定神经元细胞的递送相对容易，这是因为神经元细胞不具备吞噬功能。因而胶质细胞常被用于纳米药物递送的靶点。如星形胶质细胞就是其中的代表之一。纳米载体通常可通过吞噬作用被靶向至星形胶质细胞中，进而影响维持神经兴奋性的神经递质（如谷氨酸盐、γ-氨基丁酸、甘氨酸和组胺）的释放。少突胶质细胞作为一种专属性的神经细胞，可对中枢神经系统的髓鞘起作用，其表面性质可促进纳米制剂的药物递送。此外，小胶质细胞或巨噬细胞也可作为纳米药物潜在靶点。有研究表明：网格蛋白介导的胞吞作用是小胶质细胞摄取纳米粒的主要通路。因网格蛋白介导的胞吞作用是通过结合纳米粒表面的网格蛋白受体而实现的，小胶质细胞对比表面积大的纳米粒有更高的摄取效率。

二、纳米药物递送系统

设计一种有效治疗中枢神经系统疾病的纳米药物递送系统，必须考虑纳米载体系统在合成和设计时的难点（包括活性化合物的物理化学性质，如亲水性等；活性化合物的负载方式，如吸附、包载、化学键键合等），以及在病理生理条件下，纳米系统与生物学组织之间的相互作用。目前的研究主要关注四个方面：①"隐藏"活性化合物，使其在到达脑部组织之前，尽可能少地与机体发生相互作用或降解；②纳米药物递送系统穿过血脑屏障；③靶向特定结构的脑部部位；④获得缓控释或刺激响应的释放。

当前，用于靶向药物递送的纳米粒类型非常广泛。对于脑部靶向而言，这些纳米粒大致可分为：基于脂质的纳米粒、聚合物纳米粒、无机纳米粒。

（一）基于脂质的纳米粒

基于脂质的纳米粒可分为脂质体、固体脂质纳米粒、纳米乳以及醇质体四种类型。

1. 脂质体

脂质体的主要特征是由磷脂双分子结构所组成的球型囊泡，其理想的尺寸范围在 100～200 nm 之间。从其功能上看，脂质体不仅自身生物相容性好、生物可降解，还可提高载药分子的生物利用度和稳定性。此外，对脂质体进行表面修饰后，可用于主动靶向。

在临床上，应用各种功能生物分子（如营养因子、酶激活剂、抗体药物等）治疗神经系统疾病（如阿尔茨海默病、帕金森病、脑缺血或脑卒中）时，由于血脑屏障的存在，其疗效总是受到较大的限制。脂质体的使用被证实不仅可有效提高应用于中枢神经系统药物的疗效，还能显著规避药物所引发的不良反应。例如，在治疗阿尔茨海默病中，脂质体包裹 β 片层阻断剂 H102 肽后，可显著增强其对 β 淀粉样蛋白早期的聚集和错误折叠，提高了脑部给药的效率，进而显著改善了阿尔茨海默病模型兔子的空间记忆损伤。其次，为减少单核吞噬细胞系统对脂质体的摄取，PEG 修饰的长循环脂质体也常用于中枢神经系统药物的递送。有研究表明：使用 PEG 化的脂质体递送胶质细胞源性神经营养因子（GDNF）的质粒进入中枢神经系统后，跨血脑屏障的效率明显提高，可明显在酪氨酸羟化酶基因高表达的脑黑质和肾上腺中观测到 GDNF 基因的表达，相比游离的 GDNF，显著提高了治疗帕金森病的疗效。为了进一步提高靶向效率，主动靶向的脂质体也常被使用。如肌动蛋白-脂质体跨血脑屏障的能力显著提升，可明显提高组织型纤溶酶原激活剂递送至脑部的效率，从而显著减少了栓塞性脑卒中大鼠的出血性转化。此外，谷胱甘肽修饰的 PEG 化脂质体被证实不仅能有效包裹抗淀粉样蛋白单区域的抗体片段（V_HH-pa2H），还能提高其从血液转运至脑部的效率。

2. 固体脂质纳米粒

固体脂质纳米粒（SLNs）粒径在 10～1000 nm，是以固态天然或合成的类脂如卵磷脂、三酰甘油等为载体，将药物包裹或夹嵌于类脂核中制成的固体胶粒给药系统。

这种纳米粒可通过表面修饰的方式，增加药物穿透血脑屏障的效率。此外，作为药物递送系统，SLNs 被证实生物相容性好，生物可降解性好。不足之处在于其疏水性加速了网状内皮系统的清除，从而会减弱纳米粒的疗效。

3. 纳米乳

纳米乳是由水包油或油包水组成的分散系统，依赖于表面活性剂而稳定。与其他纳米载体应用于血脑屏障渗透相比，其优势在于使用了安全性相对高的油相。

（二）聚合物纳米粒

聚合物纳米粒可分为基于聚合物的纳米粒、胶束和树枝状高分子。

1. 基于聚合物的纳米粒

聚乳酸（PLA）或聚乳酸羟基乙酸（PLGA）纳米粒因其生物相容性好、毒性低，且负载于 PLA 或 PLGA 的药物治疗分子可形成热力学稳定的结构优势，被广泛应用于脑部递送。例如，PLGA 纳米粒负载蛋白药物，即金属基质蛋白酶 1 组织抑制剂（TIMP-1）后，可显著提高 TIMP-1 渗透进入脑部的效率。其机制是：聚山梨酯 80 所包裹的 PLGA 的引入暂时性地打开了紧密连接的血脑屏障，从而增强了 TIMP-1 穿过血脑屏障的效率。

其次，与上述合成的聚合物纳米粒相比，天然来源的聚合物（如壳聚糖）毒性更低、生物可降解性更好、成本更低，因而也可作为一种有治疗潜力的脑部递药的纳米粒。例如，转铁蛋白受体单抗（可选择性识别脑部脉管中的转铁蛋白受体1）以聚合的方式负载于壳聚糖纳米球上后，可明显提高脑部的活性缩氨酸含量。此外，壳聚糖还可与PEG聚合后负载OX26转铁蛋白受体单克隆抗体，凭借OX26所触发的转铁蛋白受体介导的跨血脑屏障转运的方式，成功以静脉给药方式将药物递送进入脑部组织。

2. 胶束

胶束由壳、核两层所组成。其内核是由疏水基聚集形成，而外壳层是由亲水的极性基团所构成。胶束也是一种有潜力的脑部递药的载体，可增强包裹在疏水内核层药物的溶出，也可与某些靶向的配体连接。

3. 树枝状高分子

树枝状高分子是一种高度支化的、具有树形分支结构的聚合物。在治疗脑部疾病中，最常用的是聚酰胺-胺树状高分子。

（三）无机纳米粒

无机纳米粒是由无机材料（如二氧化硅、碳纳米管、金属氧化物等）所构成的具有纳米尺寸的物体。这种纳米粒被广泛应用于神经成像的研究。

同时，为了便于血脑屏障的渗透，经常在无机纳米粒的表面修饰上一层聚合物（如多糖、聚丙烯酰胺、聚乙烯醇、PEG等）。这些表面修饰也可以增强无机纳米粒的稳定性，增强其水溶性，也能使颗粒表面再进一步修饰特定的分子。

第四节　肝脏代谢与转运

绝大多数的药物被肝脏捕获与代谢。了解肝脏的转运精细机制有益于发展优化生物药物生物分布的新策略、新技术。本节将介绍肝脏的生理结构、肝脏转运与代谢机制，并在此基础上总结纳米载体在帮助生物药物逃避肝脏捕获方面的策略。

一、肝脏的结构和功能

肝脏是人体最大的实体器官，成人肝平均重量1.5～2.0 kg，肝分为左右两叶，右叶大而厚，左叶小而薄。肝脏是一个复杂的相互关联的细胞网络，实质细胞中60%～80%为肝细胞，其他细胞包括肝巨噬细胞（Kupffer细胞）、肝窦内皮细胞、肝星状细胞（造血干细胞）、胆管上皮细胞（胆管细胞）、常驻免疫细胞（树突状细胞、自然杀伤细胞和淋巴细胞）和短暂通过肝脏的循环血细胞。

肝脏有两个主要的血液供应来源：肝动脉和门静脉。肝动脉和门静脉血合并在肝窦内，在此与肝细胞进行物质代谢。大部分血液通过肝左、中、右静脉从肝脏排出。肝脏可被定义为由门静脉和肝小叶构成的六角形棱柱组成。中央静脉位于每个小叶的中心，最终流入更大的肝静脉，随后进入下腔静脉，经静脉回流至心脏。中央静脉的周围有大致呈放射状排列的肝细胞板（肝板），肝板之间为肝血窦，相邻肝细胞之间有微细的胆小管。胆小管汇集成稍大的管道，再逐级汇集成更大的管道，最后形成左、右肝管经肝门出肝。肝细胞分泌的胆汁进入胆小管，经各级胆管和肝管流出。

肝脏的主要功能有：①产生和分泌胆汁；②储存维生素和微量元素（如铁等）；③代谢碳水化合物和储存糖原；④储存和过滤血液；⑤平衡激素和解毒；⑥产生免疫因子对抗病原体感染；⑦通过肾脏和肠道排泄废物。

二、药物与肝脏细胞相互作用

药物与肝脏细胞的相互作用影响了其在体内的命运。当前，体内研究主要集中在器官水平上纳米药物的分布积累，体外研究主要集中在某单一培养的肝脏细胞类型上，没有考虑细胞在肝脏中独特的结构和位置对它们与纳米药物相互作用的影响。众所周知，尽管肝脏中的大多数细胞是由肝实质细胞组成，但是大多数纳米药物通常却是被肝非实质细胞所吸收摄取。与肝细胞相互作用的颗粒可以通过肝胆通道从体内清除。下面将讨论肝脏细胞对纳米药物的摄取。

1. Kupffer 细胞

Kupffer 细胞是位于肝窦的一种吞噬细胞，是肝内天然免疫的主要防线。它可吞噬并破坏血液中的病原体及其他外来异物。这些巨噬细胞也参与红细胞的循环和凋亡细胞的消化。Kupffer 细胞摄取和保留纳米药物的速率与其表面电荷、配体化学性质和大小密切相关。具有高阳离子和阴离子表面电荷的纳米药物在体内吸附大量血清蛋白形成蛋白冠，并显示出增强的巨噬细胞相互作用。Kupffer 细胞通过将纳米药物识别为外来物质，再经内化途径进行摄取，例如大胞饮作用、网格蛋白介导的内吞作用、胞囊蛋白介导的内吞作用以及其他的内吞作用。大多数纳米药物的表面修饰有中性聚乙二醇（PEG），它降低了血清蛋白在纳米药物表面的吸附，其被吞噬细胞摄取的效率相比带电荷的纳米药物明显降低。

Kupffer 细胞易吞噬纳米药物并将其从血液中清除，这对药物靶向病变组织产生重大影响。研究人员开发了系列方法来延迟、防止或消除这种吞噬行为，以努力改善纳米药物在病变组织的积累。另一方面，人们充分利用纳米药物易被 Kupffer 细胞捕获的行为，用于治疗自身免疫性疾病，因为在免疫反应过程中，Kupffer 细胞释放出大量的炎症标志物和细胞因子，加剧组织炎症。在肝硬化中，Kupffer 细胞的短暂耗竭导致肝炎症的改善。因此，Kupffer 细胞可能很适合作为抑制或消除促炎症反应的载体。

2. 肝窦内皮细胞

肝窦内皮细胞沿着血管形成一层连续的血管壁，存在 $100\sim150$ nm 的窗孔，但它们缺乏其他组织内皮细胞所共有的典型基膜。当纳米药物进入窦腔时，与内皮细胞发生受体-配体相互作用。受体包括甘露糖、Fcγ、胶原-α 受体和透明质酸清道夫受体。而 Kupffer 细胞也表达前两种表面受体，在血液循环中，肝窦内皮细胞和 Kupffer 细胞很可能通过血窦相互竞争纳米药物。此外，细胞内化机制还取决于纳米药物的尺寸大小。例如，直径大于或小于 100 nm 的纳米药物聚集在一起，它们与 Kupffer 细胞之间的相互作用会更高。相比之下，较小的单分散纳米药物可能被肝窦内皮细胞吸收的程度更高。目前，专注于了解纳米药物在肝脏中分布的研究数据有限，尽管有一些证据支持肝窦内皮细胞吸收纳米药物的能力，但目前纳米技术领域的普遍共识是，纳米药物主要被巨噬细胞隔离吞噬。

3. 肝星状细胞

肝星状细胞参与细胞外基质的分泌和维持。它们在肝脏中有更大量的维生素 A 储备，并通过分化为组织再生肌成纤维细胞来响应受损的肝细胞和免疫细胞。靶向肝星状细胞的纳米药物可能对肝纤维化的治疗有意义。若纳米药物未被 Kupffer 细胞或肝窦内皮细胞从循环中移除，可通过甘露糖-6-磷酸（M6P）/胰岛素样生长因子Ⅱ受体、Ⅵ型胶原蛋白和整合素、视黄醇结合蛋白（RBP）等表面受体引导至肝组织中的肝星状细胞。含有精氨酸甘氨酸天冬氨酸（RGD）基序的环肽可以与肝星状细胞上的Ⅵ型胶原受体结合，为纳米药物提供选择性的相互作用。例如 RGD 标记的脂质体在星状细胞中的累积量是不含 RGD 肽的脂质体的 10 倍。肝星状细胞在肝脏细胞总数中占比低于 10%，位于内皮细胞附近的 Disse 腔中，并且大部分纳米药物在与肝星状细胞相互作用之前会被 Kupffer 细胞和肝窦内皮细胞内化。这些是纳米药物成功分布到肝星状细胞的极大挑战。

4. 肝细胞

纳米药物与肝细胞相互作用可通过：①窦状细胞间连接；②窦状内皮细胞的胞吞作用。肝细胞占肝脏细胞的 70%～80%，参与肝功能的维持。多种纳米药物已经被设计用来靶向肝细胞，最常见的靶向受体包括：无唾液酸糖蛋白（ASGP）受体、甘草酸/甘草次酸（GL/GA）受体、转铁蛋白（Tf）受体、低密度脂蛋白（LDL）受体、高密度脂蛋白（HDL）受体、透明质酸内吞受体（HARE）和免疫球蛋白 A 结合蛋白。其中，ASGP 是最明确的肝细胞特异性受体系统。ASGP 受体的主要优势之一是其对包含半乳糖和 N-乙酰半乳糖胺残基的多种分子的固有亲和力，例如乳糖、乳糖酸、半乳糖苷、半乳糖胺和去唾液酸胎球蛋白。GL/GA 受体在肝细胞以及肾脏、胃和结肠的其他类型细胞的细胞膜上表达，通过受体介导的内吞作用来吸收甘草酸/甘草次酸。虽然 GL/GA 受体对肝细胞的特异性不如 ASGP 受体，但它们对应的配体 GL 和 GA 具有抗肝炎和抗肝毒性功能，这表明它们对于靶向肝疾病的纳米药物非常有用。用流式细胞仪和共聚焦激光显微镜研究了表面改性甘草酸的聚合壳聚糖纳米粒子（CS-GL NPs）与肝细胞的相互作用。结果表明，CS-GL NPs 更容易被肝细胞摄取，其摄取量几乎是肝非实质细胞的 5 倍。体内研究表明，负载多柔比星和甘草次酸修饰的重组人血清白蛋白 NPs 和载多柔比星的壳聚糖/聚乙二醇-甘草次酸 NPs 均能有效抑制 H22 荷瘤小鼠的肿瘤生长。

三、肝胆清除过程

大分子药物一般通过三种主要机制实现清除：肾（尺寸小于 6nm）、肝胆和单核吞噬细胞系统（MPS）。代谢和清除外来物质是肝脏的主要功能，无法被肾脏系统清除的药物最终将被肝脏处理。

1. 在肝胆系统中的转运

在肝胆清除过程中，肝脏内的肝细胞通过胞吞作用清除异物和微粒，随后被酶分解并通过胆道系统排出。为了成功地通过胆道系统，药物必须首先避免被 Kupffer 细胞内化。Kupffer 细胞已经被证明可以在几百纳米的大尺度上吸收纳米药物。小于肝窦孔直径（150～200 nm）的循环纳米药物可渗出至窦间隙，并直接与肝细胞相互作用。除了这种转运外，与肝窦内皮细胞和潜在的肝细胞转胞吞作用可能是纳米药物和肝细胞相互作用的替代途径。由于纳米药物和细胞膜间存在的静电相互作用和对蛋白质的吸附作用，纳米药物表面电荷也被证明影响肝细胞摄取。如前所述，肝窦内皮细胞和 Kupffer 细胞表面大量表达清除受体，这些受体能够有效地与带负电荷的纳米药物结合。另一方面，研究发现肝细胞吸收带正电荷的纳米药物，而不吸收带负电荷的纳米药物。

肝胆清除效率是指静脉注射纳米药物后随粪便排出的量占注射剂量的百分比。纳米药物的物理化学特性（包括核类型、表面化学、大小、形状和表面电荷）决定了它们与肝细胞的相互作用，并导致了不同纳米药物设计在肝胆清除方面的巨大差异。据报道，长径比小的介孔二氧化硅纳米药物比长径比大的颗粒具有更高的肝胆清除率，这表明肝胆清除率可以通过调节纳米药物的大小和几何形状来控制。纳米药物被认为是通过溶酶体内容物排出进入胆道小管，实现从肝细胞的大量排出。根据其组成，纳米药物会以不同的方式排入胆汁，通过胆管，最终进入小肠。肝脏处理和胆道排泄通常比较缓慢，从几个小时到几个月甚至更长，这种相对缓慢的清除过程加上相关复杂代谢物的长期滞留，纳米药物对肝实质细胞的慢性毒性引起了人们的关注。

2. 通过 MPS 清除

MPS 清除指的是血液和组织中的吞噬细胞将纳米药物从血液中清除。MPS 的吞噬细胞包括血液循环的单核细胞、脾脏红髓和巨噬细胞，以及骨髓周围巨噬细胞和肝窦内皮细胞。血清蛋白的吸附，特别是补体因子、纤维蛋白原和免疫球蛋白的调理，通常会触发对纳米药物的摄取，进而通过 MPS 清除血液。纳米药物被吞噬后在 MPS 细胞中进行胞内降解，若它们不能被这些胞内过程分解，这些纳米药物将被留在细胞内，并在脾脏和肝脏中滞留 6 个月以上。一旦充满纳米药物的吞噬细胞死亡，这些纳米药物会再次被同一器官的其他吞噬细胞吸收，这也引起了人们对纳米药物慢性毒性的担忧。

纳米药物体内的加工过程取决于纳米材料的组成。一般来说，大多数有机纳米材料，如脂质体和聚合物在 MPS 中容易降解。脂质体可在血液循环中被血清蛋白降解，也可在被各种细胞内吞时被脂肪酶降解。脂质体的降解产物可被机体进一步代谢。对于聚合物，其降解产物包括单体单元和歧化物，如果这些前体分子质量小于 48 kDa 或水动力直径小于 5.5 nm，则可通过尿液即肾脏途径清除。对于较大的成分，更有可能通过肝胆或 MPS 清除，但它们在肝细胞和巨噬细胞中的生物转化难易性也代表了纳米药物的毒性问题。与脂质体和聚合物纳米药物相比，无机纳米药物通常具有相对稳定的核心。有报道称，金、氧化铁和氧化铁包覆金纳米药物在给药 6 个月后仍持续存在于肝脏中。然而，某些类型的无机纳米药物被吞噬后可能在溶酶体内被降解，例如氧化锌纳米粒可以被细胞内的溶酶体降解成它们的前体 Zn^{2+} 并通过粪便排出体外。另外，以锰氧化物为基础的纳米药物在实验中也被证明具有较高的肝胆清除效率。

相比之下，哺乳动物中没有明确的铁排泄途径。铁在体内不断循环，过量的铁与铁蛋白复合。铁蛋白存在于体内的大多类型的细胞中，但主要集中在肝和脾，因为肝和脾是红细胞处理器官，可进行铁的提取。研究表明，氧化铁纳米药物在 Kupffer 细胞中缓慢降解，并以与铁蛋白和铁血黄素络合的无毒形式隔离在 MPS 器官中。

静脉给药的二氧化硅通常以硅酸的形式通过肾脏排出。已知二氧化硅纳米粒可以降解成不同类型的硅酸，这取决于其孔隙率、大小和表面化学性质。静脉注射后 4 周内，Kupffer 细胞介导了它们的降解，随后它们被释放到细胞外进行肾脏清除。值得注意的是，肾脏清除似乎不是二氧化硅纳米药物的唯一排泄途径。已有许多报道称，多种二氧化硅纳米药物可以进行肝胆清除。

总体而言，具有高稳定性表面化学特性或含有异种生物核心材料的无机纳米药物更容易抵抗生物转化，并在粪便中被完整清除。相反，可降解的无机纳米药物将作为聚集物、较小尺寸的残留物、离子和金属-蛋白质复合物的组合而被消除。

四、防止肝胆清除的策略

大多数纳米药物给药后滞留在肝组织中，而在病变组织中积累较少，这对纳米药物的诊断和治疗开发构成了重大挑战。研究者提出了多种策略来解决这一问题。

1. 药物形状

纳米药物的形状改变会影响其在血流中的行为和分布。然而，没有任何数据表明，某一形状一定是避免被 MPS 吞噬的最优选择。许多研究小组报道，相比球形纳米药物，棒状纳米药物可以显著减少 MPS 的吸收。有趣的是，具有高纵横比的蠕虫状颗粒似乎可以被巨噬细胞忽略，并增加血液循环。这种基于形状的吞噬抑制是由颗粒和巨噬细胞之间可接近结合位点受限造成的。受体介导的纳米药物摄取模型表明，吞噬细胞的内化至少需要 2~20 个受体配体相互作用。棒状纳米药物较小的曲率半径可以减少与巨噬细胞的相互作用和随后的吞噬作用。

2. 纳米药物模量

纳米药物的模量、力学性能（特别是弹性和变形能力）也会影响吞噬效率和血液循环周期。有报告称巨噬细胞更倾向于摄取刚性颗粒。纳米药物模量降低至原来的 1/8，其血液半衰期可提高 30 倍。因此，软颗粒可能更有利于到达目标部位，因为它们可以最大限度地减少 MPS 的捕获清除。

3. 纳米药物表面改性

为了降低内皮网状系统对纳米药物的捕获清除，广泛采用聚乙二醇（PEG）对纳米药物表面进行修饰。然而，PEG 化可能会降低纳米药物上靶向配体的生物活性，可以通过设计不同分子量的 PEG 来改善。除 PEG 化外，另一种策略是纳米药物与两性离子聚合物（如聚羧基甜菜碱）结合，通过抵抗血清蛋白的非特异性吸附，提高其体内循环稳定性。

4. Kupffer 细胞吞噬饱和

在注射纳米药物之前，用无毒的纳米药物诱骗，使 Kupffer 细胞的受体饱和，利用这一原理可以增强纳米药物在病变组织的积累。由磷脂酰胆碱和胆固醇组成的脂质体可以用于饱和巨噬细胞，这种吞噬抑制效果在静脉注射后 90 min 内开始出现，持续时间长达 48 h。在实验过程中没有发现小鼠体重减轻、肝功能受损或 RES 介导的宿主防御，因而推断该种方法是安全的，不会损害小鼠的先天免疫。这种策略的局限性是 Kupffer 细胞的吞噬功能并不能被完全饱和，这反映在纳米药物的肿瘤积聚效果只有两倍改善。在该过程中脂质体被 Kupffer 细胞吞噬后聚集在吞噬体中，与溶酶体融合，随后被溶酶体酶消化。

5. 巨噬细胞短暂耗竭

Van Rooijen 等开发了一种更激进的方法，通常被称为巨噬细胞自杀技术。该技术采用脂质体包埋二氯亚甲基二膦酸盐或氯膦酸盐。当这些脂质体被巨噬细胞吸收时，脂质体的磷脂双分子层被溶酶体磷脂酶消化，释放氯膦酸盐，抑制线粒体中的 ADP/ATP 转位酶，并最终触发巨噬细胞凋亡。氯膦酸脂质体暂时抑制或消耗肝脏巨噬细胞可增强血液中的纳米药物循环，并改善其在所需病变组织中的积累。这种方法的优点是氯膦酸脂质体不会被非吞噬细胞所吸收。巨噬细胞凋亡后，剩余的氯膦酸钠药物则通过肾脏排出，其血液半衰期极短。静脉注射氯膦酸脂质体后，肝组织的 Kupffer 细胞数量显著减少。值得注意的是，在较高的剂量下，脾巨噬细胞的耗竭也可能导致脾肿大。与氯膦酸脂质体类似，氯化钆也被用于抑制或耗尽 Kupffer 细胞的功能。据报道，氯化钆可以降低 Kupffer 细胞的吞噬活性，其原因在于钆（Ⅲ）离子抑制了钙的跨膜运输。肝组织学切片显示，大量的 Kupffer 细胞功能不仅受到了抑制，其中一些细胞还被清除。此外，脾脏中的一些红髓巨噬细胞也被清除。氯化钆也可以通过消除 Kupffer 细胞和增加细胞激酶（包括肿瘤坏死因子 α 和白细胞介素-1）引起病理改变。另外，Kupffer 细胞和其他组织驻留巨噬细胞在先天免疫中发挥着重要作用，这些巨噬细胞的消耗可能会降低免疫系统的完整性，并可能导致对病原体感染的敏感性增加。虽然这些短暂消耗策略很吸引人，但目前还没有相关剂量-效应关系及其对先天免疫的影响的研究，存在安全隐患。

6. 仿生纳米载体设计

仿生策略已经被用于减少肝脏对纳米药物的摄取。该策略使用循环红细胞、白细胞和单核细胞，或者其细胞膜作为载体。例如非共价黏附在红细胞上的纳米药物避免了肝脏和体内其他巨噬细胞的快速清除。通过这种"搭便车"的方法，纳米药物的循环半衰期提高了 3 倍，在肺组织中的积累提高了 7 倍。包裹白细胞膜的纳米多孔硅颗粒可以降低血清蛋白对纳米药物的调理作用，使得这些纳米药物在病变组织的位置表现出增强血液循环和聚集。此外，利用单核巨噬细胞充当"特洛伊木马"，将纳米药物输送到实体肿瘤，最大限度地减少 MPS 对它们的清除。例如，金纳米壳在细胞培养中通过吞噬作用负载到肿瘤相关的巨噬细胞中，注射到动物体内后再通过激光激发释放出来。针对这些阻止纳米药物与肝脏相互作用的创造性策略，还需要更多的研究来验证。

肝脏对纳米药物的捕获清除阻止了它们在肝外病变组织的积累，是临床使用纳米药物的最大问题之一。当纳米载体尺寸减小到 100 nm 以下时，它们与许多生物分子具有相同的尺度，它们可能进入肝脏内不同的组织和细胞结构，并可能有不同的积累模式。然而，在过去的 10～20 年里，对新一代纳米载体与肝脏结合的研究相对较少。新一代纳米载体可以以更高的精度合成到 100 nm 以下的尺寸范围，表面以不同类型的分子修饰，在体内发挥不同的功能。因此，有必要从器官到细胞的角度更好地了解粒径小于 100 nm 的纳米载体与肝脏的相互作用。此外，应该重点确定纳米载体与肝相互作用的研究指标，这将指导纳米医学的发展。

第五节　胃肠道体内过程及载体设计

口服药物在临床中应用广泛，患者依从性优于其他给药方式。对于口服生物药物而言，面临着胃肠道转运屏障的重大挑战。特别是对于易酶解、酸不稳定的生物药物而言，要实现口服给药更是难上加难。本部分将介绍胃肠道体内过程及载体设计。

一、胃肠道的结构和功能特点

胃肠道是消化系统的主要器官，包括了胃、小肠和大肠三大部分，为人体吸收足够的营养成分和水。胃肠道是口服药物的必经通道，药物在胃肠道中完成吸收、转运等过程。

1. 胃

胃是一种空腔性器官，是机体暂时贮存食物的部位。胃是食道的扩大部分，位于膈下，上接食道，下通小肠。胃具有一定的消化功能，主要将大块食物研磨成小块（物理消化），以及将食物中的大分子降解成较小的分子（化学消化），以便于被进一步消化吸收。胃腺可以分泌胃液，胃液中含有盐酸和蛋白酶，可初步消化蛋白质。胃基本没有吸收功能，主要吸收少量水和酒精以及很少的无机盐。因此，药物在胃中多被崩解、分散、溶解，仅非常有限的药物会被吸收，多为弱酸性药物，吸收机制主要为被动扩散。

2. 小肠

小肠是食物消化吸收的主要场所，位于腹中，上端接幽门与胃相通，下端通过阑门与大肠相连。根据形态和结构，一般可以将小肠分为三段，分别为十二指肠、空肠和回肠。小肠的消化作用，主要依靠胰液、小肠液及胆汁的化学性消化作用以及小肠运动的机械性消化作用。小肠黏膜上的环形皱襞、小肠绒毛和微绒毛，使小肠黏膜具有很大的表面积，有利于营养物质的吸收。另外，小肠绒毛内有毛细血管，小肠绒毛壁和毛细血管壁很薄，都只由一层上皮细胞构成，这些结构特点使营养物质很容易被吸收而进入血液。小肠中淋巴管的通透性比毛细血管大，因此乳糜小滴和大分子药物主要通过淋巴管吸收。小肠是药物的主要吸收部位，也是药物主动转运吸收的特异性部位，pH 在 5.0～7.0，是弱碱性药物吸收的理想环境。

3. 大肠

大肠是人体消化系统的重要组成部分，为消化道的下段。大肠居于腹中，其上口在阑门处接小肠，其下端连接肛门。大肠包括盲肠、升结肠、横结肠、降结肠、乙状结肠和直肠六部分。全程形似方框，围绕在空肠、回肠的周围。大肠的主要功能是进一步吸收粪便中的水分、电解质和其他物质（如氨、胆汁酸等），形成、贮存和排泄粪便。同时大肠还有一定的分泌功能，如杯状细胞分泌黏液中的黏液蛋白，能保护黏膜和润滑粪便，使粪便易于下行，保护肠壁防止机械损伤，免遭细菌侵蚀。大肠比小肠粗而短，有皱纹，但没有绒毛，因此对药物的吸收有限，不是药物吸收的主要部位。运行到结肠部位的通常是缓释制剂、肠溶制剂或溶解度很小的药物，直肠处的血管丰富，是直肠给药的良好吸收部位。大肠中药物的吸收机制以被动扩散为主，兼有胞饮和吞噬作用。

二、影响药物在胃肠道吸收的因素

吸收是药物产生疗效的基础，口服是最常见的给药途径。口服药物的吸收是指药物经口服给药，通过胃肠道黏膜、肝脏而进入体循环的过程。当药物通过口服后，直接进入胃肠道，与胃肠道直接接触，肠上皮细胞、杯状细胞和带有 M 细胞的派尔集合淋巴结（Peyer's patches，PP）使肠上皮成为药物吸收的最佳平台。药物主要通过被动转运从胃肠道黏膜上皮细胞吸收。因胃内吸收表面积较小，且药物的胃内滞留时间较短，所以许多药物在胃内的吸收量很少。而小肠表面有绒毛、吸收表面积大、肠蠕动快、血流量大，因此药物口服吸收的主要部位是小肠。吸收方式除简单扩散外，还有主动转运等。药物从胃肠道吸收后，都要经过门静脉进入肝，再进入血液循环。

然而，对于水溶性、渗透性和降解速率较低的药物分子，口服给药方式存在一定的缺点。此外，某些生物分子/药物口服途径的摄取在很大程度上受到生理屏障等因素的影响，如胃肠道 pH 变化（胃酸性、肠碱性）、酶降解、胃肠分泌与蠕动情况、局部血流量和饮食等。pH 高有利于弱碱性药物吸收，pH 低有利于弱酸性药吸收；胃液的 pH 为 0.9～1.5，弱酸性药物可以在胃中被吸收；肠腔内 pH 为 4.8～8.2，肠段愈向下 pH 愈高，对弱酸及弱碱药均易溶解吸收。胃肠道表面积越大、血流量越丰富，药物吸收越快。胃肠道蠕动速度可改变药物在胃肠道中的停留时间及吸收环境的 pH 而影响药物的吸收。食物对药物吸收可能会产生明显影响，如食物中的脂溶性成分可与药物形成复合物从而影响药物的吸收。

三、载体设计

许多药物的黏膜通透性低，在胃肠道区域的渗透受限，化合物的溶解度或稳定性低，以及部分药物的消除降解而不吸收，使得药物难以达到给药部位发挥治疗作用。例如，多肽和蛋白类药物，由于胃中的酶消化和小肠的生物利用度较低，其有效性明显降低。因此需要开发出合适的药物载体，保护这些敏感的药物不受胃肠道中复杂因素的干扰，同时还可以使药物依靠载体改变在体内的分布，最终使药物到达靶向器官并发挥作用。

近年来，新型的纳米尺寸的给药系统有望成为新的治疗手段，微小的尺寸使它们能够在细胞及亚细胞水平发挥作用。对于口服药物，将其封装到纳米载体中能够保护药物，从而大大提高药物的利用效率。理想情况下，纳米载体可以实现以下功能：①保护药物不受胃肠道恶劣条件的影响；②增加药物的肠道吸收进入血液；③针对人体特定细胞；④保证靶细胞内受控释放。

（一）纳米载体的胃肠道吸收机制

目前认为纳米载体主要通过以下几种途径和机制被胃肠道吸收：①细胞旁路通道转运途径；②肠道上皮细胞跨胞吸收途径；③经回肠内派尔集合淋巴结（PP）的 M 细胞吞噬途径。

1. 细胞旁路通道转运途径

胃肠道上皮细胞的细胞间隙非常紧密（1～5 nm），纳米药物很难通过细胞间隙被大量吸收。但许多研究表明，上皮细胞间的紧密连接结构是动态的，肌动蛋白和肌球蛋白环的收缩、细胞外 Ca^{2+} 螯合作用、对磷脂酶 C 介导的紧密连接物的调节等都能使紧密连接松弛。一些聚合物可以实现纳米药物细胞旁路通道的转运吸收，如壳聚糖带有正电荷，可以使肠道上皮细胞模型的紧密连接可逆地打开。此外有研究发现，壳聚糖及其衍生物可以诱导紧密连接蛋白的结构重组，加强蛋白质的细胞旁路转运。聚丙烯酸酯通过降低细胞外游离的 Ca^{2+} 浓度，促进纳米药物的吸收。纳米药物通过细胞旁路转运可以增加吸收，但转运效率很低。

2. 肠道上皮细胞跨胞吸收途径

细胞对纳米药物的摄取方式有：膜间转运、吸附、融合和内吞等。内吞被认为是吸收的主要机制。内吞是纳米药物在调理素的介导下被识别后与细胞膜上的部分质膜结合，这部分质膜内陷成小囊泡，将纳米药物包在其中，然后从质膜上分离下来在细胞内部形成小泡，小泡可进一步和细胞质的溶酶体融合，逐步酶解或水解释放药物。通过内吞作用，纳米药物能特异性地将药物集中于要作用的细胞内，也可使不能通过浆膜的药物到达溶酶体内，发挥理想的治疗作用。然而，此种转运并不是增加药物吸收的有效途径。

3. 肠道 PP 的 M 细胞吞噬途径

PP 是小肠中与免疫相关的特定组织区域，约占整个肠道黏膜的 25% 左右。研究表明，PP 具有明显的淋巴上皮及大量淋巴组织，淋巴组织中有大量的淋巴滤泡，覆盖滤泡的上皮细胞被称为 M 细胞，这种滤泡称为滤泡相关上皮（follicle-associated epithelial，FAE）。M 细胞是一种活化的吞噬细胞，主要功能是摄取并转运抗原至位于其下方的组织。M 细胞与普通黏膜上皮细胞不同：①表面是稀疏的绒毛状结构，没有致密的刷状纤毛；②无蛋白-多糖复合物（细胞被膜）和低活性的水解酶薄膜结构；③顶端呈褶皱并具有丰富的囊泡；④表面无黏液覆盖。M 细胞的这些特点及其特有的跨上皮细胞的囊泡转运方式，使其成为纳米药物重要的进入通道，是药物和疫苗设计的靶点。

纳米药物口服后其主要吸收部位在 PP，功能细胞为 M 细胞。纳米药物被吞噬后，通过囊性转运方式转运到 M 细胞基底面凹腔释放出来，此时纳米药物或以游离状态，或以被巨噬细胞吞噬的状态，随淋巴细胞通过淋巴管从淋巴循环进入血液循环，再分布到各组织器官发挥疗效。PP 的 M 细胞吞噬是纳米药物非受体转运的主要生理途径。纳米药物以完整结构形式被吸收入血，有效避免了胃肠道消化酶对蛋白质的降解和肝脏对药物的首过效应，这对在胃肠道中不稳定药物和肝中易受代谢药物的吸收以及抗癌药的定向淋巴系统有着重要的临床意义。

（二）纳米载体胃肠道吸收的影响因素

粒径是纳米药物胃肠道吸收的重要影响因素，只有粒径适宜的纳米药物才有明显的吸收。粒径决定了纳米药物的吸收途径，大于 500nm 的纳米药物不可能被吸收性上皮细胞吸收，只有小于 500nm 的纳米药物才能通过细胞内途径吸收到达循环系统，粒径再大些的纳米药物则通过 PP 的 M 细胞吞噬。纳米药物在胃肠道中存在粒径依赖性吸收，给大鼠分别口服粒径为 100 nm、500 nm、1 μm、10 μm 的聚乳酸-羟基乙酸共聚物（polylactic-co-glycolic acid，PLGA）粒子，结果发现被 PP 捕获的 100 nm 粒子的数量明显高于其他粒径的粒子（约为 10～250 倍），每平方毫米中，100 nm 的粒子数量比 1 μm 的多 6.7 $\times 10^3$ 倍，比 10 μm 的多 4 $\times 10^6$ 倍，但并不意味着粒径越小吸收越有效。胃肠道对纳米药物的吸收存在一个最佳粒径范围。此外，粒径太小势必会以牺牲载药量为代价。所以，只有制备出粒径适宜的纳米药物才能满足临床需要。

（三）纳米载体设计策略

1. 纳米载体表面性质

不同聚合物材料制备的纳米药物的表面性能会呈现很大差异，而纳米药物的表面性质影响吸收，其中疏水性和表面电荷是两个较为重要的影响因素。

纳米药物的疏水性是影响肠内 PP 吸收的主要因素，疏水性强的纳米药物容易被摄取，因为疏水性强易被生物黏膜黏附并且对 M 细胞有更强的亲和力。一些高疏水性聚合物如聚苯乙烯、聚甲基丙烯酸甲酯和聚羟基丁酸酯比低疏水性的乳酸和甘醇酸聚合物纳米药物可更有效地被肠内 PP 吸收，疏水粒子的吸收强度约为亲水性纤维素聚合物的 100 倍。

研究表明，带正电荷的纳米药物（如壳聚糖）表面和带负电荷的黏蛋白糖基静电作用，会导致强烈的黏膜黏附，促使纳米药物接近上皮细胞，增加粒子的肠内 PP 摄取。羧基化的纳米药物对肠上皮细胞尤其是 M 细胞的亲和力非常低，一般不易于摄取。

2. 生物黏附修饰

采用具有生物黏附作用的聚合物制备纳米药物，口服后可黏附在肠上皮细胞，延长其在胃肠道壁或胃肠道特定吸收部位的接触和转运时间，从而促进纳米药物的吸收。

黏膜黏附型纳米载体由常用的聚合物材质合成，如聚乳酸（PLA）、聚癸二酸酐（PSA）、聚乳酸-羟基乙酸共聚物（PLGA）和聚丙烯酸（PAA），聚合物黏膜黏附型纳米药物可通过氢键、聚合物与黏蛋白的黏连、疏水相互作用或其他结合机制达到黏膜黏附。

因为胰岛素会在胃肠道环境中降解，服用胰岛素溶液与生理盐水后，体内血糖水平无统计学差异。若将胰岛素包封在黏膜黏附聚合物纳米载体中，纳米载体的包载降低了胰岛素降解并且提高了胰岛素的吸收，与胰岛素溶液相比可使大鼠空腹血糖减至 1/7。

有研究表明，聚 N-异丙基丙烯酰胺、聚乙烯胺、聚甲基丙烯酸和聚 N-乙烯基乙酰胺链的鲑鱼降钙素纳米药物给予大鼠口服后，发现前三者通过胃肠道的速率缓慢，能有效改善降钙素的吸收，而最后者几乎没有任何作用。这与疏水性强的微粒易生物黏附于肠上皮细胞，以致容易进入肠系淋巴组织有关。而离子化的和具有强亲水链表面的纳米药物不易被胃肠道黏膜黏附。海藻酸钠、壳聚糖也被证明是很好的生物黏附剂。有研究人员使用壳聚糖、聚丙烯酸及海藻酸钠，对载有依降钙素的纳米药物进行包衣，给禁食 Wistar 大鼠灌胃，发现同未包衣的纳米药物及依降钙素溶液相比，壳聚糖包衣的依降钙素纳米药物能显著降低血钙水平，持续时间达 48 h 之久。

3. 靶向修饰

普通的黏附材料虽然可延长制剂在胃肠道的停留时间，增加药物吸收总量，但它们对相应的底物没有特异性，特别是在胃肠道给药中，这可能引起药物的过早失活。因此，可用具有靶向作用的配基修饰纳米药物达到靶向给药的目的。常用的靶向修饰物质有凝集素、抗体、糖类、维生素 B_{12} 和 Fc 蛋白等。

凝集素是一种结合特异糖类的蛋白质或糖蛋白，能特异性识别并结合具有受体特征的上皮细胞结构，还能调节上皮细胞的通透性、抑制蛋白分解酶系、促进胞饮作用。这种受体介导的生物黏附剂还可靶向于 PP 和结肠病变组织。有研究人员将番茄凝集素共价结合在聚苯乙烯纳米药物上，给 Wistar 大鼠灌胃，发现偶联了番茄凝集素的纳米药物有 23％ 的吸收率，用抑制番茄凝集素发挥作用的纳米药物仅 0.5％ 的吸收率，穿过小肠的吸收能力提高了 50 倍。同时，通过小肠绒毛吸收的纳米药物比肠系淋巴组织的高 15 倍，说明凝集素对正常上皮细胞的靶向作用要高于对 PP 的靶向作用。有研究表明，凝集素对上皮细胞的黏附性在偏酸性时差，而在中性 pH 条件下较为理想。凝集素介导的纳米药物的黏附性受其表面凝集素浓度的影响较大，而粒子大小和凝集素种类的影响并不明显。

抗体具有高度的特异性，在纳米药物表面接上某种抗体，具有对靶细胞分子水平上的识别功能，可提高纳米药物的专一靶向性。研究人员制得一种可识别兔 M 细胞的单克隆抗体，将此抗体吸附于聚苯乙烯纳米药物上，口服后发现 PP 中纳米药物的量增加了 3 倍以上。

维生素 B_{12} 与黏膜上的造血内因子能特异性结合。因此可将维生素 B_{12} 偶联在纳米药物上，利用其对小肠的定位吸收机制来提高胃肠道对纳米药物的摄取。使用人结肠癌细胞（Caco-2 细胞）模型研究维生素 B_{12} 介导的纳米药物的胃肠道吸收情况时发现维生素有促进纳米药物吸收的作用，并且吸收主要受维生素浓度的影响，维生素的浓度越高吸收作用越明显。目前的研究已证实由维生素 B_{12} 介导受体调控性细胞内吞，可用于多肽和蛋白药物的口服递送。转铁蛋白在胰岛素和粒细胞集落刺激因子（G-CSF）的口服给药中也能起到较好的转运作用。Bai 等利用 DNA 重组技术，巧妙地制备出具有功能活性的 G-CSF-转铁蛋白融合型蛋白，并证明该药的小鼠的口服生物利用度与皮下注射等剂量的 G-CSF 相当。

研究人员利用 Fc 蛋白特异性结合到 FcRN 受体上的能力，在包载了胰岛素 PLA-PEG 纳米药物表面包覆 Fc 蛋白。研究人员对小鼠进行口服给药，实验结果证明包覆 Fc 蛋白的 PLA-PEG 纳米药物比没有 Fc 蛋白的 PLA-PEG 纳米药物在血液中的浓度能够高出 11 倍。并且，可以大大提高胰岛素的给药量，降低小鼠的血糖水平。

4. 吸收促进剂

吸收促进剂可减少粒子的聚结，降低粒子与体液的界面张力，促进粒子在黏膜表面的铺展，还可发挥对黏液层的胶溶作用，增加黏膜的通透性。常见的吸收促进剂有胆酸及胆酸盐类、表面活性剂、水杨酸及水杨酸盐类、氨基酸、螯合剂等。研究人员在给正常大鼠分别服用含与不含吸收促进剂去氧胆酸（DOC）的胰岛素聚乳酸纳米药物（INS-PLA-NP）后，观察降血糖效果。结果发现，INS-PLA-NP 小肠直接给药表现出和缓持久的降血糖效果，而 DOC 在小肠给药中能明显加快 INS-PLA-NP 的吸收并增强药效，给药后 0.5 h 血糖下降至用药前的 35.49％±6.64％，降血糖作用可维持 2 h 左右。

5. 酶抑制剂

将胰蛋白酶抑制剂、凝乳蛋白酶抑制剂和抑肽酶等酶抑制剂与药物同时包裹于纳米药物体系中，能更有效地保护药物免受酶的破坏，有助于提高多肽蛋白质类药物的胃肠道吸收。酶抑制剂的抑酶谱越广，抑酶作用越强，促吸收作用越强。

关于口服药物及其在胃肠道的吸收在近年来有了越来越深入的研究，其中纳米口服药物受到了巨大关注。关于纳米药物在胃肠道的吸收机制以及影响纳米药物被摄取的因素有了更深入的认识，为今后的口服纳米药物的发展提供了理论支持。基于现有的理论基础，本章着重总结了口服纳米载体的设计，通过不同策略的设计方式，希望能够提高药物口服利用度，使药物靶向递送。目前的研究还大部分停留在临床前，仅仅进行了细胞水平和动物水平实验，能否应用于人体还有待进一步研究。口服纳米载体药物具有独特的优势，在帮助患者治疗疾病和改善患者生活质量方面有巨大潜力。

参考文献

[1] He W. Nanocarrier-mediated cytosolic delivery of biopharmaceuticals [J]. Adv Funct Mater，2020，30.

[2] Lv J，Fan Q Q，Wang H，et al. Polymers for cytosolic protein delivery [J]. Biomaterials，2019，218：119358.

[3] Martens T F，Remaut K，Demeester J，et al. Intracellular delivery of nanomaterials：How to catch endosomal escape in the act [J]. Nano Today，2014，9（3）：344-364 .

[4] 孙茂蕾. 纳米载体逃逸溶酶体机制及其调控的研究进展. 吉林大学学报（医学版），2017，43：845-848.

[5] Schudel A，Francis D M，Thomas S N. Material design for lymph node drug delivery [J]. Nature Reviews Materials，2019，4：415-428.

[6] Trevaskis N L，Kaminskas L M，Porter C J H. From sewer to saviour-targeting the lymphatic system to promote drug exposure and activity [J]. Nature Reviews Drug Discovery，2015，14：781-803.

[7] Nishioka Y，Yoshino H. Lymphatic targeting with nanoparticulate system [J]. Advanced Drug Delivery Reviews，2001，47：55-64.

[8] Czerniawska A. Experimental investigations on the penetration of 198Au from nasal mucous membrane into cerebrospinal fluid [J]. Acta oto-laryngologica，1970，70（1）：58-61.

[9] Yang，Z. A review of nanoparticle functionality and toxicity on the central nervous system [J]. Journal of the Royal Society Interface，2010，7：S411-S422.

[10] Zorkina Y，Abramova O，Ushakova V M，et al. Nano carrier drug delivery systems for the treatment of neuropsychiatric disorders：advantages and limitations [J]. Molecules，2020，25（22）：5294.

[11] Hersh D S，Wadajkar A S，Roberts N B，et al. Evolving drug delivery strategies to overcome the blood brain barrier [J]. Current Pharmaceutical Design，2016，22（9）：1177-1193.

[12] Abou Al-Shaar H，Alkhani A. Intrathecal baclofen therapy for spasticity：a compliance-based study to indicate effectiveness [J]. Surgical neurology international，2016，7：S539-541.

[13] Li X，Tsibouklis J，Weng T T，et al. Nano carriers for drug transport across the blood-brain barrier [J]. Journal of Drug Targeting，2017，25（1）：17-28.

[14] Scuderi C，Stecca C，Iacomino A. et al. Role of Astrocytes in Major Neurological Disorders：The Evidence and Implications [J]. Iubmb Life，2013，65（12）：957-961.

[15] Deshpande P P，Biswas S，Torchilin V P. Current trends in the use of liposomes for tumor targeting [J]. Nanomedicine，2013，8：1509-1528.

[16] Stenehjem D D，Hartz A M S，Bauer B，et al. Novel and emerging strategies in drug delivery for overcoming the blood-brain barrier [J]. Future Medicinal Chemistry，2009，1（9）：1623-1641.

[17] Mutlu N B，Degim Z，Yilmaz S，et al. New perspective for the treatment of Alzheimer diseases：Liposomal rivastigmine formulations [J]. Drug Development and Industrial Pharmacy，2011，37（7）：775-789.

[18] Zheng X，Shao X Y，Zhang C，et al. Intranasal H102 peptide-loaded liposomes for brain delivery to treat alzheimer's disease [J]. Pharmaceutical Research，2015，32：3837-3849.

[19] Zheng X，Wu F，Lin X，et al. Developments in drug delivery of bioactive alkaloids derived from traditional Chinese medicine [J]. Drug Delivery，2018，25（1）：398-416.

[20] Xia C F，Boado R J，Zhang Y，et al. Intravenous glial-derived neurotrophic factor gene therapy of experimentat Parkinson's disease with Trojan horse liposomes and a tyrosine hydroxylase promoter [J]. Journal of Gene Medicine，2008，10（3）：306-315.

[21] Omori N，Maruyamaet K，Jin G，et al. Targeting of post-ischemic cerebral endothelium in rat by liposomes bearing polyethylene glycol-coupled transferrin [J]. Neurological Research，2003，25（3）：275-279.

[22] Rotman M，Welling M M，Bunschoten A，et al. Enhanced glutathione PEGylated liposomal brain delivery of an anti-amyloid single domain antibody fragment in a mouse model for Alzheimer's disease [J]. Journal of Controlled Release，2015，203：40-50.

[23] Chaturvedi M，Molino Y，Sreedhar B，et al. Tissue inhibitor of matrix metalloproteinases-l loaded poly（lactic-co-glycolic acid）nanoparticles for delivery across the blood-brain barrier [J]. International Journal of Nanomedicine，2014，9：575-588.

[24] Karatas H，Aktas Y，Gursoy-Ozdemir Y，et al. A nanomedicine transports a peptide caspase-3 inhibitor across the blood-brain

barrier and provides neuroprotection [J]. Journal of Neuroscience, 2009, 29 (44): 13761-13769.

[25] Aktas Y. Development and brain delivery of chitosan-PEG nanoparticles functionalized with the monoclonal antibody OX26 [J]. Bioconjugate Chemistry, 2005, 16: 1503-1511.

[26] Karakoti A S, Das S, Thevuthasan S, et al. PEGylated inorganic nanoparticles [J]. Angewandte Chemie-International Edition, 2011, 50: 1980-1994.

[27] Zhang Y N, Poon W, Tavares A J, et al. Nanoparticle-liver interactions: Cellular uptake and hepatobiliary elimination [J]. Journal of Controlled Release, 2016, 240: 332-348.

[28] Almeida J P M, Chen A L, Foster A, et al. *In vivo* biodistribution of nanoparticles [J]. Nanomedicine, 2011, 6: 815-835.

[29] Choi C H J, Zuckerman J E, Webster P, et al. Targeting kidney mesangium by nanoparticles of defined size [J]. Proceedings of the National Academy of Sciences of the United States of America, 2011, 108: 6656-6661.

[30] Knipe J M, Chen F, Peppas N A. Enzymatic biodegradation of hydrogels for protein delivery targeted to the small intestine [J]. Biomacromolecules, 2015, 16: 962-972.

[31] Tibbitt M W, Dahlman J E, Langer R. Emerging frontiers in drug delivery [J]. Journal of the American Chemical Society, 2016, 138: 704-717.

[32] Drucker D J. Advances in oral peptide therapeutics [J]. Nature Reviews Drug Discovery, 2020, 19: 277-289.

[33] Kaur G, Arora M, Kumar V R. Oral drug delivery technologies-A decade of developments [J]. Journal of Pharmacology and Experimental Therapeutics, 2019, 370: 529-543.

[34] Reinholz J, Landfester K, Mailaender V. The challenges of oral drug delivery via nanocarriers [J]. Drug Delivery, 2018, 25: 1694-1705.

[35] Win K Y, Feng S S. Effects of particle size and surface coating on cellular uptake of polymeric nanoparticles for oral delivery of anticancer drugs [J]. Biomaterials, 2005, 26: 2713-2722.

[36] Florence A T, Hillery A M, Hussain N, et al. Nanoparticles as carriers for oral peptide absorption-studies on particle uptake and fate [J]. Journal of Controlled Release, 1995, 36: 39-46.

[37] Ranaldi G, Marigliano I, Vespignani I, et al. The effect of chitosan and other polycations on tight junction permeability in the human intestinal Caco-2 cell line [J]. Journal of Nutritional Biochemistry, 2002, 13: 157-167.

[38] Jung T, Kamma W, Breitenbacha A, et al. Biodegradable nanoparticles for oral delivery of peptides: is there a role for polymers to affect mucosal uptake? [J]. Eur J Pharm Biopharm, 2000, 50 (1): 147-160.

[39] Lavelle E C, Sharif S, Thomas N W, et al. The importance of gastrointestinal uptake of particles in the design of oral delivery systems [J]. Advanced Drug Delivery Reviews, 1995, 18 (1): 5-22.

[40] Florence A T. Nanoparticle uptake by the oral route: Fulfilling its potential? [J]. Drug Discov Today Technol, 2005, 2: 75-81.

[41] Desai M P, Labhasetwar V, Amidon G L, et al. Gastrointestinal uptake of biodegradable microparticles: Effect of particle size [J]. Pharmaceutical Research, 1996, 13 (12): 1838-1845.

[42] Hussain N, Jaitley V, Florence AT. Recent advances in the understanding of uptake of microparticulates across the gastrointestinal lymphatics [J]. Advanced drug delivery reviews, 2001, 50 (1-2): 107-142.

[43] Park J H, Saravanakumar G, Kim K, et al. Targeted delivery of low molecular drugs using chitosan and its derivatives [J]. Advanced Drug Delivery Reviews, 2010, 62: 28-41.

[44] Lai S K, Wang Y Y, Hanes J. Mucus-penetrating nanoparticles for drug and gene delivery to mucosal tissues [J]. Advanced Drug Delivery Reviews, 2009, 61 (2): 158-171.

[45] Kumar A, Vimal A, Kumar A. Why Chitosan? From properties to perspective of mucosal drug delivery [J]. Int J Biol Macromol, 2016, 91: 615-622.

[46] Sosnik A. Alginate particles as platform for drug delivery by the oral route: state-of-the-Art [J]. ISRN Pharm, 2014 (2): 926157.

[47] 丁劲松, 蔡伟惠, 蒋学华. 第二代胃肠道生物粘附材料——凝集素及其应用 [J]. 中国药房, 2003, 14: 434-436.

[48] Hussain N, Jani P U, Florence A T. Enhanced oral uptake of tomato lectin-conjugated nanoparticles in the rat [J]. Pharmaceutical Research, 1997, 14 (5): 613-618.

[49] 陈军, 易以木. 脱氧胆酸对胰岛素聚乳酸纳米粒在大鼠小肠吸收的影响 [J]. 中国临床药学杂志, 2002 (6): 334-336.

（同济大学　李永勇）

第八章
药物与制剂的循环转运系统

分子生物药剂学聚焦在生物分子与细胞水平研究药物制剂对药物疗效的影响规律和优化策略，从而更好地发展新型药物制剂、满足不同疾病的治疗需求。药物制剂进入人体后必须通过循环系统转运到达靶组织、靶细胞及靶分子，在这个过程中药物制剂将与循环系统中的生物分子及细胞相互作用，并受到血液流体力学影响，从而改变药物制剂体内转运效率和治疗效果。本章重点讲述新型药物制剂尺寸形态、表面性质、力学性能等理化性质对循环过程中生物分子、细胞及血液其他成分的相互作用、血液流体行为等的影响，以及最终药物制剂生物利用度及药物治疗效果。

第一节　药物制剂尺寸及形态对循环转运系统的影响

近年来，生物医药技术的快速发展极大地丰富了药物制剂的类型，不同尺寸、形态各异的新型药物制剂能够在不同程度上改善药物体内循环、提高药物生物利用度和治疗效果，在生物医药领域表现出巨大的应用前景。当药物制剂进入生命体后，不可避免地将与体内生物分子、细胞、生理屏障等相互作用，从而影响药物制剂的体内循环、分布与代谢，最终影响药物治疗效果。本节内容将重点介绍尺寸及形态对药物制剂在循环系统中与蛋白质、细胞及多重生理屏障的相互作用及规律，为开发新型药物制剂提供指导与借鉴作用。

一、药物制剂尺寸及形态对蛋白冠形成的影响

随着纳米技术、微流控技术等发展，药物制剂实现了从微米到纳米的尺度调控，以及球形、囊泡、棒状、纤维状等多种结构与形态调控。这些尺寸、结构及形态特征对药物制剂的体内循环转运产生直接影响。其中，纳米药物制剂因其独特的纳米生物效应而引起生物医药领域的广泛关注，其尺寸范围界定在 $1\sim1000$ nm 范围内（其中 $100\sim1000$ nm 纳米粒子又被称为亚微米粒子）。20 世纪 70 年代开始已经对纳米脂质体、聚合物纳米胶束等多种纳米载体展开了研究，并用于注射、口服及经皮等途径给药。大量的基础与临床研究表明，纳米药物制剂在改善药物体内循环及组织分布、降低药物毒副作用、提高治疗效果等方面的优势显著，诸多高端纳米药物制剂已成功应用于临床的重大疾病治疗，例如多柔比星 PEG 化长循环脂质体 Doxil®、白蛋白结合型紫杉醇

Abraxane®、胶束化紫杉醇 Genexol®-PM 等纳米药物制剂。

纳米药物制剂是由三维空间中至少有一维处于纳米尺度的纳米颗粒包载或键合治疗性药物制备而成，具有比表面积大、小尺寸效应等特性。当纳米药物制剂进入生命体后，由于巨大的表面能，将不可避免地与生理环境中的生物分子相结合；特别是生命体中生物太分子蛋白质，在极短的时间内将会通过静电、疏水、范德华力等作用力吸附到纳米药物制剂表面，形成蛋白冠（protein corona）。蛋白冠的形成改变了纳米药物制剂的表面物理化学性质、并赋予了其新的生物学特征，带有蛋白冠的纳米药物制剂成为了真正被生命体所"识别"的形式，在决定纳米药物制剂的体内循环和治疗效果中起到决定性作用。蛋白冠的形成是一个动态变化且极其复杂的过程，与纳米药物自身的性质及其所处的生理环境密切相关。纳米药物制剂的尺寸是影响蛋白吸附的最重要参数之一，不同的纳米尺度对纳米药物制剂所形成的蛋白冠的大小、组成等都有直接影响。

纳米制剂的尺寸大小决定了其有效表面积及比表面积大小，直接影响了蛋白吸附量及蛋白冠密度。一般情况下，当纳米制剂的粒径小于常见蛋白质分子的尺寸（10 nm）时，其表面对蛋白质几乎没有吸附作用，难以形成蛋白冠；当尺寸大于 10 nm 时，不同尺寸的纳米颗粒形成的蛋白冠也差异显著。研究表明，一系列 4～40 nm 的单分散纳米颗粒在相同环境下形成的蛋白冠具有如下特征：尺寸在 10 nm 以下的纳米颗粒几乎无法形成蛋白冠，10～20 nm 的纳米颗粒（10 nm、13 nm 和 16 nm）易于形成致密的蛋白冠，而尺寸为 24～40 nm 的纳米颗粒更倾向于形成较低密度的蛋白冠。同时，不同尺寸纳米颗粒的表面蛋白质吸附规律符合于经典的 Langmuir 吸附模型，如图 8-1 所示。

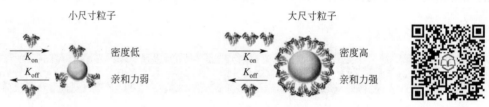

图 8-1　纳米药物制剂尺寸与其表面蛋白冠之间的关系　　　　扫码看彩图

人体血液中蛋白质的组成复杂，包含了白蛋白、脂蛋白、纤维蛋白原、球蛋白等多种蛋白质分子。纳米颗粒表面蛋白冠的蛋白质种类及组成比例往往处于动态变化之中，当纳米颗粒暴露于生理环境中，浓度较高的蛋白质将首先与其发生相互作用、并吸附于纳米颗粒表面，这些蛋白质往往结合强度较弱、稳定性较低；随着时间推移，亲和力更强的蛋白质将逐渐取代原来的蛋白质，蛋白冠的组成不断发生改变，最终在纳米颗粒表面形成相对稳定的蛋白冠。蛋白质动态交换与蛋白冠动态变化对纳米粒在细胞和组织内的行为有重要影响。尺寸是影响纳米颗粒表面吸附蛋白质种类和组成比例的重要因素。尺寸的微小变化能够引起纳米颗粒表面局部曲率的显著变化，而纳米颗粒表面曲率的变化将直接影响蛋白质分子的种类、组成和吸附组装过程。研究者发现不同尺寸的硅纳米颗粒在人血浆中形成的蛋白冠各不相同。8 nm 硅纳米颗粒蛋白冠中载脂蛋白和凝聚素的含量最高，而 125 nm 硅纳米颗粒蛋白冠中含有凝溶胶蛋白和黏附蛋白最多。这些结果证实纳米颗粒的尺寸大小是影响蛋白冠组成及比例的关键要素。

纳米颗粒与不同蛋白质分子的结合能力通常可通过结合平衡常数 K_a、解离平衡常数 K_d 及 Hill 系数 n 等参数判断。蛋白质分子与纳米颗粒之间的相互作用并不是一种作用力的单独作用，而是多种作用力的协同作用。这种相互作用的量化参数就是药物与蛋白质的结合平衡常数 K_a 或解离平衡常数 K_d。K_a 值越大表示蛋白质分子与纳米颗粒结合越稳定，K_d 值越大表示蛋白质分子与纳米颗粒的结合越不稳定。从物理化学的观点出发，蛋白质分子在纳米颗粒表面处于吸附与解吸附的动态过程，游离的蛋白质分子还可以置换原有的蛋白质分子。以惰性纳米颗粒与单一蛋白质分子为模型，可通过公式理想化描述相互作用过程：$NP + P \rightleftharpoons NP@P$。其中 NP 表示游离的纳米颗粒，P 表示游离蛋白质分子，NP@P 表示纳米颗粒与蛋白质分子复合物。根据质量作用定量，不同物质在热平衡中的分配可以通过结合平衡常数 K_a 来表示。K_a 是蛋白质吸附复合物浓度与解离吸附蛋白质和纳米颗粒的比值，即 $K_a = [c_{(NP)} \times c_{(NP)}]/c_{(NP@P)}$。解离平衡常数 K_d 则与 K_a 互为倒数，$K_d = c_{(NP@P)}/[c_{(NP)} \times c_{(NP)}]$。测定纳米颗粒与蛋白质分子的结合平衡常数 K_a 可以了解纳米药物制剂与血液中蛋白质的结合能力和交换率。研究者们结合实验测定与理论计算获得了不同纳米颗粒的结合平衡常数 K_a。例如，胰凝乳蛋白酶与氨基酸功能化金纳米颗粒相互作用的 K_a 值、牛血清白蛋白与柠檬酸功能化金纳米颗粒相互作用的 K_a 值在 10^4 L/mol 到 10^7 L/mol 之间。然而，这种纳米颗粒"全有"或者"全无"吸附蛋白的极端模型显然过于简单，忽略了未完全饱和吸附蛋白质的蛋白质-纳米颗粒复合物。研究者们通过引入经验常数 Hill 系数，描述纳米颗粒从"裸露"状态到饱和吸附状态的转变速率，以及纳米颗粒表面吸附蛋白质后对后续蛋白质吸附的影响情况。

另一方面，纳米药物制剂的形状对其表面蛋白质吸附量及组成比例也存在显著影响，并进一步影响其与组织、细胞等相互作用。对于非球形纳米药物制剂来说，长径比是个重要的影响因素，即经过纳米颗粒内部的最长径和与之垂直的最宽径之比。一般情况下，长径比大或形态不规则纳米颗粒要比尺寸相当的球形或规则纳米颗粒的蛋白质吸附量大。研究表明，化学组成、孔径、表面电荷和 y-维度上的粒径相同的两种介孔硅纳米颗粒，一种呈现球形结构，另一种呈现棒状结构；在与血液相互作用后发现，棒状纳米颗粒的蛋白质吸附量要显著高于球形纳米颗粒；通过蛋白冠的组成成分分析发现，这种差异主要来源于两种颗粒吸附免疫球蛋白和白蛋白的吸附量。同时也有研究表明，尺寸相当的星状金纳米颗粒和球形金纳米颗粒在相同条件下与蛋白质分子相互作用，星状金纳米颗粒表面的蛋白质分子吸附量要明显高于球形金纳米颗粒。在 40 nm 左右，星状金纳米颗粒的蛋白冠组成的复杂程度要高于球形金纳米颗粒；然而在 70 nm 左右，球形金纳米颗粒的蛋白冠复杂程度更高。由此可见，尺度和形态对纳米颗粒对其表面蛋白冠的形成起到了重要作用，同时纳米颗粒表面形成的不同组成、比例及含量的蛋白冠将进一步影响纳米药物制剂的生物学行为与体内循环。

二、药物制剂尺寸及形态对细胞相互作用的影响

药物制剂在体内循环过程中除了与蛋白质等生物分子相互作用之外，不可避免将与各类细胞相互作用，特别是血液循环过程中的血液细胞。血液细胞主要包括红细胞、白细胞及血小板三种。纳米药物制剂的尺寸和形状是影响其与各类细胞相互作用的关键因素。以不同尺寸的银纳米颗粒为例，15 nm、50 nm、100 nm 的银纳米颗粒与动物红细胞相互作用呈现出较大差异，50 nm 中等尺寸银纳米颗粒的红细胞吞噬量最大；但基于银纳米颗粒自身生物学活性的差异，15 nm 银纳米颗粒显现出最高的细胞毒性。研究还发现在体内循环过程中，不同尺度的纳米颗粒与滤泡树突状细胞相互作用存在显著差异：$5 \sim 15$ nm 的纳米颗粒更易于被滤泡树突状细胞吞噬，而 $50 \sim 100$ nm 的纳米颗粒更倾向于分布和滞留在滤泡树突状细胞。深入研究分析显示，尺寸较大的纳米颗粒（$50 \sim 100$ nm）能够吸附更多的补体蛋白 C3，增强了其与滤泡树突状细胞膜表面受体的相互作用。不同尺寸纳米颗粒与细胞的相互作用差异将进一步导致其在体内循环时间的差异，$5 \sim 15$ nm 的小尺寸纳米颗粒在 48 h 内几乎被完全清除，而 $50 \sim 100$ nm 的纳米颗粒在体内滞留时间可以超过 5 周；$50 \sim 100$ nm 的纳米颗粒滤泡树突状细胞树突上的抗原递送量增加了 175 倍。由此可见，对于同一细胞而言，药物颗粒尺寸在其与细胞作用过程中起重要作用；但由于纳米粒子尺寸的多样性、循环系统中细胞种类的复杂性，目前的研究尚未获得规律性结论。

另一方面，药物制剂的形状或几何形态也是影响其与细胞相互作用的关键因素。从微米尺度到纳米尺度，形态不同、理化性质相似的颗粒与细胞之间的相互作用存在较大差异，颗粒与细胞接触点处几何形态对二者相互作用的影响尤为突出。例如在微米尺度范围，球形和椭球形聚苯乙烯微粒（在 $1.0 \sim 12.5~\mu m$ 之间）在与巨噬细胞相互作用时呈现出差异性：当椭球形微粒沿着长轴方向与巨噬细胞相互接触时（接触面为较小的尖端），微粒将迅速被细胞吞噬与摄取，吞噬过程大约在 6 min 内完成；当椭球形微粒沿着短轴方向与巨噬细胞相互作用时，微粒难以被细胞吞噬，主要滞留于细胞外围，即使相互作用 12 h 后仍未被巨噬细胞吞噬；然而，球形微粒在与巨噬细胞相互作用时，能够被巨噬细胞快速吞噬。在纳米尺度，研究者们发现形态不同、其他理化性质相似的纳米丝状胶束（长度约为 $18~\mu m$、直径在 $20 \sim 60$ nm）与球形胶束（直径小于 100 nm）相比，丝状胶束与单核吞噬细胞系统相互作用较小、循环过程中被清除的速率较慢，丝状胶束在体内的循环时间比球形胶束长 10 倍。同时，研究发现随着丝状长度缩短，单核吞噬细胞系统与之作用增强，生命体对其清除速率加快。大量研究表明，药物制剂与细胞作用呈现出一定的规律性，主要受细胞膜和药物制剂附着点之间的切向角影响。如图 8-2 所示，当药物制剂与细胞作用的切向角 $\Omega \leqslant 45°$ 时，药物制剂可通过细胞肌动蛋白杯或肌动蛋白环的形成而被吞噬，吞噬速度与切向角 Ω 呈现负相关性；当切向角 $\Omega > 45°$ 时，巨噬细胞主要在药物制剂表面迁移为主，细胞对药物制剂的吞噬作用受到抑制。药物制剂的整体尺寸范围远小于细胞尺寸时，药物制剂形态对其与细胞相互作用较小；当药物制剂某一维度尺寸大于细胞尺寸时，纳米制剂形态对其与细胞相互作用行为影响凸显。

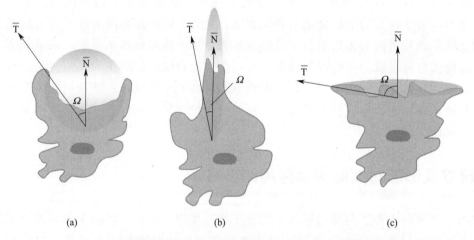

图 8-2　药物制剂与细胞作用的切向角与细胞吞噬的关系　　　　扫码看彩图

由此可见，药物制剂设计过程中，通过调控药物制剂的尺寸及形态可以改变其与细胞的相互作用行为，特别是与血液循环过程中各类血液细胞的相互作用，从而优化药物制剂的血液循环过程。其中，增加药物制剂的长径比可改变其与细胞的相互作用行为，有助于降低其在血液循环中被巨噬细胞等的吞噬、清除作用，从而延长药物制剂的血液循环时间。

三、药物制剂尺寸及形态对跨越生理屏障的影响

药物制剂在体内血液循环运输过程中与多重生理病理屏障相互作用，制剂影响药物的吸收、分布、代谢、排泄过程。特定尺寸与形态药物设计有助于减少生理屏障清除（如肾小球滤过作用、肝脏清除作用等），跨越多重生理屏障，实现体内高效运转，提高药物生物利用度。肾脏是血液过滤和排泄废物的主要器官，对药物制剂的血液循环过程中过滤与清除起到了关键作用。肾

脏滤过作用主要依赖于肾小球滤过膜，其主要由最里层的毛细血管内皮细胞、中层的基膜和外层的上皮细胞（也称足细胞，即肾小球囊脏层上皮细胞）三层构成。肾小球毛细血管内皮细胞表层存在内皮糖萼，由糖胺聚糖（如硫酸肝素、透明质酸和硫酸软骨素）和相关蛋白多糖组成，在肾脏滤过中发挥防止蛋白质泄露等重要作用。基膜主要由 IV 型胶原、层粘黏蛋白和蛋白多糖组成，形成一个网状孔结构，大小在 2～8 nm 之间。由于肾小球存在的独特纳米超微结构，肾小球滤过膜的各层孔隙结构决定了其具有选择透过性，只允许一定尺寸大小的物质通过，因此药物制剂与肾小球的相互作用很大程度上取决于制剂尺寸大小。肾小球滤过膜的孔径约为 6 nm，因此肾小球只能过滤水合粒径小于 6 nm 的纳米颗粒。

现代纳米技术的发展为探索肾小球的清除尺寸提供了重要物质基础，通过研究系列纳米尺度量子点的肾脏清除率可知，金属纳米颗粒的肾脏过滤阈值约为 5.5 nm。当药物制剂的水合粒径小于 6 nm 时，药物制剂易于被肾小球滤过；当药物制剂的水合粒径大于 6 nm 时，难以被肾小球滤过和清除，但会增加药物制剂与网状内皮系统的相互作用。例如，水合粒径小于 6 nm 的金纳米粒子，在体内循环后呈现出的肝-肾组织分布比例小于 1；水合粒径在 30～250 nm 范围的金纳米颗粒，在体内循环后组织分布特征为肝-肾比 40～400 范围。深入研究显示，不同尺寸的 PEG 化金纳米颗粒（水合粒径在 43～167 nm 之间）在肾小球中的纳米生物效应各不相同：水合粒径大于 100 nm 的纳米颗粒几乎不能穿过肾小球的内皮层；而水合粒径小于 100 nm 的纳米颗粒可穿过内皮层，被肾小球滤过膜截留，并在系膜中蓄积。当水合粒径小于 100 nm 而大于 6 nm 时，药物制剂会被截留在肾小球滤过膜中，并在体内通过降解等方式形成小颗粒，以另外一种形式从体内排出。此外，水合粒径在 1～6 nm 范围内的纳米颗粒在跨越多层肾小球滤膜并被肾脏清除的过程中，粒径大小是决定清除速率的一个重要因素。例如观察三种小尺寸的金纳米颗粒（5.52 nm、4.99 nm、4.36 nm）在静脉注射 4 h 后的肾脏清除速率，肾脏清除速率随着水合粒径的减小而加快，肾脏清除速率分别是注射剂量的 43.65％、62.18％和 75.13％。综上所述，粒径在 2～6 nm 之间的纳米粒，肾脏清除速率随着粒径减小而加快，主要原因是纳米粒和肾小球滤过膜和足细胞的相互作用。水合粒径在 1～2 nm 的范围内呈现出的肾脏清除趋势是随着尺寸的减小而降低，这主要是由于在这个尺寸范围内，纳米颗粒与内皮糖萼的相互作用更为强烈。

综上所述，尺寸效应在肾小球对药物制剂的滤过作用中尤为显著（如图 8-3）。水合粒径大于 100 nm 的药物制剂不易于被肾脏清除，基本上不通过内皮层。水合粒径在 6～100 nm 之间的纳米药物制剂往往也不易被肾脏清除，但是这类纳米药物制剂可能穿过内皮层，被截留在肾小球滤过膜中。水合粒径 2～6 nm 的纳米制剂主要是通过肾脏清除，清除速率和粒径密切相关，水合粒径越小清除速率越快。水合粒径在 1～2 nm 的纳米制剂也通过肾脏清除，但粒径越小被肾脏清除的速率越慢。

肝脏是人体解毒的器官，也是药物制剂在体内循环中的另一重要屏障。药物制剂与肝脏细胞的相互作用对药物在体内循环、分布和代谢起到了关键性作用。尽管肝脏中绝大部分是肝实质细胞，但药物制剂进入肝脏后主要被非实质细胞所摄取。首先，肝脏中的特殊巨噬细胞 Kupffer 细胞位于肝血窦，是天然免疫的重要防线，属于单核吞噬细胞系统。循环单核细胞黏附在肝脏后分化形成 Kupffer 细胞，其表面具有高度分化的受体，进一步增强了其对外源物质包括药物制剂的结合和摄取。同时，肝窦内皮细胞具有较强的胞饮作用，依赖其清道夫受体清除血流中的异物，并参与机体的固有免疫。然而，Kupffer 细胞与肝窦内皮细胞对药物制剂的摄取存在竞争性，但二者之间表面受体较为相似，因此药物制剂的尺寸大小成为影响肝脏清除的主要影响因素。例如，尺度在 100 nm 左右的药物制剂主要被 Kupffer 细胞摄取，而尺寸较小的药物制剂主要被肝窦内皮细胞摄取。

除了肾脏、肝脏的过滤作用外，人体存在多种类型的生理屏障，如血脑屏障、皮肤屏障和胃

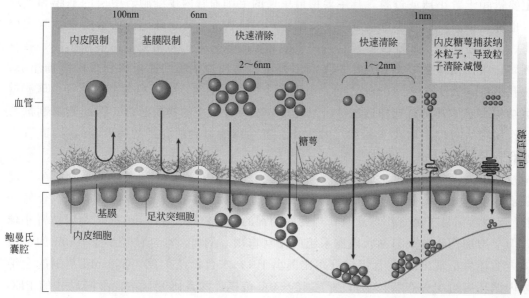

图 8-3　肾小球滤过膜对不同尺寸纳米药物制剂的选择性滤过作用

扫码看彩图

肠道屏障等。这些生理屏障可维持机体正常生理功能，同时也成为了药物制剂体内循环的主要障碍，如何有效突破生理屏障是高效药物递送和疾病治疗的主要挑战之一。这些屏障往往存在特征的尺寸效应，因此如何跨越这些屏障与药物制剂的尺寸之间关系密切。例如，黏液中黏蛋白纤维之间的网孔间距范围在 100～1000 nm，毛细血管的直径主要在 5～40 μm，哺乳动物脉管系统的平均孔径约为 5 nm。生命系统中大分子、细胞等的尺寸也与生理屏障有着密切关系。血细胞凝集素直径小于 4 nm，而大多数血浆蛋白大于 7 nm（例如人类免疫球蛋白的水合粒径为 11 nm），当物质尺寸小于 5 nm 时，可以相对自由地穿梭于动物脉管系统的孔径中。在重大疾病治疗中，药物制剂的尺寸设计也显得尤为关键。在某些疾病组织或区域（如恶性肿瘤、炎症等），血管空隙增大，从而血管渗漏及血管通透性会增高，200 nm 以下的纳米药物制剂可穿过血管壁到达病灶部位。而且在肿瘤区域的淋巴管引流受损，肿瘤区域血液循环系统紊乱，能够有效促进药物制剂在肿瘤区域富集，这被称作实体瘤的高通透性和滞留效应（enhanced permeability and retention effect，EPR 效应）。此外在脑部发生恶性肿瘤重大疾病的条件下，血脑屏障的间隙会发生改变，可透过的孔径可增大到 12 nm 左右。

四、药物制剂尺寸及形态对血液中流体行为的影响

药物制剂在体内循环转运主要依靠血液循环系统完成，药物制剂在体内循环中的流体力学行为对药物血液循环时间、组织分布等影响较大。研究显示，不同尺寸及形态的药物制剂在血液中的流体力学行为存在较大差异，对药物的体内药效发挥影响较大。例如上述提到的丝状胶束在血液循环过程中，显示出比球状胶束更大的优势，其中的一个重要原因是血流的剪切力对丝状胶束的作用力更强，可以减少丝状胶束在循环过程中被吞噬细胞摄取与清除。大量的研究结果表明，非球形药物制剂往往比球形药物制剂在血液循环转运和药物代谢动力学特征中更具有优势。利用研究发现，在基底材料基本一致的情况下，通过不同的制备方法构建出的网状胶束在血液中的循环时间长达一周，然而制备而成的囊泡状胶束基本在两天内就被完全清除了。

由此可见，药物制剂的尺寸与形态结构对其与生物大分子相互作用、细胞吞噬与清除、生理屏障滤过、血液循环运输等都起到了至关重要的作用，这些关系之间往往也存在密切的关联性。

例如药物制剂的尺寸及形态特征会影响蛋白冠的形成，而蛋白冠又是影响其与血液细胞和吞噬细胞相互作用的最主要因素。充分了解尺寸大小、形态结构对药物制剂血液循环的影响，有助于研发出有利于药物体内运输的高端药物制剂。

第二节　药物制剂表面性质对循环转运系统的影响

药物制剂的表面物理化学性质是药物颗粒与生命体多个层次相互作用的决定性因素之一。药物制剂的表面性质（包括表面电荷分布、疏水性质、表面拓扑结构等）对循环过程中的生物分子相互作用、细胞作用及吞噬、肝脏和肾脏器官代谢等影响显著。本节内容重点介绍药物制剂进入血液循环系统后，制剂表面的化学性质对药物制剂的运转的影响规律，为开发新型药物制剂提供设计依据。

一、药物制剂表面性质对蛋白冠形成的影响

当药物制剂进入循环系统转运后，将首先与生理环境中复杂的生物分子相互作用。前文中我们提到，纳米尺寸的颗粒因为其比表面积大、自由能高，特别容易吸附蛋白质而形成蛋白冠；但是除了尺寸效应，表面性质对药物制剂与蛋白质的相互作用影响也十分显著，表面的电荷分布、亲疏水作用等特性将直接影响蛋白冠含量、组成等。蛋白质是典型的两性电解质，在正常生理条件下不同蛋白质分子呈现出不同的电荷特征，因此药物制剂的表面所带电荷将对吸附蛋白质的种类和数量起到至关重要的作用（如图8-4所示），进而影响药物制剂的蛋白冠形成、细胞吞噬、组织分布及机体清除等。药物制剂与蛋白质相互作用的过程和调理素作用密切相关。调理素主要是指血液中能够促进单核细胞吞噬的一类多肽及蛋白质，如负电性的血清免疫球蛋白、血浆蛋白等。在血液循环过程中，不同表面电荷的调理素作用时存在显著差异，单核吞噬细胞通过识别吸附在药物制剂颗粒表面的调理素蛋白进而影响对药物直接的摄取与清除。研究表明，表面带正电荷的药物制剂血液循环后容易快速被负电性的调理素蛋白所吸附，并被单核吞噬细胞系统和网状内皮系统清除，最终富集于肝脏和肾脏并被清除，导致药物制剂的生物利用度大幅度降低。表面带负电荷的药物制剂与调理素蛋白相互作用相对较弱，但也存在一定的调理素化作用，仍较容易被吞噬细胞摄取。研究表明，表面负电性的颗粒在进入血液循环系统后也将与蛋白质发生相互作用，从而改变其表面特性和生物活性。例如表面电位为$-30\sim-50$ mV的纳米颗粒（表面修饰羧酸、磷酸或磺酸等基团），与血液接触之后也会快速被血浆蛋白包覆，形成纳米颗粒-蛋白质复合物，其表面电位改变至$-5\sim-10$ mV。电中性的药物制剂表面与正电性及负电性蛋白质分子的

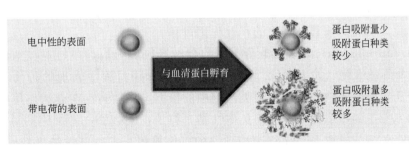

图 8-4　纳米药物制剂表面电荷与其表面蛋白冠之间的关系　　　　扫码看彩图

作用均较小，能够有效抵抗血液循环过程中的蛋白质分子吸附，减少被循环系统中吞噬细胞摄取，从而提高药物制剂的生物利用度。

表面的疏水相互作用被认为是药物制剂与蛋白质发生作用的另一重要诱因。表面疏水性质不同的药物制剂对蛋白质分子的亲和性存在明显差别。一般情况下提高制剂颗粒表面疏水性可引起吸附蛋白质数量的增加，当表面疏水性较强的药物制剂进入体内后，更易于与免疫球蛋白、补体蛋白和白蛋白等相互作用形成蛋白冠，进而被吞噬细胞清除。因此，调控药物制剂的表面电荷及亲疏水特性是影响其与生物大分子作用的关键所在。大量基础研究和临床数据显示，表面修饰聚乙二醇（PEG）的药物制剂能够有效抑制蛋白质非特异性吸附，降低被吞噬细胞摄取以及机体清除的风险。表面PEG化的药物制剂表面电荷往往接近电中性，且可以与水分子通过氢键作用形成水化层，同步抵抗蛋白质分子吸附及蛋白冠形成。一般情况下，随着药物制剂表面修饰的PEG密度增加、PEG分子链增长而抗蛋白吸附作用增强，更难以形成蛋白冠。近年来研究发现，修饰天然高分子（透明质酸、人血清白蛋白等）或聚两性电解质（聚甜菜碱等）及包裹生物膜（红细胞膜等）等都是减小药物制剂与蛋白质相互作用的有效策略。其中值得一提的是聚两性电解质在抗蛋白吸附中优势显著，往往以两性离子类化合物（如天然产物甜菜碱及其衍生物）为单体聚合而成，也称作两性离子聚合物。表面聚两性电解质功能化的药物制剂综合电荷相互作用、亲疏水相互作用等形成水化层，这类水化层比PEG表面功能化形成的水化层更加稳固，因此抗蛋白质吸附性能更加优越。

药物制剂表面功能化策略已在临床药物制剂开发中得到了广泛应用，特别是在针对恶性肿瘤等重大疾病治疗的高端药物制剂研发，例如美国食品药品监督管理局于1995年批准的第一个抗肿瘤纳米药物制剂Doxil®就是以PEG化长循环脂质体为载体。特定表面功能化构筑可降低药物制剂与蛋白质相互作用（特别是抑制药物制剂表面调理素化），从而减少其在循环过程被吞噬和清除的可能。

同时，表面形貌特征也将影响药物制剂与蛋白质分子的相互作用。在尺寸、表面电荷及亲疏水性质基本相同的情况下，药物制剂表面越粗糙、比表面积越大，蛋白质吸附量越大。此外，不同的表面粗糙度也会影响蛋白冠中蛋白质的种类及组成比例。药物制剂表面形貌对生物大分子相互作用及蛋白冠形成的影响仍有待深入研究，同时药物制剂的其他表面特征对其影响也有待开展。总之，表面电荷分布、亲疏水性及形貌特征等多方面因素都将影响药物制剂与生物大分子相互作用和蛋白冠形成，进而通过蛋白冠含量和组成差异影响药物制剂的生物学行为。

二、药物制剂表面性质对细胞相互作用的影响

药物制剂的表面是在血液循环过程中最先与细胞作用和识别的直接接触面，对药物制剂与细胞的相互作用起到了关键性作用。药物制剂的表面物理化学特性影响其与生物大分子的相互作用。在药物制剂尺寸相似的情况下，表面带正电荷的药物更易于被循环过程中的细胞摄取，但这一现象也受外界环境、细胞类型等影响。特别是药物制剂在生理环境中被调理素化之后，其表面性质也会随之变化，从而影响其与细胞的相互作用过程。

以尺寸相同（16～58 nm）而表面电荷不同的金纳米粒子为例，在与吞噬细胞（如巨噬细胞RAW264.7）和非吞噬细胞（如HepG2肝癌细胞）相互作用过程中表现的行为不尽相同。在无血清条件下，表面正电荷的纳米粒子在两类细胞中的摄取量均较高；在血清作用条件下，HepG2细胞对正电性纳米粒子的摄取仍显著高于负电性纳米粒子，RAW264.7细胞则对表面正电性和负电性纳米粒子均有较高的摄取率。导致这种现象的可能原因是，负电性纳米粒子虽不利于摄取，但在血清条件下形成的蛋白冠，这种调理素化作用能够促进吞噬细胞对纳米粒子的摄取，非吞噬

细胞不具备对调理素化粒子的识别功能。药物制剂的电中性表面具有抗蛋白质吸附功能和抑制调理素化作用，从而减少吞噬细胞对药物制剂的摄取量。例如，通过 PEG 修饰的电中性药物制剂，具有显著的抗蛋白质吸附和抗吞噬细胞摄取作用，这些行为与 PEG 的表面修饰密度以及 PEG 分子链长度密切相关。

在血液循环运输过程中，药物制剂与红细胞、白细胞及血小板等血液细胞都存在相互作用，不同表面电荷的药物制剂之间存在显著差异，表面正电性的纳米粒子往往在血液循环中将迅速被吞噬细胞吞噬与清除。体外无血清条件下研究发现，尺寸均为 30 nm 的金纳米粒子，少量表面电荷为电中性的纳米粒子吸附在血小板膜上及细胞膜内小凹槽中，而表面负电性的纳米粒子几乎没有吸附。金纳米粒子在静脉注射 1 h 后，表面电中性及表面负电性的纳米粒子均可被血小板摄取，位于其空心滤泡中。表面负电性的金纳米粒子在体外/体内与血小板作用的差异性表明，这种血小板对金纳米粒子的摄取是非特异性的，很可能是通过蛋白质-纳米粒子相互作用后由所形成的蛋白冠介导。另有证据表纳米粒子被血小板摄取后会引起下游巨噬细胞的吞噬。与此同时，研究发现表面电负性的纳米粒子在体外并不与红细胞发生吸附和摄取等相互作用，但纳米粒子在体内可能附着在红细胞表面。与血小板、红细胞不同，白细胞（尤其是单核细胞）对不同表面电荷的颗粒均存在较强的摄取现象。药物制剂与血液细胞相互作用复杂，并易受多种因素影响，往往需要针对具体制剂展开研究与分析。

药物制剂与血液细胞的相互作用及摄取并非都是不利于其体内循环与运输的。研究发现利用红细胞长效循环的生命活动特性，可以设计出特异性吸附于红细胞表面的药物制剂，从而依靠红细胞携带药物制剂延长体内循环时间。研究者们通过将纳米粒子共价偶联到红细胞表面，成功将纳米粒子的体内循环时间延长了 3 倍，达到 12h。研究者还利用纳米粒子与红细胞的相互作用特性，依靠红细胞与肺血管内皮细胞之间的特殊传输机制，实现纳米粒子在肺部特异性地富集，减少肝脏与肾脏细胞的摄取和清除。由此可知，调控药物制剂的表面特征对减少药物制剂在循环过程中被吞噬细胞等摄取、清除具有重要意义，同时还可以利用血液循环中的细胞携带和运载药物制剂、延长循环时间。

三、药物制剂表面性质对跨越生理屏障的影响

药物制剂的表面性质对其能否跨越多重生理屏障、减少循环过程中清除也起到了至关重要的作用。肾脏作为人体血液过滤和废物清除的主要器官，药物制剂的表面特征决定了其被肾脏过滤与清除的主要因素，其中药物制剂电荷分布的影响尤为突出。这种显著性影响主要是由肾脏的生理结构与特征所决定，特别是肾小球毛细血管内皮细胞表层存在带电荷的内皮糖萼（主要由硫酸肝素等糖胺聚糖和相关蛋白质组成），是肾小球中最为典型的电荷选择性屏障。二十世纪七十年代，电荷依赖的肾清除现象首次在纳米尺寸的生物大分子中观察到，与电中性和负电性葡聚糖（例如硫酸葡聚糖）相比，正电性的氨基葡聚糖（例如二乙氨基乙醇-葡聚糖）在体内循环过程中被肾脏清除的速率明显增高。与此类似，蛋白质分子的肾脏清除程度也表现为显著的电荷依赖特性。例如，正电性辣根过氧化酶的肾清除速率明显快于电中性和负电性的辣根过氧化酶。因此，负电性的肾小球屏障在静电相互作用下能够促进正电性大分子的清除，减缓对负电性大分子的清除。

对于药物制剂而言，其表面电荷不仅影响着药物制剂与生物大分子之间的相互作用，同样影响着药物制剂在肾脏屏障的转运。通常情况下，药物制剂进入血液循环后首先会形成蛋白冠，药物制剂的表面电荷、形貌特征等都会受蛋白冠影响。此处讨论是建立在忽略蛋白冠形成及动态变化的前提下，仅讨论纳米粒子表面电荷与肾脏清除的关系。与上述生物大分子相似，相同尺寸的

药物制剂，肾小球对正电性药物制剂的清除速率远高于负电性药物制剂。总体规律如图 8-5 所示，弱负电性的药物制剂颗粒被肾小球清除得最少，这主要是由肾小球的生理结构特征所决定，从而减少肾脏清除；但随着药物制剂颗粒表面负电性的增强，肾脏的清除反而增强。肾脏对电中性的药物制剂颗粒也具有一定的清除作用，正电性的药物制剂颗粒最易被肾脏清除。

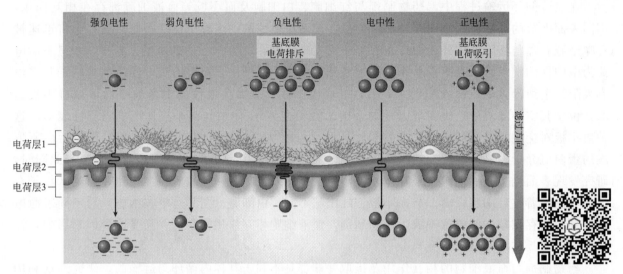

图 8-5 纳米药物制剂表面电荷与肾小球滤过作用的关系   扫码看彩图

　　大量的研究证实，药物制剂的表面电荷是影响其跨越多重生理病理屏障的关键。例如，肾小球滤过膜与表面带正电荷的药物制剂之前存在静电作用，这一作用会引起药物制剂的强烈肾脏清除，甚至一些在尺寸等方面有优势而肾脏不易清除的药物制剂也会因为强烈的电荷效应被肾脏清除。有研究显示，阳离子功能化环糊精包覆 siRNA 制备成尺寸为 100 nm、表面为正电荷的药物制剂，由于强烈的电荷作用削弱了尺寸优势，仍然有大量药物制剂被肾脏滤过并被降解从尿液排出机体。同时，越来越多的定量研究进一步证实了药物制剂表面电荷与肾脏清除速率之间的关系。例如，研究者们通过设计与合成三种尺寸相同（约 3.0 nm）、电性不同的纳米颗粒，三种粒子表面电荷分别为 -50.0 mV、-27.3 mV 和 -22 mV。在静脉注射 1 h 后，三种纳米粒子的肾脏清除量分别约是 28%ID、15.3%ID 和 10%ID。结果表明，随着负电性的增加，纳米颗粒的肾脏清除速率逐渐增加，证实了强的表面负电性并不利于纳米颗粒躲避肾脏清除。在诸多研究中也显示，PEG 表面功能化的药物制剂往往显示出弱的负电性，这种弱负电性在跨越肾脏屏障中优势显著，进一步凸显了 PEG 化策略在现代药物制剂开发中的价值。同时，负电性天然高分子（如透明质酸）、聚两性电解质等表面功能化的药物制剂能够抵抗肾脏滤过作用。

　　表面特征也将影响药物制剂在肝脏的滤过与清除。具有高电性表面的纳米粒子在血清中吸附大量蛋白质形成蛋白冠即调理素化，进而加剧了 Kupffer 细胞对纳米粒子的摄取。相比而言，PEG 化的药物制剂具有较强的抗蛋白质吸附能力，因此与 Kupffer 细胞的相互作用较弱。例如，表面包裹牛血清白蛋白的量子点在 60min 内几乎完全被 Kupffer 细胞吞噬，而表面 PEG 化的量子点则相对被吞噬较少。大部分情况下，药物制剂与 Kupffer 细胞相互作用并不利于药物药效的发挥。因此，如何减少药物制剂被 Kupffer 细胞吞噬是新型制剂设计与开发的重要目标。针对这一问题，研究者通过调控药物制剂的尺寸、形态及表面电荷等成功降低了 Kupffer 细胞对药物制剂的吞噬，优化了药物在血液循环中的运输效率。然而，在一些自身免疫性疾病（如肝损伤疾病）的治疗中则需要将药物制剂靶向至 Kupffer 细胞。例如在免疫反应过程中，Kupffer 细胞释放大量炎症因子和细胞因子，并加剧肝脏组织炎症。在肝硬化中，通过药物制剂暂时抑制 Kupffer 细胞会改善肝脏炎症程度。肝窦内皮细胞主要通过受体-配体识别的方式清除透明质酸、血液异物等，其受体主要包括甘露糖受体、Fcγ 受体、胶原-α 受体和透明质酸清道夫受体，前两种受体与 Kupffer 细胞表面受体相同，因此肝窦内皮细胞与 Kupffer 细胞对纳米粒子的吞噬清除存在竞争性。另一方面，可以通过对药物制剂表面特异性的修饰，实现肝脏细胞的特异性靶向。

第三节　药物制剂力学性质对循环转运系统的影响

药物制剂的力学性质是指药物制剂在受外力作用下的行为改变，衡量参数包括了药物制剂弹性、刚度、刚性、强度和硬度等，其中弹性和刚度是最常见的度量值。弹性是指物质在抵抗应力引起的形变并在应力消除后恢复到原始状态的能力，弹性通常以弹性模量表示。弹性模量是指单向应力状态下应力除以该方向的应变，如杨氏模量是施加在材料上的单轴拉力/压力与其沿应力方向的对应应变之比，剪切模量是材料的剪切应力与对应的剪切应变之比。物质的刚度是指物质在受力时抵抗弹性变形的能力。弹性模量往往仅由物质的内在因素决定，刚度往往还与物质的尺寸、形态和外力的方向性有关。硬度则是指材料局部抵抗硬物压入其表面的能力。抵抗能力较强的往往被称为硬质材料，而抵抗能力较弱的往往被称为软质材料。

一、药物制剂力学性质对蛋白冠形成的影响

在前文中已经讨论了药物制剂尺寸、表面特性等对其与生物大分子作用的影响，从而影响蛋白冠的形成和药物制剂的生物学行为。目前，仅有少量研究关注到力学性质对蛋白冠形成的影响。有研究显示，硬质聚丙烯酰胺微球（30 kPa）和软质聚丙烯酰胺微球（14 kPa）对单一蛋白质共同孵育后，吸附量无明显差别。然而这种研究条件相对简单，仅考虑了单一蛋白质分子存在的条件下的情况，有诸多问题有待进一步研究，例如在复合蛋白质体系中、在血液循环的流体中等复杂情况下的变化。

二、药物制剂力学性质对细胞相互作用的影响

此前已有大量工作集中于优化纳米制剂的大小、形状和表面电荷等理化特性，从而减小药物制剂在循环过程中被细胞吞噬清除，降低生理屏障的滤过作用，从而延长药物制剂的体内循环时间，提高生物利用度。近年来，研究发现药物制剂的力学性质能够显著影响其在血液循环过程中与细胞的相互作用，软质药物制剂与硬质药物制剂的差别尤为显著。通过生物膜的 Helfrich 理论建立的有关流体性药物制剂被细胞摄取模型，可计算细胞膜和药物制剂的平衡方程，推导出巨噬细胞对硬质药物制剂的摄取要高于软质药物制剂。在实验研究中也发现，杨氏模量分别为 10 kPa 和 3000 kPa 的纳米水凝胶颗粒（尺寸均约为 200 nm）在小鼠的体内循环过程中，前 2 h 软质纳米颗粒在循环系统的滞留量显著高于硬质纳米颗粒，而随着时间的延长这种差异逐渐缩小，不同力学性能纳米颗粒的滞留量关键取决于吞噬细胞的摄取与清除。此外另有体外研究也发现，在相同时间内 J774 小鼠单核巨噬细胞对硬质纳米制剂的摄取量是软质纳米制剂的 3.5 倍，小鼠巨噬细胞 RAW264.7 对未经修饰硬质纳米粒子（9.7 GPa）的摄取率显著高于经 PEG 修饰的软质纳米粒子（700 kPa），如图 8-6。在不同硬度硅纳米胶囊的细胞摄取实验中也得到了证实，RAW264.7 细胞的摄取量随着硅纳米胶囊硬度的提升而逐渐增加（硬度范围 0.56～1184.0 MPa），

而摄取量的增加与纳米胶囊和细胞之间的非特异性吸附无显著关联。

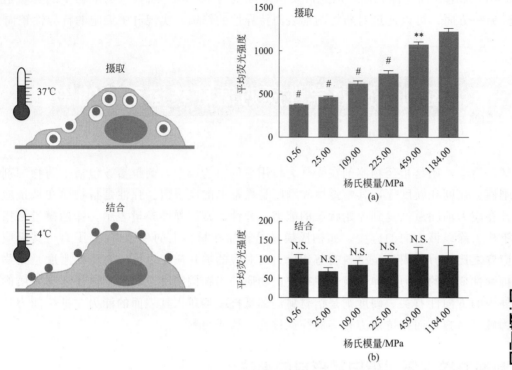

图 8-6　RAW264.7 细胞对不同硬度纳米胶囊的摄取量（a）和非特异性结合量（b）

扫码看彩图

三、药物制剂力学性质对跨越生理屏障的影响

前面两节中已经介绍了药物制剂在血液循环运输过程中会面临的主要生理屏障，研究证实不同力学性质的药物制剂在跨越生理屏障中显示出差异性。在小鼠模型中，当 120 nm 水凝胶纳米颗粒的杨氏模量从 18 kPa 增加到 1350 kPa 时，纳米颗粒体内循环的半衰期从 19.6 h 下降到 9.1 h。这种现象主要是由于软质药物制剂更容易发生形变，在保持药物制剂基本结构不变的情况下，通过形态变化适应生理屏障中更小的孔径，减小生理屏障的滤过与清除作用，因此获得更长的体内循环时间。相比较之下，硬质纳米制剂难以依靠弹性变形通过类似的生物屏障。

人体中的脾脏、肾脏、肝脏等组织屏障对药物制剂具有显著的筛分和滤过效应。硬质药物制剂通常比软质药物制剂更难以突破脾脏这一生理屏障，表现出显著的脾脏富集，从而大幅度降低药物制剂的血液循环时间。研究发现，药物制剂在脾脏的蓄积量随着其硬度的增加而增大，这种现象不仅大幅度降低了药物制剂在体内循环运输效果，还可能引起巨大的毒副作用。另有研究发现，软质药物制剂不仅可以优化药物体内循环转运，减小药物的正常组织蓄积和毒副作用，同时还能够增强肿瘤组织的富集。研究显示，通过不同培养和制备方法获得硬质的三维细胞外囊泡和硬质的二维细胞外囊泡，软质的细胞外囊泡在肿瘤富集的效率尤为突出，高达注射剂量的 8%，而硬质的细胞外囊泡在肿瘤组织的富集率仅为 3%。值得注意的是，软质细胞外囊泡在肿瘤组织的富集率显著高于临床应用经典纳米药物制剂 Doxil®（约 1%），也远高于近十年来药物制剂的平均递送效率（0.7%）。此外，当依靠生物化学方法增加三维细胞外囊泡的刚度时，药物制剂的体内递送效率显著降低。同样，当二维外囊泡的刚度降低时，体内靶向肿瘤的递送效率显著提高。一系列研究结果表明，调控药物制剂的力学特性能够优化其跨越不同生理病理屏障的能力，减少正常组织的蓄积和毒副作用，增加病理组织的特异性分布。另有研究证实，通过静脉给药软质纳米颗粒（约 1.3 kPa）在肿瘤组织的富集量是硬质纳米颗粒（15 kPa）的 6 倍。此外通过活体近红外荧光成像研究，可半定量分析出纳米颗粒的肿瘤/肝脏和肿瘤/脾脏比例，从而探讨硬质硅纳米胶囊（9.7 GPa）和软质硅纳米胶囊（704 kPa）的体内清除率和肿瘤摄取量。研究结果显示，首先无论是软质还是硬质纳米胶囊都主要是通过脾脏清除，其次软质纳米胶囊在脾脏积累低于硬质纳米胶囊，然而在靶向修饰后硬质纳米胶囊的靶向效果得到明显提高，软质纳米胶囊的靶向效果改善不大。总体而言，软质药物制剂具有较低的吞噬细胞清除和生理屏障滤过能力，使其比硬质药物制剂在延长血液循环运输、突破生理病理屏障等方面更具优势。

四、药物制剂力学特征对血液中流体行为的影响

血液流体力学是生物力学中重要的一个分支，是应用流体力学的理论和方法研究血液在血管网络中的流动规律和影响因素。药物制剂的力学性质对其在血液中的流体行为产生显著影响，可改变药物制剂的体内循环运输和组织分布。

研究发现在直径为 $10\sim300\ \mu m$ 的血管中，当血液流经不同管径的圆管时，血液的黏度随管径减小而降低，这一现象被称为法琳效应；在较细血管中，血液易在靠近管壁处形成无红细胞的血浆层，可降低流动阻力。因为血管越细，管壁与管心处的切变率和流速相差越大，红细胞受到指向管心的力矩也越大，红细胞越易向轴集中，从而形成贴壁的血浆层，对血液的流动起着"润滑"作用，降低了血液黏度。这一现象可以用于阐述较小、较硬的双凸盘状血小板与较大、较软的双凹盘状红细胞之间的作用，有助于侧向推动血小板接近血管壁中无红细胞的血浆区域。图 8-7 显示了各种血细胞在血流中的径向分布示意图，当药物制剂通过静脉注射进入血液之后，穿过各类血液细胞倾向于与边缘血管壁结合，并在血管壁上释放药物。在特定的病理情况下（肿瘤相关的血管泄漏），药物机制可能穿过内皮屏障进入组织。

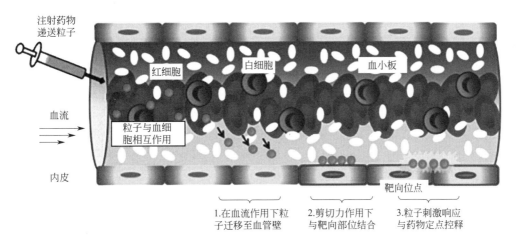

图 8-7　药物制剂在血管中传递的路径示意图
包括药物制剂与血液成分的相互作用、跨越红细胞、附着于血管壁（非特异性吸附与特异性靶向），
尺寸较小的药物制剂可以穿透血管壁在病变组织蓄积，实现药物靶向递送

扫码看彩图

目前，在微纳加工技术领域中，"自上而下"的粒子合成方法已日趋成熟，包括 3D 打印、激光刻蚀、纳米压痕等，在加工过程中调控药用材料的结构与性质能够实现药物制剂的模量调节。同时，通过天然生物的启发，人们逐渐认识到可以模拟天然血细胞的力学特性，设计和构建高效、血液循环长的药物制剂。通过控制药物制剂的交联密度和分层厚度控制可以模拟天然红细胞的模量，这种情况下药物制剂的血液循环与运输效率得到了优化，体内循环时间得到了显著

提升。

早期药物制剂体内循环的研究中，研究者主要针对药物制剂尺寸、形状、表面特性及力学性质中的某一因素展开研究，越来越多研究显示药物制剂的体内循环效率是多因素协同作用的结果。同时，生物启发型药物制剂发展过程中人们逐步认识到天然血细胞（如红细胞、白细胞和血小板）已经为高效血液循环药物制剂的设计奠定了重要基础，血液细胞的尺寸、形态、表面特征和力学特性等都是半合成或合成药物制剂的重要指导。利用"自上而下"方法制备模拟血小板的药物制剂，全方位仿造血小板的形状、大小、硬度及表面性质，仿血小板药物制剂在体内循环及止血功能方面均显示出优越的功能。研究者们通过模拟红细胞、白细胞的尺寸、形态及力学性质等构筑新型药物制剂，成功延长了药物的血液循环时间和提升了药物的治疗效果，并在溶栓和抗凝药物递送的探索中取得了许多进展。

药物制剂的尺寸大小、结构形状、表面/界面特征及力学特性等都将影响其与生物大分子的相互作用，进而影响其与各类细胞和各重生理屏障相互作用，最终对药物制剂的体内循环、生物分布和生物利用度等产生影响。现代高端药物制剂的发展已成功实现通过动态变化的尺寸、形态、表面特征等逐级突破血液循环过程中的生理病理屏障。例如，开发出抗蛋白质吸附（抑制调理素化）、减少吞噬细胞摄取、可突破多重生理病理屏障的药物制剂，在病理组织中通过特定生物/化学/物理等信号触发药物制剂尺寸、结构形态、表面特征及力学特性等改变，使药物制剂转变为易于组织渗透和靶细胞摄取的激活态。总之，药物与制剂的循环系统转运是关系药物生物利用度和药物疗效的重要影响因素，而药物制剂的尺寸、结构形态、表面特征及力学特性等能够显著影响药物制剂体内循环行为，调控这些性质可以改变药物制剂与生物大分子的相互作用，减少吞噬细胞摄取与清除，提高跨越多重生理病理屏障的效率。

参考文献

［1］　Adiseshaiah P P，Hall J B，McNeil S E. Nanomaterial standards for efficacy and toxicity assessment ［J］. Wiley Interdisciplinary Reviews：Nanomedicine and Nanobiotechnology，2010，2（1）：99-112.

［2］　Alexis F，Pridgen E，Molnar L K，et al. Factors affecting the clearance and biodistribution of polymeric nanoparticles ［J］. Molecular Pharmaceutics，2008，5（4）：505-515.

［3］　Anselmo A C，Modery-Pawlowski C L，Menegatti S，et al. Platelet-like nanoparticles：mimicking shape，flexibility，and surface biology of platelets to target vascular injuries ［J］. ACS Nano，2014，8（11）：11243-11253.

［4］　Anselmo A C，Zhang M，Kumar S，et al. Elasticity of nanoparticles influences their blood circulation，phagocytosis，endocytosis，and targeting ［J］. ACS Nano，2015，9（3）：3169-3177.

［5］　Blanco E，Shen H，Ferrari M. Principles of nanoparticle design for overcoming biological barriers to drug delivery ［J］. Nature Biotechnology，2015，33（9）：941.

［6］　Brewer S H，Glomm W R，Johnson M C，et al. Probing BSA binding to citrate-coated gold nanoparticles and surfaces ［J］. Langmuir，2005，21（20）：9303-9307.

［7］　Caldorera-Moore M，Guimard N，Shi L，et al. Designer nanoparticles：incorporating size，shape and triggered release into nanoscale drug carriers ［J］. Expert Opinion on Drug Delivery，2010，7（4）：479-495.

［8］　Casals E，Pfaller T，Duschl A，et al. Time evolution of the nanoparticle protein corona ［J］. ACS Nano，2010，4（7）：3623-3632.

［9］　Champion J A，Katare Y K，Mitragotri S. Particle shape：a new design parameter for micro-and nanoscale drug delivery carriers ［J］. Journal of Controlled Release，2007，121（1/2）：3-9.

［10］　Champion J A，Mitragotri S. Role of target geometry in phagocytosis ［J］. Proceedings of the National Academy of Sciences，2006，103（13）：4930-4934.

［11］　Champion J A，Mitragotri S. Shape induced inhibition of phagocytosis of polymer particles ［J］. Pharmaceutical Research，2009，26（1）：244-249.

[12] Champion J A, Walker A, Mitragotri S. Role of particle size in phagocytosis of polymeric microspheres [J]. Pharmaceutical Research, 2008, 25 (8): 1815-1821.

[13] Cho M, Cho W-S, Choi M, et al. The impact of size on tissue distribution and elimination by single intravenous injection of silica nanoparticles [J]. Toxicology Letters, 2009, 189 (3): 177-183.

[14] Choi H S, Liu W, Misra P, et al. Renal clearance of nanoparticles [J]. Nature Biotechnology, 2007, 25 (10): 1165.

[15] Christian D A, Cai S, Garbuzenko O B, et al. Flexible filaments for *in vivo* imaging and delivery: persistent circulation of filomicelles opens the dosage window for sustained tumor shrinkage [J]. Molecular Pharmaceutics, 2009, 6 (5): 1343-1352.

[16] Conner S D, Schmid S L. Regulated portals of entry into the cell [J]. Nature, 2003, 422 (6927): 37-44.

[17] Cox M C, Barnham K J, Frenkiel T A, et al. Identification of platination sites on human serum transferrin using 13 C and 15 N NMR spectroscopy [J]. JBIC Journal of Biological Inorganic Chemistry, 1999, 4 (5): 621-631.

[18] Davis M E. The first targeted delivery of siRNA in humans via a self-assembling, cyclodextrin polymer-based nanoparticle: from concept to clinic [J]. Molecular Pharmaceutics, 2009, 6 (3): 659-668.

[19] Davis M E, Chen Z, Shin D M. Nanoparticle therapeutics: an emerging treatment modality for cancer [J]. Nanoscience and Technology: A Collection of Reviews From Nature Journals, 2010: 239-250.

[20] Davis M E, Zuckerman J E, Choi C H J, et al. Evidence of RNAi in humans from systemically administered siRNA via targeted nanoparticles [J]. Nature, 2010, 464 (7291): 1067-1070.

[21] De Jong W H, Hagens W I, Krystek P, et al. Particle size-dependent organ distribution of gold nanoparticles after intravenous administration [J]. Biomaterials, 2008, 29 (12): 1912-1919.

[22] Decuzzi P, Ferrari M. The adhesive strength of non-spherical particles mediated by specific interactions [J]. Biomaterials, 2006, 27 (30): 5307-5314.

[23] Decuzzi P, Godin B, Tanaka T, et al. Size and shape effects in the biodistribution of intravascularly injected particles [J]. Journal of Controlled Release, 2010, 141 (3): 320-327.

[24] Devarajan P V, Jindal A B, Patil R R, et al. Particle shape: a new design parameter for passive targeting in splenotropic drug delivery [J]. Journal of pharmaceutical sciences, 2010, 99 (6): 2576-2581.

[25] Doshi N, Mitragotri S. Designer biomaterials for nanomedicine [J]. Advanced Functional Materials, 2009, 19 (24): 3843-3854.

[26] Doshi N, Swiston A J, Gilbert J B, et al. Cell-based drug delivery devices using phagocytosis-resistant backpacks [J]. Advanced Materials, 2011, 23 (12): H105-H109.

[27] Doshi N, Zahr A S, Bhaskar S, et al. Red blood cell-mimicking synthetic biomaterial particles [J]. Proceedings of the National Academy of Sciences, 2009, 106 (51): 21495-21499.

[28] Drummond D C, Meyer O, Hong K, et al. Optimizing liposomes for delivery of chemotherapeutic agents to solid tumors [J]. Pharmacological Reviews, 1999, 51 (4): 691-744.

[29] Fabian E, Landsiedel R, Ma-Hock L, et al. Tissue distribution and toxicity of intravenously administered titanium dioxide nanoparticles in rats [J]. Archives of Toxicology, 2008, 82 (3): 151-157.

[30] Farquhar M G. The primary glomerular filtration barrier—basement membrane or epithelial slits? [J]. Kidney International, 1975, 8 (4): 197-211.

[31] Foged C, Brodin B, Frokjaer S, et al. Particle size and surface charge affect particle uptake by human dendritic cells in an *in vitro* model [J]. International Journal of Pharmaceutics, 2005, 298 (2): 315-322.

[32] Freund J B. Leukocyte margination in a model microvessel [J]. Physics of Fluids, 2007, 19 (2): 023301.

[33] Gao D, Tian Y, Bi S, et al. Studies on the interaction of colloidal gold and serum albumins by spectral methods [J]. Spectrochimica Acta Part A: Molecular and Biomolecular Spectroscopy, 2005, 62 (4/5): 1203-1208.

[34] Gary D J, Puri N, Won Y-Y. Polymer-based siRNA delivery: perspectives on the fundamental and phenomenological distinctions from polymer-based DNA delivery [J]. Journal of Controlled Release, 2007, 121 (1/2): 64-73.

[35] Geng Y, Dalhaimer P, Cai S, et al. Shape effects of filaments versus spherical particles in flow and drug delivery [J]. Nature nanotechnology, 2007, 2 (4): 249.

[36] Gratton S E, Ropp P A, Pohlhaus P D, et al. The effect of particle design on cellular internalization pathways [J]. Proceedings of the National Academy of Sciences, 2008, 105 (33): 11613-11618.

[37] Gratton S E, Williams S S, Napier M E, et al. The pursuit of a scalable nanofabrication platform for use in material and life science applications [J]. Accounts of Chemical Research, 2008, 41 (12): 1685-1695.

[38] Guo P, Liu D, Subramanyam K, et al. Nanoparticle elasticity directs tumor uptake [J]. Nature Communications, 2018, 9 (1): 1-9.

[39]　Hemmelder M H，De Jong P E，de Zeeuw D．A comparison of analytic procedures for measurement of fractional dextran clearances [J]．Journal of Laboratory and Clinical Medicine，1998，132 (5)：390-403．

[40]　Hobbs S K，Monsky W L，Yuan F，et al．Regulation of transport pathways in tumor vessels：role of tumor type and microenvironment [J]．Proceedings of the National Academy of Sciences，1998，95 (8)：4607-4612．

[41]　Howard M，Zern B J，Anselmo A C，et al．Vascular targeting of nanocarriers：perplexing aspects of the seemingly straightforward paradigm [J]．ACS Nano，2014，8 (5)：4100-4132．

[42]　Hui Y，Wibowo D，Liu Y，et al．Understanding the effects of nanocapsular mechanical property on passive and active tumor targeting [J]．ACS Nano，2018，12 (3)：2846-2857．

[43]　Hutter E，Boridy S，Labrecque S，et al．Microglial response to gold nanoparticles [J]．ACS Nano，2010，4 (5)：2595-2606．

[44]　Iversen T G，Skotland T，Sandvig K．Endocytosis and intracellular transport of nanoparticles：Present knowledge and need for future studies [J]．Nano Today，2011，6 (2)：176-185．

[45]　Iyer A K，Khaled G，Fang J，et al．Exploiting the enhanced permeability and retention effect for tumor targeting [J]．Drug Discovery Today，2006，11 (17/18)：812-818．

[46]　Jarad G，Miner J H．Update on the glomerular filtration barrier [J]．Current Opinion in Nephrology and Hypertensionm，2009，18 (3)：226．

[47]　Jennings T，Singh M，Strouse G．Fluorescent lifetime quenching near $d = 1.5$ nm gold nanoparticles：probing NSET validity [J]．Journal of the American Chemical Society，2006，128 (16)：5462-5467．

[48]　Kang H，Gravier J，Bao K，et al．Renal clearable organic nanocarriers for bioimaging and drug delivery [J]．Advanced Materials，2016，28 (37)：8162-8168．

[49]　Key J，Palange A L，Gentile F，et al．Soft discoidal polymeric nanoconstructs resist macrophage uptake and enhance vascular targeting in tumors [J]．ACS Nano，2015，9 (12)：11628-11641．

[50]　Klajn R，Stoddart J F，Grzybowski B A．Nanoparticles functionalised with reversible molecular and supramolecular switches [J]．Chemical Society Reviews，2010，39 (6)：2203-2237．

[51]　Korin N，Kanapathipillai M，Matthews BD，et al．Shear-activated nanotherapeutics for drug targeting to obstructed blood vessels [J]．Science，2012，337 (6095)：738-742．

[52]　Kumar A，Graham M D．Segregation by membrane rigidity in flowing binary suspensions of elastic capsules [J]．Physical Review E，2011，84 (6)：066316．

[53]　Kurylowicz M，Paulin H，Mogyoros J，et al．The effect of nanoscale surface curvature on the oligomerization of surface-bound proteins [J]．Journal of the Royal Society Interface，2014，11 (94)：20130818．

[54]　Lacerda S H D P，Park J J，Meuse C，et al．Interaction of gold nanoparticles with common human blood proteins [J]．ACS Nano，2010，4 (1)：365-379．

[55]　Lankveld D P，Oomen A G，Krystek P，et al．The kinetics of the tissue distribution of silver nanoparticles of different sizes [J]．Biomaterials，2010，31 (32)：8350-8361．

[56]　Larsen E K，Nielsen T，Wittenborn T，et al．Size-dependent accumulation of PEGylated silane-coated magnetic iron oxide nanoparticles in murine tumors [J]．ACS Nano，2009，3 (7)：1947-1951．

[57]　Lee N S，Lin L Y，Neumann W L，et al．Influence of nanostructure morphology on host capacity and kinetics of guest release [J]．Small，2011，7 (14)：1998-2003．

[58]　Li Z，Ma J，Lee NS，et al．Dynamic cylindrical assembly of triblock copolymers by a hierarchical process of covalent and supramolecular interactions [J]．Journal of the American Chemical Society，2011，133 (5)：1228-1231．

[59]　Liang Q，Bie N，Yong T，et al．The softness of tumour-cell-derived microparticles regulates their drug-delivery efficiency [J]．Nature Biomedical Engineering，2019，3 (9)：729-740．

[60]　Lindman S，Lynch I，Thulin E，et al．Systematic investigation of the thermodynamics of HSA adsorption to N-iso-propylacrylamide/N-tert-butylacrylamide copolymer nanoparticles．Effects of particle size and hydrophobicity [J]．Nano Letters，2007，7 (4)：914-920．

[61]　LovricJ，Bazzi H S，Cuie Y，et al．Differences in subcellular distribution and toxicity of green and red emitting CdTe quantum dots [J]．Journal of Molecular Medicine，2005，83 (5)：377-385．

[62]　Lundqvist M，Sethson I，Jonsson B H．Protein adsorption onto silica nanoparticles：conformational changes depend on the particles' curvature and the protein stability [J]．Langmuir，2004，20 (24)：10639-10647．

[63]　Maack T．Renal handling of low molecular weight proteins [J]．The American Journal of Medicine，1975，58 (1)：57-64．

[64]　Menon M C，Chuang P Y，He C J．The glomerular filtration barrier：components and crosstalk [J]．International Journal of Nephrology，2012，2012．

[65] Merkel T J, Jones S W, Herlihy K P, et al. Using mechanobiological mimicry of red blood cells to extend circulation times of hydrogel microparticles [J]. Proceedings of the National Academy of Sciences, 2011, 108 (2): 586-591.

[66] Mitragotri S, Lahann J. Physical approaches to biomaterial design [J]. Nature Materials, 2009, 8 (1): 15-23.

[67] Modery-Pawlowski C L, Tian L L, Pan V, et al. Approaches to synthetic platelet analogs [J]. Biomaterialsm, 2013, 34 (2): 526-541.

[68] Modery-Pawlowski C L, Tian L L, Pan V, et al. Synthetic approaches to RBC mimicry and oxygen carrier systems [J]. Biomacromolecules, 2013, 14 (4): 939-948.

[69] Müller K, Fedosov D A, Gompper G. Margination of micro-and nano-particles in blood flow and its effect on drug delivery [J]. Scientific Reports, 2014, 4 (1): 1-8.

[70] Muro S, Garnacho C, Champion J A, et al. Control of endothelial targeting and intracellular delivery of therapeutic enzymes by modulating the size and shape of ICAM-1-targeted carriers [J]. Molecular Therapy, 2008, 16 (8): 1450-1458.

[71] Napier M E, DeSimone J M. Nanoparticle drug delivery platform [J]. Journal of Macromolecular Science, Part C: Polymer Reviews, 2007, 47 (3): 321-327.

[72] Nishiyama N. Nanocarriers shape up for long life [J]. Nature Nanotechnology, 2007, 2 (4): 203-204.

[73] Oupický D, Koňák Č, Ulbrich K, et al. DNA delivery systems based on complexes of DNA with synthetic polycations and their copolymers [J]. Journal of Controlled Release, 2000, 65 (1/2): 149-171.

[74] Park J H, von Maltzahn G, Zhang L, et al. Systematic surface engineering of magnetic nanoworms for in vivo tumor targeting [J]. Small, 2009, 5 (6): 694-700.

[75] Park J H, von Maltzahn G, Zhang L, et al. Magnetic iron oxide nanoworms for tumor targeting and imaging [J]. Advanced Materials, 2008, 20 (9): 1630-1635.

[76] Patil R R, Gaikwad R V, Samad A, et al. Role of lipids in enhancing splenic uptake of polymer-lipid (LIPOMER) nanoparticles [J]. Journal of Biomedical Nanotechnology, 2008, 4 (3): 359-366.

[77] Petros R A, DeSimone J M. Strategies in the design of nanoparticles for therapeutic applications [J]. Nature reviews Drug discovery, 2010, 9 (8): 615-627.

[78] Reasor D A, Mehrabadi M, Ku D N, et al. Determination of critical parameters in platelet margination [J]. Annals of Biomedical Engineeringm, 2013, 41 (2): 238-249.

[79] Reitsma S, Slaaf D W, Vink H, et al. The endothelial glycocalyx: composition, functions, and visualization [J]. Pflügers Archiv-European Journal of Physiology, 2007, 454 (3): 345-359.

[80] Rolland J P, Maynor B W, Euliss L E, et al. Direct fabrication and harvesting of monodisperse, shape-specific nanobiomaterials [J]. Journal of the American Chemical Society, 2005, 127 (28): 10096-10100.

[81] Serda R E, Godin B, Blanco E, et al. Multi-stage delivery nano-particle systems for therapeutic applications [J]. Biochimica et Biophysica Acta (BBA)-General Subjects, 2011, 1810 (3): 317-329.

[82] Shukla S, Eber F J, Nagarajan A S, et al. The impact of aspect ratio on the biodistribution and tumor homing of rigid soft-matter nanorods [J]. Advanced Healthcare Materials, 2015, 4 (6): 874-882.

[83] Singh A, Satchell S C, Neal C R, et al. Glomerular endothelial glycocalyx constitutes a barrier to protein permeability [J]. Journal of the American Society of Nephrology, 2007, 18 (11): 2885-2893.

[84] Singh R, Pantarotto D, Lacerda L, et al. Tissue biodistribution and blood clearance rates of intravenously administered carbon nanotube radiotracers [J]. Proceedings of the National Academy of Sciences, 2006, 103 (9): 3357-3362.

[85] Sonavane G, Tomoda K, Makino K. Biodistribution of colloidal gold nanoparticles after intravenous administration: effect of particle size [J]. Colloids and Surfaces B: Biointerfaces, 2008, 66 (2): 274-280.

[86] Tencer J, Frick I M, Öquist B W, et al. Size-selectivity of the glomerular barrier to high molecular weight proteins: upper size limitations of shunt pathways [J]. Kidney International, 1998, 53 (3): 709-715.

[87] Thurman R. II. Alcoholic liver injury involves activation of Kupffer cells by endotoxin [J]. American Journal of Physiology-Gastrointestinal Liver Physiology, 1998, 275 (4): G605-G611.

[88] Toksvang L N, Berg R M. Using a classic paper by Robin Fåhraeus and Torsten Lindqvist to teach basic hemorheology [J]. Advances in Physiology Education, 2013, 37 (2): 129-133.

[89] Vahidkhah K, Bagchi P. Microparticle shape effects on margination, near-wall dynamics and adhesion in a three-dimensional simulation of red blood cell suspension [J]. Soft Matter, 2015, 11 (11): 2097-2109.

[90] Venturoli D, Rippe B. Ficoll and dextran vs. globular proteins as probes for testing glomerular permselectivity: effects of molecular size, shape, charge, and deformability [J]. American Journal of Physiology-Renal Physiology, 2005, 288 (4): F605-F613.

［91］ Vonarbourg A，Passirani C，Saulnier P，et al. Parameters influencing the stealthiness of colloidal drug delivery systems ［J］. Biomaterials，2006，27（24）：4356-4373.

［92］ Walker D A，Leitsch E K，Nap R J，et al. Geometric curvature controls the chemical patchiness and self-assembly of nanoparticles ［J］. Nature Nanotechnology，2013，8（9）：676-681.

［93］ Wilhelm S，Tavares A J，Dai Q，et al. Analysis of nanoparticle delivery to tumours ［J］. Nature Reviews Materials，2016，1（5）：1-12.

［94］ Xiao Q，Huang S，Qi Z-D，et al. Conformation，thermodynamics and stoichiometry of HSA adsorbed to colloidal CdSe/ZnS quantum dots ［J］. Biochimica et Biophysica Acta（BBA）-Proteins and Proteomics，2008，1784（7/8）：1020-1027.

［95］ Yoo J W，Doshi N，Mitragotri S. Endocytosis and intracellular distribution of PLGA particles in endothelial cells：effect of particle geometry ［J］. Macromolecular rapid communications，2010，31（2）：142-148.

［96］ Yuan F. Transvascular drug delivery in solid tumors ［J］. Seminars in radiation oncology，1998，8（3）：164-175.

［97］ Zhang J，Badugu R，Lakowicz J R. Fluorescence quenching of CdTe nanocrystals by bound gold nanoparticles in aqueous solution ［J］. Plasmonics，2008，3（1）：3-11.

［98］ Zhang K，Rossin R，Hagooly A，et al. Folate-mediated cell uptake of shell-crosslinked spheres and cylinders ［J］. Journal of Polymer Science Part A：Polymer Chemistry，2008，46（22）：7578-7583.

［99］ Zhang L，Cao Z，Li Y，et al. Softer zwitterionic nanogels for longer circulation and lower splenic accumulation ［J］. ACS Nano，2012，6（8）：6681-6686.

［100］ Zhang L，Feng Q，Wang J，et al. Microfluidic synthesis of hybrid nanoparticles with controlled lipid layers：understanding flexibility-regulated cell – nanoparticle interaction ［J］. ACS Nano，2015，9（10）：9912-9921.

（湖南大学　徐翔晖）

第九章

制剂特性与细胞生物学行为

特性是指某事物所特有的物理、化学或生物学性质。制剂也一样，不同种类的制剂或由不同制备工艺制备的制剂具有不同的特性，如形状、外观和理化性质。而制剂的特性与其体内药动学密切相关，不同特性的制剂具有不同的体内命运和细胞生物学行为，这对药物的增效减毒起到至关重要的作用。深化对制剂特性与其体内细胞生物学行为的理解，有助于科学合理地设计药物制剂和提高产品开发的成功率。本章对现代给药制剂尤其是基于微粒给药系统的纳米制剂进行了概述，对药物制剂的溶出、释放和体内转运等宏观特性及微粒的粒径、荷电、形状、机械强度、降解等微观特性进行了阐述，对制剂特性与体内药动学行为、微粒载体与细胞相互作用及其体内命运进行了分析。

第一节　现代制剂与药物传递系统概述

药物制剂根据制剂特性和所采用的制剂技术手段不同，大体上可分为传统制剂和现代制剂。传统制剂包括临床上应用广泛的常规制剂，如片剂、胶囊、颗粒剂、注射剂、溶液剂、混悬剂、乳剂等。在传统制剂中，药物主要以粗颗粒或分子形式分散或溶解在相应辅料中，形成固体、半固体和液体制剂。现代制剂是基于近现代制剂技术制备的中高端制剂，如缓控释制剂、靶向制剂、透皮制剂、纳米制剂等。现代制剂涉及对原料药物的精细加工和制剂特性的升级优化，具有优良的体内释药行为和临床效应。

现代制剂与药物传递系统具有高度的内在联系性，但又存在概念上的区别。药物递送系统（drug delivery system，DDS）是指在时空上和剂量上能够全面调控药物在生物体内分布的药物递送体系。DDS是现代药剂学中新剂型和新技术研究成果的结晶，是现代科学技术进步在医药学上的应用体现。DDS融合了医学、工学（材料、机械、电子）及药学等多种学科，其研究对象既包括药物本身，也涵盖递送药物的载体材料、装置，还包括对药物或载体等进行的物理化学改性和修饰。制剂是能够实现产业转化的药物形式，而药物递送系统是关于药物递送理念、技术和手段的知识体系和载体系统。药物递送系统未必能形成现代制剂，但现代制剂一定是在成熟的处方和制剂技术上发展起来的，其中可能涉及或运用到药物递送系统理念。可以说，现代制剂在很大程度上是基于药物递送系统发展起来的。药物递送系统利用了物理学、化学、生理学、病理学等专业知识和原理，设计出的给药载体能够很大程度上优化药物的体内药动学行为，达到增效减毒的目的。药物递送系统聚焦于制剂特性与机体组织、器官、细胞及疾病靶点间的相互作用，在充分理解制剂特性与其体内细胞生物学行为的基础上设计药物递送系统。药物递送系统主要是指以微纳米载体为传递平台的微粒给药系统，利用了微纳米载体的尺度效应，结合表面工程化来实现药物的优化传递。微粒给药系统如能通过一系列的科学评价和安全性检验，则可最终形成现代制剂，如已上市的多柔比星脂质体（Doxil®）、前列地尔脂微球注射液（凯时®）和紫杉醇白蛋白纳米粒（Abraxane®）。药物递送系统能否发展为现代制剂取决于生物材料的生物安全性和递送系统的技术成熟度。

第二节　药物的溶出、释放和体内转运

药物的溶出、释放和体内转运与其制剂特性密切相关。药物的吸收和转运可以通过游离形式进行，也可以通过结合或包封形式发生。对速释制剂而言，药物从制剂中溶解进入溶出介质的过程称为溶出；对缓控释制剂而言，药物从制剂中脱离进入释放介质的过程称为释放。游离型药物和结合型药物的体内转运过程具有区别性。游离型药物的体内转运与其自身结构性质有关，而结合型药物的体内转运过程与其本身理化性质并无直接相关性。由于被包埋于载体之中，药物本身的理化性质被载体隐藏，其体内转运受到载体的影响较大，与游离型药物表现出转运差异性。所以，在研究药物的溶出和释放时，必须考虑药物的存在状态，即必须区分药物自身转运和载体介导的转运。不同的药物形式具有不同的细胞生物学行为和体内转运特征。

游离型药物主要通过被动扩散和特殊药物转运体协助的方式实现跨膜转运，既可以通过细胞通路（transcellular）又可以通过细胞旁路（paracellular）进行。而载体结合型药物主要通过与细胞的相互作用实现转运，包括但不限于胞饮、胞吞和转吞等膜动转运（cytosis）形式。有些药物由于存在溶解性和渗透性问题，其游离型药物难以溶出并穿过细胞膜被吸收，给药后表现出欠佳的生物利用度和临床效应。这类药物，当常规的改善溶出和促渗等制剂手段也难以应对时，需要构建载体药物递送系统，利用载体特殊的细胞生物学行为改善药物的体内药动学性质。药物被载入载体后，其理化性质将被隐藏，体内药动学行为主要通过载体的转运形式表现出来，尤其是通过注射途径的系统给药制剂。就血管内给药的纳米制剂而言，药物在转运过程中释放较少，游离型药物在系统循环中所占比例不高，药物多以完整纳米粒形式进行转运。而对于血管外给药制剂（口服为主），越来越多的证据表明纳米粒尤其是慢降解和非消化纳米粒可被肠道上皮整体吸收。显然，游离型药物和通过完整纳米粒整体吸收的药物其体内转运过程是不同的。值得注意的是，由于胃肠道消化和吸收后的细胞内溶酶体降解，药物载体在转运过程中其结构可能发生变化或遭到破坏，也会存在药物快速释放和泄漏的现象。这些快速释放和泄漏的药物也可能被胃肠道内容物增溶，也可能会发生重结晶析出。不同的胃肠道处置导致出现不同的药物形式，这也影响到它们的肠上皮细胞生物学行为和随后的药动学行为。所以说，药物的溶出、释放及体内转运与制剂特性有着紧密的内在联系。因此，只有深入理解药物的制剂特性，才能更好地掌握制剂的溶出、释放和体内转运规律，科学合理地设计处方和发展现代制剂，尤其是基于微粒给药系统的纳米制剂。

第三节　制剂特性与载体系统

制剂特性包括多方面的内容，总体上可从宏观和微观上对制剂特性进行描述。宏观特性是指

直观上可感受到的物理性质，包括制剂的形态（固体、液体、半固体和气体）、外观（形状、颜色等）、嗅味等。微观特性涉及制剂中药物的分散状态、微结构单元及需要特殊仪器才能检测的性质集合，包括粒径、崩解、溶出、释放、硬度、黏度、流变性、荷电性等。对于普通固体或半固体制剂（如片剂、胶囊、颗粒剂等），在给药后通常具有崩解和溶出过程。药物最终从制剂中释放出来，到达吸收上皮后跨过细胞膜进入体循环，而制剂本身通常不或较少与细胞发生相互作用。药物的跨膜转运多是溶出或释放后的药物行为，而与制剂行为关系不大。因为普通制剂不直接与细胞发生相互作用，所以普通制剂往往不具备细胞生物学行为。能传递药物且与细胞发生相互作用的是指在制剂中使用的药物载体或制剂中间体，这些药物载体具有显著的微观特性，具有控释、定时或定向输送药物的能力。使用的药物载体通常是一些尺寸甚小且能够表面工程化的微粒（particulate），多为纳米级粒子或囊泡。这些由纳米颗粒构成的药物递送系统被称为微粒给药系统，形成的制剂称为纳米制剂。我们将能够用于药物传递的各种微纳米粒（micro/nanoparticle）或人工囊泡（vesicle）称为药物载体，由这些载体构成的药物传递体系称为载体系统（carrier drug delivery systems）。载体系统由形形色色的纳米粒或囊泡给药载体构成，包括但不限于脂质体、胶束、微/纳米乳、脂质纳米粒、聚合物纳米粒、纳米管、各种介孔材料和纳米囊泡等。

　　普通制剂给药后药物在体内的吸收和处置是由药物本身的理化性质决定的，处方和辅料对药物动力学影响较小。普通制剂应用于人体的用药过程常被称为"给药"，而由微粒构成、具有时空控释性、能够增效减毒的现代制剂应用于人体则称为"药物传递"。在过去几十年间，药物传递理念得到迅速发展，在精准医学和靶向治疗方面发挥了非常重要的作用。微粒载体的多样性和可修饰性为解决某些化合物的成药性问题和在提高药物的治疗效应方面提供了广阔的技术支撑平台。可以说，载体系统在制剂中的应用改变了人们对活性药物成分（API）的认识。根据Lipinski规则（Lipinski's rule of five），很多化合物由于较差的溶解性和（或）渗透性问题而被认为不具备开发价值，即没有成药性。载体系统的发展很大程度上改变了这种观念，突破了药物理化性质的限制。药物一旦被载入载体中，除非从载体中快速释放，否则药物的不良理化性质将被隐藏或被屏蔽，药物在体内的运行将由载体特性所决定。因此，由功能载体形成的递药系统不仅能够解决药物胃肠道不稳定、吸收差等不能口服的问题，也能解决药物因溶解性差不能开发成注射剂而无法血管内给药的问题。微粒给药系统的开发和应用在推动医学发展方面起到催化剂和助推器的作用。

第四节　微粒给药系统与细胞相互作用

一、微粒给药系统

　　微粒给药系统是指基于微粒的药物递送系统。微粒给药系统是国内外药物传递领域的研究重点和热点，也是现代制剂中发展最为迅速的领域。载体尤其是纳米载体有助于提高难溶性药物的表观溶解度及生物利用度，改善药物的稳定性，也具有良好的药物缓释控释效应。而且，不同尺寸的微粒在体内分布上还具有一定的选择性，即具有被动靶向性，例如被毛细血管机械滞留，或被肝、脾及骨髓中的巨噬细胞吞噬而富集于网状内皮丰富的组织或血管通透性改变的器官或病变部位。在口服给药领域，微粒给药系统主要关注如何改善药物的吸收、胃肠道稳定性和缓控释药物释放；在系统给药领域，微粒给药系统研究的重点集中在制剂的体内滞留时间和靶向性；在局部给药领域，微粒给药系统研究的方向是如何突破皮肤屏障。

在药剂学中，通常将粒径在10～100 nm范围内的分散系统称为胶体分散体系，而微粒给药系统其粒径具有更大的跨度，从几十纳米到几百纳米不等，通常不超过500 nm，如常见的脂质体、胶束可以小至100 nm以下，固体脂质纳米粒和纳米结构脂质载体在200 nm左右，脂肪乳和脂微球粒径可超过300 nm。粒径在100～500 μm范围内的粗分散体系如普通乳剂、混悬剂、微囊、微球等粒径超过了大多数细胞的尺寸，被细胞整体吞噬发生转运的可能性较低，不在本章讨论的范围之内。能与细胞发生相互作用，给药后具有显著的细胞生物学行为的分散系统粒径应在1 μm以下，粒径小于100 nm的胶体分散体系则具有明显的细胞生物学效应。需要强调的是微粒给药系统不特指胶体分散系统，它比胶体分散系统涵盖的粒径范围更宽，主要是指500 nm以下的载体分散系统。微粒中的"微"字代表极小的意思，不特指微米的意思，正如在材料领域微孔的孔径小于纳米孔一样。现在报道和使用较多的微粒给药系统主要包括脂质体、微/纳米乳、胶束、脂质纳米粒、聚合物纳米粒、聚合物-脂质混合纳米粒、树枝状纳米粒、无机纳米载体等，如图9-1所示。

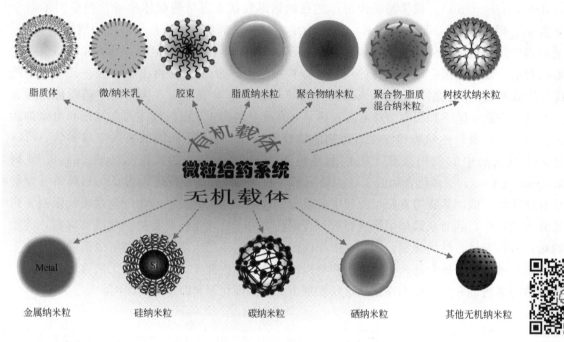

图9-1 微粒给药系统及常用载体

扫码看彩图

常见的微粒给药系统及其制剂特性分述如下。

1. 脂质体

脂质体是由一个或多个同心双层类脂质膜组成的中空球状囊泡，主要由磷脂和胆固醇构成，是一种生物相容性很高的优良药物载体。脂质体具有两亲性，其中心部位和磷脂双分子层之间的水性夹层可荷载水溶性药物，磷脂双层类脂膜可包载脂溶性药物。药物包封于脂质体后，其表观溶解度得到改善（给药后可实现局部药物超饱和现象），系统毒性和组织分布将会发生变化，因此具有一定的组织选择性和被动靶向性。由于磷脂双分子层具有生物膜性质，脂质体可通过细胞融合作用将药物递送至细胞质或细胞核中。脂质体既可用于口服和局部给药，又可注射给药，因其具有良好的生物相容性常作为可注射微粒制剂使用。普通脂质体血管内给药后，可被血液中调理素调理化，然后被网状内皮系统中的巨噬细胞所识别和吞噬，富集于肝、脾等器官而具有被动靶向性，同时减少药物在心脏和肾脏器官的蓄积。但值得注意的是，脂质体的细胞生物学行为和体内命运与其制剂特性密切相关。脂质体的处方组成、粒径大小、荷电性和表面工程化对脂质体的体内转运和药动学影响较大。

脂质体主要由磷脂和胆固醇组成，多种磷脂或磷脂组合物可用于脂质体制备。磷脂的种类及不同磷脂的组合会对脂质体的荷电性产生影响，脂质体既可是电中性的，又可是表面荷电的阳离子载体或阴离子载体。脂质体表面荷电性影响到其与组织和细胞的亲和性，进而影响到其体内转运动力学。同样，胆固醇的加入量也会影响到脂质体的机械强度，胆固醇被称为"流动性缓冲剂"。脂质体处方中胆固醇比例的增加，将导致脂质体玻璃化转变温度升高，脂质体刚性随之增强，药物释放和细胞生物学行为将会发生改变。近年来，为了改善脂质体的靶向性和体内外稳定性，许多新型脂质化药物递送系统应运而生。新型脂质体分为修饰型脂质体和改良型脂质体。修饰型脂质体包括温度敏感脂质体、pH敏感脂质体、长循环脂质体、光敏感脂质体、免疫脂质体、磁性脂质体、前体脂质体等，经修饰后的脂质体表现出良好的生物相容性、缓释性和靶向性。改良型脂质体是指对脂质体进行结构改造或升级，改善脂质体的体内外稳定性、体内滞留时间和药物释放行为。这些改良型脂质体在粒径、表面性质和细胞相互作用上与普通脂质体有着较大区别，从而表现出不同的体内细胞生物学行为。

除了脂质体，还有一些类脂质体囊泡常用作药物递送系统，如由非离子表面活性剂形成的泡囊（niosomes）、由磷脂和胆盐形成的柔性脂质体（bilosomes）、处方中含有乙醇的醇质体（ethosomes）等。因为存在显著的性质差异性，这些类脂质体结构常表现出不同的稳定性、口服吸收性和经皮渗透性，这跟它们的制剂特性有关，如结构稳定性、粒径、可变形性等。在给药后，这些药物载体可与细胞发生特殊的相互作用，表现出不同的细胞生物学行为。

2. 微/纳米乳

微乳是由油相、水相、表面活性剂和助表面活性剂以一定比例混合而形成的热力学上稳定的分散体系，为透明或半透明的非均相系统，粒径通常为 $10\sim100$ nm。纳米乳是指粒径在纳米级范畴的乳剂，纳米乳和微乳既有联系又有区别。微乳和纳米乳粒径上都处于纳米级，所以历史上纳米乳也曾被称作微乳。然而，微乳是热力学稳定体系；纳米乳是动力学稳定体系，但不一定是热力学稳定体系。微乳可视作药物和油相被完全增溶于表面活性剂形成的胶束结构中，是一种胶体均相系统，而纳米乳的乳滴只是在粒径上属于纳米级，但存在乳滴合并、粒径变大等热力学不稳定趋势。微乳和纳米乳在处方组成和制备工艺上均有所区别。微乳含有大量表面活性剂，同时需要助表面活性剂进一步降低油水界面张力，而纳米乳可以不需要助表面活性剂的参与，借助于强的外部机械分散能在一定情况下也能形成。微乳可以通过涡旋或振摇方式制备，而纳米乳通常需要大量机械能输入才能形成。微/纳米乳和普通乳一样，可分为O/W型和W/O型，但作为药物载体和用于药物传递的通常是O/W型。微/纳米乳作为一种药物载体，具有性质稳定、吸收迅速、增效减毒等特点，最突出的优点是可通过淋巴转运提高脂溶性药物或蛋白质类大分子药物的口服生物利用度。因此，微/纳米乳在口服、透皮、黏膜给药及美容医学领域均有广泛应用。

微/纳米乳多用于口服给药，但一些由磷脂等组成的生物相容性较好的纳米乳也可用于注射给药。由于微/纳米乳具有较低的表面张力，口服给药后易于通过胃肠壁的水化层，使药物能与胃肠上皮细胞直接接触，从而促进药物吸收。另外，微/纳米乳制剂也具有一定的淋巴转运靶向性，可通过肠上皮Peyer's结上的M细胞吸收进入毛细淋巴管，降低了药物通过门静脉进入肝脏的首过效应，因而可提高药物的口服生物利用度。微/纳米乳注射剂除了具一般注射剂的优点外，还有两个特点：一是在体内具有淋巴靶向性，可根据需要实现药物向淋巴管富集的病灶或器官输送；二是微/纳米乳进入血液后，药物需经过一个从微乳内部向血浆转移的过程，从而延缓了药物的释放，实现了缓释的作用。此外，在制备微/纳米乳时，通过使用合适的辅料，还可以使微/纳米乳呈现靶向及长循环等特征。微/纳米乳的制剂特性与其处方组成有很大关系。因为乳滴外层为亲水层，因此影响微纳米乳细胞生物学行为的因素主要包括粒径、表面电荷和降解性。微/纳米乳粒径可通过处方和制备工艺进行调整和控制，表面电荷可以通过加入离子型聚合物进行调节。对于口服给药而言，乳剂的消化性是个不容忽视的问题，这取决于油相的选择和组成。在开发微/纳米乳制剂时，大量表面活性剂的使用带来的系统毒性也是需要考虑的方面。表面活性剂的性质和用量也影响着其细胞毒性和细胞相互作用。微/纳米乳中使用了高浓度的表面活性剂和助表面活性剂，大多对胃肠道黏膜有刺激性，有些对全身有慢性毒性。一方面应努力寻找高效低毒的表面活性剂和助表面活性剂来替代刺激性或毒性大的辅料，另一方面可通过采用改良的三元相图法研究并优化微乳的工艺条件，进而寻找用最少的表面活性剂和助表面活性剂制备微乳的方法。总之，在开发微纳米乳制剂时，我们需要关注微纳米乳粒径、表面电性、消化性和系统毒性等制剂特性对药物吸收、转运和细胞相互作用的影响。

3. 胶束

胶束药物载体系统在学术研究中报道较多，但最终成功发展为制剂产品的较少。胶束可分为低分子胶束和聚合物胶束，低分子胶束由低分子量的表面活性剂或两亲性物质自组装形成，聚合物胶束由两亲性高分子聚合物自组装形成。由于低分子表面活性剂临界胶束浓度较高，所以低分子胶束具有稀释不稳定性，多用于药物增溶，较少用于药物递送系统或开发制剂。聚合物胶束具有较高的物理稳定性，具有增溶药物和缓控释药物的能力，故多用于药物递送系统，但限于材料的安全性和法规要求问题，还没有在制剂领域获得广泛的应用。胶束是由两亲性分子形成的纳米尺寸的球状核壳结构，粒径通常小于100 nm。其中，疏水性内核作为药物贮库可包载疏水性药物，药物分子可以根据理化性质的不同通过物理包埋、化学结合和溶解增溶等方式载入胶束疏水性内核；亲水性外壳也允许通过静电相互作用负载亲水性药物。胶束壳介于水分散介质和内核之间，维持胶束处于一种稳定状态。胶束的制剂特性主要取决于"壳"的性质。

根据分子间作用力的种类不同，聚合物胶束可分为三种类型：由分子间的疏水效应形成的两亲性胶束；由静电作用形成的聚离子复合物胶束；由金属的络合作用形成的胶束。目前，常用的胶束载体是由分子间的疏水效应形成的两亲性胶束。通常，当亲水段比疏水段的长度长时，胶束的形状多为星形。相反，当疏水段比亲水段的长度长时，胶束大多呈现为球形。星型胶束和球形胶束除粒径上有所不同外，其细胞生物学行为也存在差异性。作为一种纳米载体，聚合物胶束具有独特的药物传递优势，如载药量高、载药范围广、结构稳定、体内滞留时间长、能使药物富集于靶部位等。聚合物胶束体积小，不易被网状内皮细胞吞噬及可经肾排泄。同时，聚合物胶束表面易被修饰，可发展为智能药物递送系统，增强药物的治疗作用并降低药物对正常组织的毒副作用，也可制备成细胞内 pH 敏感、氧化还原响应的细胞靶向胶束。与其他药物载体相比，聚合物胶束载体系统具有独特的性质及优势。

优势一：粒径小且分布窄。胶束粒径可小至数十纳米，大小适宜。粒径过大易被网状内皮系统（RES）识别和摄取，过小则会被肾脏排出。聚合物胶束粒径可通过制备工艺控制在合适范围内，再加上亲水性的外壳，使聚合物胶束可以在血液中长时间循环。

优势二：结构稳定性好。与低分子的表面活性剂形成的胶束相比，聚合物胶束临界胶束浓度（CMC）低，即使实际浓度在 CMC 以下，其解离速度仍较慢，可达几小时甚至几天。因此聚合物胶束在体内能够有效保护内核中的药物，并稳定地将其运输到靶组织。

优势三：载药范围广、载药量大。在偶联剂的合成和静脉注射的使用过程中发现，高分子偶联剂包裹脂溶性药物会破坏亲水性外层。但聚合物胶束不同，聚合物胶束能够包载较高量的亲脂性药物，且能够通过抑制药物从疏水性内核向亲水性外壳扩散维持胶束的亲水性和药物不泄露。

优势四：毒性低、生物相容性好。与低分子表面活性剂（如十二烷基硫酸钠、聚山梨酯80）相比，嵌段共聚物毒性较低。此外，聚合物胶束的粒径尺寸大于肾小球滤过的临界值，无法排出肾脏，虽短暂蓄积但不会引起肾毒性。因为在长时间循环后，聚合物可生物降解，从胶束上脱离，低于肾脏滤过临界值分子量的共聚物可顺利排出体外。因此，也不会发生体内蓄积。

优势五：核与壳不同分工，各司其职。聚合物胶束由亲水性外壳与疏水性内核组成，在载药过程中扮演着不同的角色。在功能上，聚合物胶束载体系统比其他载药体系更加丰富。疏水性内核主要起到载药和控释药物释放的作用，作为药物贮库保留药物活性。亲水性外壳主要影响胶束在体内的转运，并与蛋白质以及细胞等生物结构发生相互作用，因此决定着胶束在体内的药代动力学行为。

在发展胶束给药系统时，需重点关注胶束的粒径、性状、表面性质和稳定性等制剂特性对其细胞生物学的影响。胶束的粒径大小与其使用的材料和制备方法有关，大至几百纳米小至十几纳米。其性状受到嵌段聚合物疏水基团和亲水基团长度的影响，可为球形或星形，可根据实际需要，发展合适形状的胶束制剂。胶束的表面性质包括荷电性、水性外壳的厚度、黏附性和细胞亲和性，这些都是发展胶束制剂需要考虑的因素。对于低分子胶束或低分子混合胶束，还需关注其稀释稳定性问题。

4. 脂质纳米粒

脂质纳米粒是以生物相容的低分子脂质材料为载体，将药物或其他生物活性物质溶解或包囊于脂质核中，或者是吸附、附着于载体表面的新型脂质给药系统。脂质纳米粒按其处方组成与结构的不同，可分为固态脂质纳米粒（SLNs）和纳米结构脂质载体两种（NLCs）。脂质纳米粒能够改善药物吸收、改变药物的体内过程、具有缓释、控释、提高药物稳定性、增强疗效、降低毒副作用等优点，同时在生物体内及贮存过程中也较稳定。脂质纳米粒不同于脂质体和胶束，它们是非囊泡形式的纳米载体。由于固态脂质的使用，脂质纳米粒相较于脂质体，稳定性更高，而成本相对较低。脂质纳米粒现已广泛应用于难溶性药物、生物工程类药物、抗肿瘤药、蛋白质和多肽类药物等的口服或系统给药。

脂质纳米粒的制剂特性与其处方中使用的脂质材料和制备工艺有关。脂质纳米粒的粒径通常比脂质体要大，在 200 nm 左右。其表面电荷由使用的脂质材料的荷电性决定，可以是电中性的，也可以是带正电或带负电的。高压均质法和乳化蒸发法是较常用的脂质纳米粒的制备方法，高压均质可以控制和降低脂质纳米粒的粒径，而乳化蒸发法得到的脂质纳米粒的粒径主要由处方性质决定。脂质纳米粒呈现为球形，也有一定的生物黏附性，口服后在胃肠道内降解速率快，分解产物可再自组装形成粒径更小的胶束、囊泡或脂质立方晶。脂质纳米粒消化生成的粒径更小的纳米脂质结构可与肠上皮细胞发生相互作用，促进脂溶性药物的吸收。脂质纳米粒一般不建议用于注射，因为大多数使用的固态脂质材料没有药品注册批文，不能用于血管内直接给药。在开发载药脂质纳米粒时，应注意脂质纳米粒的粒径、荷电性和体内降解性等制剂特性对药物吸收和转运的影响。

5. 聚合物纳米粒

聚合物纳米粒是以高分子聚合物为制剂材料制备的纳米药物载体，多为实心球状结构。聚合物纳米粒具有良好的物理稳定性、药物控释性和分布特异性。可用于制备聚合物纳米粒的载体材料很多，大致可分为天然高分子材料（如壳聚糖、透明质酸、乳球蛋白等）、合成高分子材料［如聚乳酸（PLA）、聚乳酸-羟基乙酸共聚物（PLGA）、聚己内酯（PCL）等］和半合成高分子材料［如羧甲基纤维素钠（CMC-Na）、乙基纤维素（EC）、羟丙基甲基纤维素（HPMC）等］。合成高分子材料相对天然高分子材料性质更加稳定，但细胞亲和性相对弱一些。聚合物因为分子量较大，一般不易降解或降解较慢，可以很好地控释药物释放，表面修饰后具有良好的靶向性。天然高分子材料制备的聚合物纳米粒多用于口服给药，而合成的高分子材料制备的纳米粒多用于系统给药。

影响聚合物纳米粒处方性能的主要因素是粒径、荷电性、生物黏附性和降解性。在开发聚合物纳米粒制剂时，应着重考虑这些因素对药物吸收和转运的影响。口服给药方面，聚合物纳米粒的渗透滞留性决定药物吸收的速率和程度。尽管纳米粒可以通过膜动转运被胃肠道整体吸收，但膜动转运在整个药物吸收中所占的比例至今未有确切的研究定论。聚合物纳米粒可以渗透进入肠上皮顶端不流动水层，但到达吸收上皮后的命运至今仍未被深入研究，也许只有那些被释放了的药物被吸收了。所以，在开发口服聚合物纳米制剂时，应重点关注聚合物纳米粒的肠道黏附性、黏膜渗透性和肠上皮后细胞生物学行为。注射给药方面，聚合物纳米粒的粒径、荷电性、配体修饰和体内循环时间是决定纳米粒生物命运的关键因素。不同粒径的纳米粒体内转运特异性不同，渗透进入组织和器官的深度和程度也不同。这些制剂特性是发展聚合物纳米粒注射给药系统时需要考虑的因素。

6. 聚合物-脂质混合纳米粒

聚合物-脂质混合纳米粒是一种由高分子聚合物和低分子脂质构成的纳米载药系统。聚合物-脂质混合纳米粒作为一种新型药物递送系统整合了聚合物纳米粒和脂质纳米粒的优势，脂质成分有助于药物的包封，而聚合物的使用则改善了纳米粒的功能性，如生理稳定性和生物黏附性。大量的研究表明聚合物-脂质混合纳米粒相对单一成分制备的纳米粒在处方稳定性、药物包载、控制释放、细胞摄取和跨膜转运方面有优势。就口服给药而言，聚合物材料的引入增加了脂质纳米粒在胃肠道中的稳定性，防止药物因脂质的消化发生药物重结晶析出，减少了吸收的变异性。若使用生物黏附性材料如卡波姆，则可以提高纳米粒的胃肠道滞留性，从而延长药物在胃肠道中的转运和吸收时间，这两方面对药物生物利用度的提高都是有利的。同样，聚合物-脂质混合纳米粒用于血管内给药也具有诸多优势。高分子聚合物和生物相容性磷脂的配合使用，一方面聚合物提高了磷脂载体的循环半衰期，另一方面在聚合物-脂质混合纳米粒中低分子脂质的使用增加了纳米粒的生物相容性。聚合物-脂质混合纳米粒在系统毒性和生理稳定性方面相较于单纯聚合物纳米粒和基于磷脂的载体都有所改善和加强。

聚合物-脂质混合纳米粒的制剂特性主要受处方组成影响。聚合物的分子量、荷电性和在处方中所占的比例影响着纳米粒的粒径、表面性质和机械强度。聚合物通常在常温下为固态，形成的纳米粒刚性较强。此外，聚合物卷曲化和自组装能力相对于低分子脂质材料较弱，往往需要有机溶剂的溶解并通过溶剂扩散形成纳米粒。用于口服给药的聚合物-脂质混合纳米粒多使用脂肪酸甘油酯作为脂质材料，而用于注射给药的聚合物-脂质混合纳米粒多使用生物相容性更好的磷脂作为脂质材料。脂肪酸甘油酯多为中性材料，而磷脂是两亲性材料，所以不同脂质和聚合物形成的混合纳米粒其表面电荷不同。尽管聚合物分子量较大、分子链较长，但其在形成纳米粒过程中分子链是可以折叠的，并不会完全覆盖或遮蔽脂质成分的性质。因此，在发展聚合物-脂质混合纳米粒制剂的时候，应考虑载体材料的选择和彼此的配伍比例，这些因素将显著影响纳米粒的制剂特性和体内细胞生物学行为。

7. 无机纳米载体

无机纳米载体是一类基于无机材料制备或合成的纳米药物载体，包括但不限于硅纳米粒、硒纳米粒、碳纳米粒和金纳米粒。无机纳米载体可以是实心的，也可以是孔性的；可以是球形的，也可以是非规则状的。药物可以物理吸附、嵌入包埋或共价结合方式载于无机纳米粒上。无机纳米载体除了可以荷载和传递药物外，还具有光、热、电、磁等效应，可以协同增敏药物的治疗作用，因此近年来被广泛用于药物传递和靶向治疗。因为无机纳米载体与多数药物不具有相容性，药物大多被稳定地吸附在无机纳米粒表面或内部的孔隙中，或杂化于无机纳米粒内部或表面，相对有机纳米载体，该载体药物传递效率较高，但药物释放慢、释放量少。

无机纳米载体的制剂特性在于其结构的刚性和低生物降解性。有机纳米载体大多是柔性粒子，而无机纳米载体多是刚性粒子，因此其细胞生物学行为存在显著区别。有机纳米粒子可以通过多种膜动转运方式进入细胞，而无机纳米粒子主要通过胞吞方式入胞。无机纳米粒大多不降解，即使可以被机体降解，其降解速率也非常慢，主要通过排泄途径消除。硅基纳米粒、碳基纳米粒和金属纳米粒在体内几乎不降解，硒纳米粒则可以缓慢降解。理论上，非降解或慢降解纳米粒在体内循环时间应该较长，只要药物能够稳定地包载于载体之上，则可以延长药物在机体内的滞留时间。除了机械强度和降解性，粒径、形状和表面性质也是影响无机纳米载体制剂性能的因素。相较于有机纳米粒，无机纳米粒粒径可以更小、更容易控制，这是无机纳米载体作为药物传递载体的优势之一。无机纳米载体同样可以被功能化，如采用配体、抗体和其他靶基修饰纳米粒，构建具有药物传递特异性的无机靶向给药系统。

8. 药物纳米晶

药物纳米晶是指粒径小于 $1\ \mu m$、无载体、含少量稳定剂、溶解速率和表观溶解度得到显著提高、能够稳定存在的晶态或微晶态药物。药物纳米晶常以结晶态分散粒子形式存在，当以液态形式存在时，称为药物纳米悬液。纳米悬液包括了药物纳米晶、稳定剂和液体分散介质。药物纳米晶因不含基质材料，仅含少量稳定剂，具有载药量高、粒径小、易产业化等优势。纳米晶可以通过多种途径给药，如通过口服、注射、透皮、肺部及眼部给药等。在药物纳米晶中，微晶颗粒有着特别的优势。在相同粒径下，其饱和溶解度要比粗晶型药物高出很多，能很大程度提高药物的溶出度和生物利用度。药物纳米晶分子内能较高，具有热力学不稳定特性，稳定剂的使用往往是必要的。

因为药物纳米晶处方中，辅料的比重较小，所以纳米晶的粒径是影响药物吸收和转运的主要因素。而粒径越小，其分子内聚能就越高，越容易发生 Ostwald 熟化，导致结晶长大。控制结晶生长是制备粒径较小且稳定性高纳米晶的关键，这可以从稳定剂的选择和制备工艺上给予考量。另一个值得关注的药物纳米晶制剂特性是其晶型转换问题，尤其是多晶型药物。晶体药物都有从高能态向低能态转变的趋势，药物纳米晶在结晶生长和体内转运过程中容易发生晶型转变，转变为更加稳定的晶态药物，从而影响药物的吸收和疗效的发挥。药物纳米晶中尽管用的辅料较少或没有辅料，但较小的纳米晶也可以与细胞发生相互作用，如小窝蛋白介导的内吞、大胞饮和 M 细胞介导的吸收。所以，在发展药物纳米晶时，应关注纳米晶粒径、晶型稳定性等制剂特性对细胞转运和吸收的影响。

二、细胞相互作用

微粒与细胞的相互作用包括微粒对细胞的影响和细胞对微粒的作用。微粒对细胞的影响体现在微粒可影响细胞膜的流动性、通透性和细胞间紧密连接开放性。有些纳米粒子可以使细胞膜流动性增加，如以磷脂为基础的囊泡微粒；也有些纳米粒子可以导致细胞膜上的膜蛋白构象发生改变，膜孔变大导致膜流动性下降，如一些金属纳米粒和本身具有一定细胞毒性的微粒载体。壳聚糖纳米粒可暂时开放细胞间紧密连接，从而提高载药微粒经细胞间隙的转运量。微粒对细胞的作用对转运既可以是促进的，也可以是抑制的。细胞对微粒的作用体现在细胞对粒子的摄取上，摄取是一种将微粒摄入细胞内的入胞作用，是微粒实现跨膜转运的重要机制。

人体组织和器官顶端覆盖着由多层细胞构成的上皮，物质的跨上皮转运可分为细胞通路途径和细胞旁路途径。只有一些小分子脂溶性化合物可通过细胞通路途径实现跨上皮转运。能通过细胞旁路转运的是一些离子和分子量较小的水溶性分子。而微粒是一种分子聚集体，聚集体分子量和尺寸远超过细胞通路和细胞旁路允许转运的阈值。所以，除了少数微粒可以暂时开放细胞间紧密连接通过细胞旁路跨过上皮，微粒的跨膜转运主要以膜动转运为主。膜动转运包含胞吞、胞吐和转吞。胞吞是细胞外物质被细胞吞入细胞内的内化生理过程。胞吐是指细胞内物质被细胞分泌或排泄出细胞的外排生理过程。转吞是指物质被细胞层层转运的膜动过程，此过程既涉及内吞也涉及外排。内吞过程是微粒吸收和转运的主要膜动转运形式。

微粒（纳米颗粒）主要通过内吞途径进入细胞。细胞前释放和接触释放的药物转运不在本节讨论范围之内。内吞途径指的是微粒作用于细胞膜，引起细胞膜内陷，形成内陷囊泡，微粒被包裹在囊泡内，而后囊泡从细胞膜上脱离形成内陷小泡进入细胞内部，微粒也随之被载入细胞。根据细胞膜所形成的囊泡大小和内吞对象性质的不同，内吞作用可分为**胞吞作用**（endocytosis）和**胞饮作用**（pinocytosis）。

（一）胞吞作用

胞吞是一个广义的概念，依据发生的部位不同，又可分为吞噬作用（phagocytosis）和狭义胞吞（通过内吞从胞外摄取大分子或微粒的方式）。吞噬作用主要发生于吞噬细胞上，如巨噬细胞、中性粒细胞、单核巨噬细胞和树突状细胞中。一些其他类型的细胞，如成纤维细胞、上皮细胞和内皮细胞，也具有一定的吞噬活性，这些细胞常被称为非专业吞噬细胞，吞噬程度相较于吞噬细胞低得多。事实证明，一些食物消化后形成的微粒和外源性纳米粒可以通过完整粒子形式转运并进入体循环，因此肠上皮细胞具有很强的胞吞能力，但不具备吞噬的特征。

微粒引发吞噬作用通常有三个步骤：

① 通过调理作用（opsonization），微粒在血液中被吸附蛋白（如 IgG 和 IgM）、补体成分（如 C1q、C3b、C4b）或血清蛋白（如层黏连蛋白、纤维连接蛋白）等识别并结合的过程。调理作用是通过蛋白吸附发生的，免疫球蛋白、补体成分、血清蛋白一旦识别到外源性物质侵入，便会吸附到细菌、颗粒或抗原上。

② 调理过的微粒与吞噬细胞表面的受体相互作用，从而附着在细胞膜上。

③ 细胞将附着在细胞膜上的微粒摄入，并在细胞内形成吞噬体。

微粒在被细胞摄入后，形成的吞噬体在细胞内逐渐成熟，与溶酶体融合并酸化，形成富含酶的吞噬溶酶体。最终，摄入的微粒会在吞噬溶酶体中被降解。而发生在肠上皮的胞吞作用与循环系统中发生的吞噬作用有所不同，不需要调理作用也能发生。循环系统中的吞噬作用是机体消除外源性细菌、抗原和病毒颗粒的机体防御机制，胃肠道中吞噬作用是机体摄取营养物质的一种生理活动，一般不叫吞噬作用，而称为胞吞作用。胞吞的主要对象是一些结构上比较刚性的微粒，如固态纳米粒子和不溶性颗粒，多为非选择性内吞，但对于一些表面修饰的微粒，也可以通过选择性内吞摄入细胞。

（二）胞饮作用

胞饮作用是指液滴或液泡通过膜动转运被摄入细胞内的生理过程。胞饮作用是细胞内吞从外界获取物质及脂溶性液体的一种内吞形式，是细胞外的"软"颗粒或不溶性流体通过细胞膜的内陷包裹形成小囊泡（胞饮囊泡），并最终和溶酶体相结合并将囊泡内的物质输送至细胞内的过程。胞饮作用在各种细胞中都普遍存在，一般是非选择性摄取。

除了非选择性胞吞和胞饮，还存在选择性内吞，是在细胞膜上特异性蛋白或受体介导下发生的内吞，称之为受体介导内吞。因此，微粒可以通过胞吞、胞饮和受体介导的内吞等多种形式进入细胞。根据细胞膜表面参与蛋白质的不同，又可将内吞作用分为网格蛋白介导的内吞、小窝蛋白介导的内吞、网格蛋白和小窝蛋白非依赖的内吞以及大胞饮四种主要途径。

1. 网格蛋白介导的内吞

在网格蛋白介导的内吞过程中，微粒首先通过非特异性吸附作用（静电相互作用、疏水作用等）或受体-配体特异性识别作用吸附到细胞膜上。然后，细胞膜内陷形成胞吞凹陷，凹陷颈部的细胞膜融合并把细胞外微粒裹入胞吞小体，胞吞小体进一步在细胞内定向输送，使吞入的微粒经由内含体到达溶酶体。在溶酶体的酸性和多酶的环境中被消化降解，降解产物进入细胞质，小尺寸的微粒一段时间后还可能会通过核孔进入细胞核。溶酶体常被视为一种细胞内消化器官，是外源性粒子细胞内代谢的临时细胞器。当然，不是所有内吞的微粒都会在溶酶体内发生降解，也有内吞颗粒不发生降解的情况。部分网格蛋白和细胞膜表面的受体会再循环回到细胞膜表面。

2. 小窝蛋白介导的内吞

小窝蛋白多存在于肌肉、内皮细胞、成纤维细胞和脂肪细胞中，在神经元和白细胞中不存在。小窝蛋白介导内吞的微粒进入细胞后，通常不会与溶酶体融合，微粒可直接进入细胞质而发挥作用。已知的许多微生物就是通过质膜微囊介导的内吞途径侵染细胞，它们没有经过溶酶体的降解，而是直接进入细胞质和细胞核。大量研究表明肠道上皮细胞也会发生小窝蛋白介导的内吞，所以小窝蛋白不仅存在于肌肉、内皮细胞、成纤维细胞和脂肪细胞中，也存在于上皮细胞中，它是一种非常重要的介导物质转运的膜蛋白。

3. 网格蛋白和小窝蛋白非依赖的内吞

网格蛋白和小窝蛋白非依赖的内吞作用发生在没有网格蛋白和小窝蛋白的细胞中，但能引起网格蛋白和小窝蛋白非依赖内吞作用的微粒并不多，为非典型内吞。

4. 大胞饮

大胞饮作用是网格蛋白、小窝蛋白和不依赖载体蛋白的内吞作用的一种特殊情况，它是由生长因子对受体酪氨酸激酶的短暂激活而引起的。除了巨噬细胞和脑微血管内皮细胞外，几乎任何细胞都可能发生这种内吞行为。

内吞进入细胞的微粒经分选后，一部分经由内吞循环运输回到质膜，一部分通过逆向运输被运送到高尔基体，还有一部分经由后期内含体送到溶酶体进行降解。在极性细胞中，分选后的微粒还可以通过转吞被运送到对侧的质膜和胞外区域，这对上皮细胞、内皮细胞和血脑屏障的转运具有十分重要的生理意义。

纳米颗粒主要经上述途径进入细胞，但不同微粒进入细胞的途径有所不同，且相同微粒进入不同细胞时入胞途径也不尽相同。因此，可以通过设计纳米粒调控其跨膜转运途径，促使其经特定途径进入细胞或分布在特定细胞器中，这对深层次靶向给药具有重要指导意义！

第五节　影响微粒吸收和转运的因素

吸收是指药物从给药部位转运至体循环的过程。本节主要讨论口服药物的吸收，涉及其他给药途径的药物吸收也可参见本部分内容。给药后，微粒在消化道吸收和转运的主要屏障在于：一是要通过扩散进入黏液层，二是要转运通过黏膜层。而微粒通过黏液扩散到达肠上皮吸收细胞，以及肠上皮细胞后转运行为，很大程度依赖于微粒的制剂特性（粒径、表面电荷、形状等）。

大分子物质或微粒可以在胃肠道一些特定部位穿过黏膜层而进入体循环，如在微绒毛的顶端、肠细胞间隙，或一些基底侧含有肠系淋巴结的肠上皮组织中。尽管有部分微粒可以通过细胞间隙吸收至体循环，但微粒的主要吸收机制涉及细胞通路途径，包括内吞作用和淋巴渗漏（淋巴转运）。因此，微粒的粒径、表面电荷、形状、机械强度、黏附性、降解/消化性及表面工程化是影响到微粒的转运速度和方式的主要因素（图 9-2）。

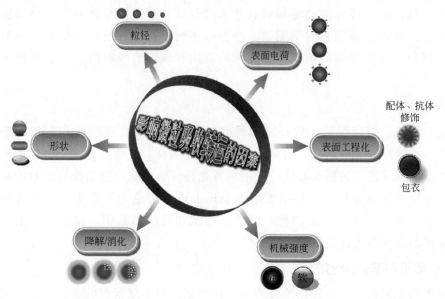

图 9-2　影响微粒吸收和转运的因素

扫码看彩图

一、粒径

微粒对吸收和转运的影响体现在两个方面，一是黏液层扩散，二是细胞内化。微粒只有顺利通过黏液层，才能达到吸收上皮，通过一定的内化机制进入细胞。微粒通过黏液层主要借助于扩散作用。其中，影响微粒在黏液层扩散的因素则是微粒的粒径及其表面性质，包括所带电荷和表面疏水性。对纳米粒扩散通过黏液层到达肠细胞表面速率影响的研究表明，粒径为 14 nm 的乳胶微粒可以渗透通过人工黏液屏障，2 min 内可到达肠细胞，粒径为 415 nm 的微粒则需要 30 min 时间来完成相同的扩散行程，对毫米级颗粒而言则不能迁移通过这个黏膜屏障。这些研究表明微粒粒径和微粒的表面属性对于微粒扩散透过黏液层很重要。只有透过黏液层，微粒才能被内化吸收，种种迹象表明除了表面电荷以外，影响微粒吸收和转运的主要因素是其粒径。

粒径是影响细胞内化机制的一个重要的相关因素。在与细胞的相互作用中，不同大小的微粒可能触发不同的细胞内化机制。小于 60 nm 的微粒可通过小窝蛋白介导的内吞机制被细胞摄取，因为这种内吞机制对微粒的尺寸要求较高；而粒径在 200 nm 左右的微粒，则主要通过网格蛋白介导的内吞作用被细胞内化。在细胞摄取大于 1 μm 的颗粒过程中，多数会触发大胞饮的内吞机制。吞噬作用则对纳米材料的尺寸没有特定的要求，但小粒径的粒子更容易逃脱巨噬细胞的吞噬。

粒径作为决定微粒性能的重要参数之一，其内化机制是微粒给药系统研究需要考虑的一个重要方面。理论上，微粒的粒径与细胞摄取之间应呈显著的负相关。尺寸较小的微粒具有更大的比表面积，可更大概率地与细胞膜接触并发生相互作用。因此，微粒尺寸的减小可导致与细胞膜的相互作用和结合的概率增加，从而提高细胞对微粒的摄取量。但是，一方面，由于不同微粒的尺寸变化对于细胞摄取量存在非线性关系；另一方面，不同细胞在摄取微粒时对尺寸的要求也有所不同，所以在同一摄取机制下很难给出一个准确的粒径范围。以金纳米粒为例，随着金纳米颗粒的粒径增大，细胞对其的摄取量先增加后减少。细胞对尺寸为 50 nm 的金纳米颗粒摄取量最大，之后随粒径的增大而减少。不同尺寸纳米颗粒的内吞机制存在差异，同样地同一机制下尺寸变化引起的纳米颗粒细胞吞噬量也可能不尽相同，所以也很难找出一个最佳的高摄取尺寸范围。

纳米颗粒尺寸因素引起的细胞内吞的差异，可能与纳米粒在细胞膜表面的吸附能力及细胞膜上不同受体对不同尺寸的纳米颗粒响应不同有关。

微粒除可以通过细胞通路途径进入细胞之外，还可以通过细胞旁路转运。相对细胞通路途径而言，细胞旁路途径对于微粒吸收不是常规途径。实验证明，粒径较小的亲水性分子只能通过组织间隙的途径被吸收，而人体空肠细胞间隙的孔径约为 0.8 nm，回肠和结肠约为 0.3 nm，这意味着通过细胞间隙并不是微粒吸收的主要途径，除非细胞间隙紧密连接被暂时打开，才会引起微粒经细胞旁路内流进入微循环。

二、表面电荷

表面电荷对微粒的吸收和转运也有重要影响，它直接关系到微粒与生理组织和细胞的相互作用。大量研究表明表面电荷对纳米粒注射给药后的生物命运产生实质影响。在口服和局部给药方面，表面电荷对微粒的吸收和转运也存在较大影响，然而这种影响是较为复杂的，因为微粒的表面电荷不仅影响到它们与黏膜和吸收上皮之间的相互作用，也影响到它们与转运细胞间的相互作用及转运途径。细胞膜表面带有负电荷，通常来说表面带有正电荷的微粒更容易与细胞接触和被摄取，但实际情况往往更为复杂。荷正电粒子更容易与细胞接触只是细胞层面的，微粒还需突破黏膜屏障才能与细胞接触。一些研究表明，纳米范围的阳离子染料微粒可被负电性的黏液所捕获，而带负电的羧化荧光乳胶纳米粒则能顺利扩散通过黏液层，微粒表面电荷对黏附和扩散具有双重作用。可以通过表面工程化，制备相应的电中性、正电性和负电性微粒载体，以克服某些不利因素。Du 等制备了三种不同电荷的聚合物纳米粒，研究发现表面正电性既能够在体外协助纳米粒被 Caco-2 细胞摄取，又能够在体内促进纳米粒跨肠上皮转运。荷正电的纳米粒显示出较优的肠道分布，显著促进了荷载药物的口服吸收。而 Yu 等的研究则揭示出微粒的荷电性与吸收转运间存在复杂的相互关系，他们制备了不同电荷的固态脂质纳米粒（SLNs），观察了 SLNs 的荷电性对口服药物吸收和转运的影响。运用荧光生物成像技术区分了不同荷电性纳米粒的体内外脂解性，发现负电性脂质纳米粒脂解速率最慢，正电性脂质纳米粒脂解速率最快。离体成像显示未修饰 SLNs 存在口服吸收限制，而荷电性 SLNs 则能通过纳米粒整体吸收形式有效提高药物口服吸收，而以电中性脂质载体的促吸收效率最高（非整体吸收），负电性脂质载体尽管不利于向肠上皮顶端黏液层渗透，但相较于正电性脂质载体其促吸收效应仍然较显著。其可能原因在于，电中性脂质纳米粒具有较好的黏液层渗透性，负电性脂质纳米粒具有较强的淋巴转运倾向性，而正电性脂质纳米粒由于较快的脂解和较强的黏液结合性而被嵌入和滞留在黏液层，不能进一步向肠道内皮层转运，导致吸收不利。因而，电荷对微粒的吸收和转运影响是多方面和多层次的，应综合性地理解和分析。

微粒载体大致可分为有机载体（高分子聚合物载体和低分子脂质载体）、无机载体（硅纳米粒、碳纳米粒、金属纳米粒等）和有机无机结合载体（金属有机骨架 MOFs），但作为口服药物传递载体的大多是有机载体，以脂质载体为主。微粒载体口服后在胃肠道内存在脂解、解聚或结构转换等生理变化，也存在肠上皮细胞前（pre-enterocyte）和肠上皮细胞后（post-enterocyte）行为。电荷不仅影响微粒在胃肠道内的肠上皮细胞前生理行为（降解、结构转变等），也影响微粒的肠上皮细胞后行为。通常情况下，阳性粒子更容易被消化酶结合而发生降解，而肠上皮顶端黏液层为负电性，这使得阳性粒子更易于被捕获和滞留，能够延长药物在胃肠道中的转运时间。同时，这种强的黏液层结合性又使得荷正电性粒子不能与吸收上皮有效结合，导致吸收效率下降。中性粒子则克服了被黏液层滞留的问题，同时细胞毒性也较低，因而更容易被上皮细胞摄取并转运至体循环。负电性粒子转运至肠上皮细胞前，需克服黏液层的阻滞作用，只有渗透进入黏液层才能被继续转运至肠内皮下的毛细血管或毛细淋巴管。一些研究表明，负电性粒子转运进入肠系淋巴管的概率更大。总的来说，电荷对微粒吸收和转运的影响可以从三个层面分析：①微粒在生理条件下的稳定性；②对细胞摄取的影响；③对转运途径的影响。荷正电微粒载体易降解、毒性大，但易与细胞结合和被摄取；荷负电微粒载体肠道滞留时间短，淋巴转运倾向性高，但也有研究表明荷正电粒子淋巴转运能力更强一些；电中性微粒载体在胃肠道中受影响因素较少，在吸收和转运方面体内变异小。表面电荷对微粒的吸收和转运起到引发剂的作用，它能够左右粒子的体内行为和吸收方式。结合微粒体内生理命运和转运特性，电荷反转型微粒载体在不同转运阶段能够呈现不同电荷形态，这或许在口服药物传递方面更有应用前景。

就微粒电荷与其细胞生物学行为而言，表面带有正电荷的微粒更容易被细胞摄取，且摄取量随正电荷量的增加而提高，而表面带负电荷的微粒则会出现电荷互斥现象，导致细胞摄取受限。微粒表面的正电荷可刺激细胞膜网格蛋白内陷，形成内陷小体，使其以网格蛋白介导的内吞方式进入细胞，也有很少一部分表面带正电荷的纳米材料可以通过大胞饮的方式被细胞摄取。网格蛋白介导的内吞和大饱饮是阳离子载体的主要内化机制，而阴离子载体多以小窝蛋白介导的内吞机制进入细胞，如表面负电性的多柔比星脂质体和胶束。

三、形状

微粒的形状是其物理特性之一，与粒径一样，微粒的形状也是影响细胞摄取的一个重要因素。微粒载体大致可分为球状载体和非球状载体。球状载体呈球形，非球状载体可为棒状、管状、碟状、片状、针状等。遵循能量最小化原则，有机载体多为自组装球状载体。当然，也有一些有机载体为非球状载体，如环肽纳米管、纳米碟、脂质层状和柱状液晶等。常用的药物传递载体大多为球状有机载体，非球状载体常见于无机载体，如硅纳米载体和碳纳米载体。微粒的形状对其体内吸收和转运有较大影响，尤其是无机载体。球状载体的运动和扩散仅与扩散介质黏度和粒径有关，而非球状载体不仅影响微粒在肠道中的移动性，也影响其与细胞的相互作用和渗透性。甚至有实验证明，在巨噬细胞的吞噬作用中，决定因素是微粒初始附着在巨噬细胞时接触点的形状，而非微粒的尺寸。

在尺寸小于 100 nm 的纳米颗粒相关摄取研究中，球形纳米颗粒的内吞效率高于棒状纳米颗粒。对于尺寸小于 100 nm 的棒状纳米颗粒，随着纳米棒的长径比的增大，其相应的细胞内吞量是降低的。在尺寸大于 100 nm 的颗粒中，棒状纳米颗粒的内吞效率最高，随后依次是球形纳米颗粒、柱状纳米颗粒和立方体纳米颗粒。近年来，有研究表明有些非球状微粒更容易被上皮细胞摄取，在促进药物吸收方面优于传统球状载体。例如，实验证明细胞在摄取针状纳米材料时，要比摄取球状纳米材料更容易。因为除了细胞的主动内吞，针状纳米材料可能会直接穿过细胞膜而进入细胞，这就使得细胞对其摄取量显著增加，从而获得更好的药物传递作用。为了比较不同形状纳米粒对细胞摄取和跨膜转运的影响，Banerjee 等制备了球状、棒状和碟状纳米粒，利用肠上皮细胞共培养模型观察了三种不同形状纳米粒的细胞摄取和跨上皮细胞转运。他们发现棒状纳米粒具有更高的细胞摄取性，而这种高摄取性与纳米粒表面修饰配基无关。棒状纳米粒跨上皮透过性上也优于球状和碟状纳米粒。在另一项研究中，Zhao等设计了不同形态的介孔硅纳米粒（长棒状、短棒状和球状），系统研究了三种不同形状介孔硅纳米粒口服给药后的体内行为。研究表明相对于球状纳米粒，棒状纳米粒在胃肠道中有更长的滞留时间。在组织水平上，球状纳米粒口服给药后主要被肝和肾摄取，而长棒状纳米粒展示出一定的克服网状内皮系统捕获而被机体快速清除的能力，相较于短棒状纳米粒和球状纳米粒的体循环时间更长。在肾排泄方面，球状纳米粒比棒状纳米粒消除更快。在体内降解方面，短棒状纳米粒比长棒状纳米粒和球状纳米粒降解更快。药动学研究也显示长棒状介孔硅纳米粒能更有效地提高模型药物尼莫地平的口服生物利用度。这些发现表明纳米粒形状不仅影响微粒的体内处置，也极大地影响着微粒的体内消除。目前，大多数研究集中在球形纳米颗粒上，而非球形纳米颗粒与细胞的相互作用则更为复杂，需深入研究揭示其规律性。

微粒形状对其吸收和转运的影响可从细胞层面和组织层面两方面分析。不同形状的微粒其比表面积有很大差异性，与细胞的接触面也有所不同。理论上，球状纳米粒与细胞接触点较小，而棒状和碟状纳米粒可以更有效地与细胞接触，这就增加了被摄取的可能性。但在一些文献报道中，也常出现球状纳米粒细胞摄取更高的现象。这可能与所使用的载体类型和材料及研究所用的细胞类型有关，不可一概而论。在组织层面上，有些研究表明棒状结构纳米粒比球状结构纳米粒具有更强的肠上皮微绒毛渗透能力，导致了其在肠道中的滞留时间延长。球状粒子移动速率更快，其纵向移动能力更强；而非球状纳米粒子在横向移动上更具优势。微粒形状可以影响其移动的方向和速率，这是导致不同形状微粒体内命运差异较大的重要原因。有人提出剪切流旋转扩散理论来解释这种现象，他们认为黏膜表面的黏液层形似交织网络，可以有效截流非规则纳米粒子，使之能深入渗透至黏膜层。对于口服药物传递而言，微粒形状与肠上皮细胞摄取和肠黏膜渗透间的相互关系是影响微粒载体口服吸收和转运的内在因素。对血管内药物传递而言，微粒形状主要影响其组织渗透性、细胞结合性和代谢消除。基于形态变化的微粒给药系统设计或许是改善药物体内药动学的一种行之有效的手段。

四、机械强度

微粒的机械强度是指粒子的刚性和柔性。微粒的机械强度不仅影响到微粒的物理稳定性，也影响到微粒的生物降解性和转运特性。刚性粒子多涉及无机载体及固态高分子材料制备的微粒，尽管无机载体的生物相容性和体内消除安全性存在较大的争议，但不乏大量无机载体应用于动物和人体进行药物传递。柔性粒子相对安全且细胞摄取性更好，因此应用也更为广泛。微粒从机械强度上大致可划分为固态、半固态和液态粒子，取决于使用的载体材料。在体温下呈固态的微粒机械强度高，呈液态的微粒机械强度相对较低，也有一些微粒在室温或体温下呈半固态（如液晶微粒）。固态微粒包括绝大多数无机载体（如硅纳米粒、碳纳米粒、金纳米粒等）和近年来应用广泛的固态脂质纳米粒、聚合物纳米粒、聚合物-脂质混合纳米粒、聚合物胶束等。半固态微粒涉及脂质体、纳米结构脂质载体、脂质液晶纳米粒等。液态微粒则包括微乳、纳米乳、亚微乳等。同一种模型药物，使用不同的药物载体，其体内药动学呈现显著变化，除粒径、Zeta电位和形状因素外，影响药物吸收和转运的重要因素是其机械强度。

微粒机械强度对药物吸收和转运的影响与它和细胞间的相互作用及其生理稳定性有关。微粒的摄取是通过细胞的膜动转运完成的，不同刚性的粒子其膜动转运形式不同，如液态粒子可以通过胞饮作用进入细胞，而固态粒子只能以胞吞作用进入细胞。胞饮和胞吞哪种转运速率更快、效率更高，目前尚无定论。由于不同载体间其制剂特性存在很大差异性，也很难进行对比研究。理论上，刚性粒子具有更强的组织渗透性，而柔性粒子则具有更强的细胞膜融合性。所以，不能通过微粒的机械强度简单判断其体内吸收和转运能力。一些研究表明，刚性粒子相对柔性粒子细胞摄取效率更高。例如，Sun 等研究发现界面含水量较少的硬核壳纳米粒比界面含水量较多的软纳米粒更容易进入 HeLa 细胞，体外模拟实验揭示这是由于"软"纳米粒容易变形，在能量上不利于细胞摄取。基于不同刚性 PEG 凝胶纳米粒研究也揭示纳米粒刚性对细胞摄取有较大影响，硬纳米粒比软纳米粒在 J774 巨噬细胞和 bEnd.3 内皮细胞上显示出更高的细胞摄取率。同样，Palomba 等的研究也表明，硬纳米粒摄取水平显著高于软纳米粒，在骨髓衍生化的单核细胞上硬纳米粒的细胞摄取是软纳米粒 5 倍。这种现象被认为是由于软纳米粒与细胞膜之间具有较短的相互作用时间，因而降低了被细胞识别和摄取的可能性。不同的细胞摄取水平，也导致软硬纳米粒在机体内生物分布上的显著差异。不同弹性模量的 PEG 凝胶纳米粒注射给药后，尽管在注射后期软硬纳米粒血中浓度差异性不大，但在起初几个小时内软纳米粒在血液中浓度比硬纳米粒高出许多。在注射后 30 min，软纳米粒子在肾、心、肺和脑中有更高的蓄积。这跟软硬纳米粒的系统循环时间不同有关，软纳米粒子细胞摄取速率没有硬纳米粒子快，在血液中循环时间较长，增加了被血流量丰富和具有网状内皮系统器官捕获的概率。当然，随着循环时间的延长，这种血液暴露量的差异逐渐减小。Christensen 等也发现由基于二甲基双十八烷基铵制备的较刚性的脂质体肌内注射后，在注射部位比基于二甲基二油酰铵制备的柔性脂质体滞留时间更长，导致刚性脂质体延迟扩散。这也跟软硬纳米粒子的细胞摄取性有关，软性纳米粒子细胞摄取慢，易于向四周毛细血管中扩散转运，导致在注射部位滞留时间较短。就口服给药而言，微粒的机械强度不仅影响其黏液层扩散，也显著影响其肠上皮细胞的吸收。Yu 等制备了不同相变温度（T_m）的脂质体，体外考察了它们在生理凝胶中的扩散行为，发现在室温下具有相变行为的脂质体黏液扩散能力最佳，而在体温下具有相变行为的脂质体在黏液分泌型上皮模型中细胞摄取最高。分子动态模拟和超分辨显微镜揭露具有室温相变的纳米囊泡在生理凝胶中扩散最快与囊泡的形变有关，这种低相变温度的纳米囊泡当发生相变时从球形变为椭圆形。而在体温下具有相变特性的纳米囊泡吸收性最好，这与血管内给药和肌内给药又有所不同。

微粒的机械强度与所使用的材料有关，不同材料制备的微粒呈现不同的物态。同一材料很难制备出不同刚性的纳米粒，所以很难比较同质不同强度的微粒的细胞生物学行为，但可以采用同一模型药物进行不同机械强度载体间的对比研究，以获得一些有价值的信息，从而推断微粒的机械强度对荷载药物吸收和转运的影响。例如，Wang 等制备了不同机械强度的载环孢素 A 的纳米药物载体，即 PLGA 纳米粒、纳米结构脂质载体（NLCs）和自微乳（SMEDDS），同时比较了三种纳米载体对环孢素 A 的口服吸收影响。除了粒径有所不同，三种纳米载体包封率和 Zeta 电位无显著差异性，但机械强度上存在很大不同，PLGA 纳米粒为固态刚性微粒，NLCs 为半固态微粒，而 SMEDDS 则为液态微粒。比格犬灌胃给药后，NLCs 和 SMEDDS 导致了较高的生物利用度，相对于市售制剂新山地明（Sandimmun Neoral®）为 111.8% 和 73.6%，而 PLGA 纳米粒仅导致 22.7% 的相对生物利用度。这与前面讨论的系统给药案例中的刚性纳米粒更容易被细胞摄取存在矛盾的地方。所以，微粒的机械强度对吸收和转运的影响在不同给药途径中需具体事物具体分析，不能一概而论。关于微粒机械强度对吸收和转运的影响需要在同质材料和相同给药途径中进行比较研究，以揭示其规律性。

五、降解/消化性

微粒的生理稳定性与其细胞摄取和转运有直接联系。微粒的生理稳定性体现在两个方面：一是其生物降解性，二是其消化性。降解性和消化性是不同的概念，降解可以发生在胃肠道内，也可以发生在系统循环内，而消化主要发生在胃肠道内。另外，降解和消化的速率也有所不同，通常降解是一个比较慢的生物化学过程，而消化一般发生的速率比较快。无论是降解还是消化都对微粒的细胞生物学行为产生很大影响。缓慢降解会导致微粒粒径下降和表面拓扑结构发生变化，进而影响到微粒的摄取和转运。而消化会导致微粒结构的塌陷和瓦解，势必也影响其吸收和转运。除了生物可降解和可消化的微粒，常使用的药物传递载体也包括生物不降解、慢消化性和非消化性载体，如常见的无机载体（硅纳米粒、碳纳米粒、金属纳米粒等）大多是生物不降解的，而高分子聚合物纳米粒大多呈现低消化和慢降解性。不同降解/消化性质的微粒将表现出不同的细胞摄取性和生物命运。

就口服给药而言，微粒的快速消化将会导致荷载药物在胃肠道内析出重结晶，随后的细胞生物学行为也随之消失，这对一些药物吸收是非常不利的。但也有一些特例，有些快速消化的微粒可以在肠道内重组成体积更小的纳米胶束或囊泡，重新将析出的药物包封，这类微粒的细胞生物学行为取决于消化重组的微粒性质，如食源性甘油三酯在胃肠道内脂解后形成的混合胶束可以有效促进脂溶性药物的胃肠道吸收。微粒的消化性对药物吸收的影响与荷载药物的性质有关，一般高脂溶性药物在脂质载体消化后可以重新载入重组后的胶束或囊泡内，对药物吸收的影响较小，而弱亲水性药物或两疏性药物则不能重新包封进入消化形成的纳米结构中，药物的吸收将受到极大限制。Yu等制备了三种不同脂解性质的固态脂质纳米粒（酯酶抑制剂嵌入纳米粒、PEG包衣纳米粒和普通纳米粒），利用水淬灭荧光探针技术观察了降低脂解速率对脂质纳米粒口服吸收的影响。研究发现降低脂解速率可以显著提高固态脂质纳米粒的口服整体吸收，说明纳米结构的完整性对促进药物通过纳米粒整体形式吸收有重要贡献。这个研究也发现，PEG包衣也能降低固态脂质纳米粒的胃肠道脂解，但不如使用酯酶抑制剂的效果好。PEG包衣脂质纳米粒胃肠道滞留时间和肝摄取率优于普通固态脂质纳米粒，但弱于载有酯酶抑制剂固态脂质纳米粒。这些事实说明，微粒可以被肠上皮细胞整体摄取和转运，而微粒消化后则不发生细胞生物学行为。除了易消化的低分子甘油三酯形成的脂质纳米粒和可降解但不消化的聚合物纳米粒（如PLGA纳米粒），还有一种常用的微粒载体——聚合物-脂质混合纳米粒。这种纳米粒在胃肠道中有一定的稳定性，但可以消化释放药物。Li等制备了甘油三酯和磷脂嵌入的混合脂质纳米粒，观察了它们的细胞内转运机制和对模型药物沙奎那韦口服吸收的影响。不同脂质组成的混合纳米粒表现出不同的细胞生物学行为，基于甘油三酯的混合脂质纳米粒在Caco-2细胞上的内吞作用下降，而胞吐作用增加；基于磷脂的混合脂质纳米粒内吞作用下降，但胞吐作用不受影响。小窝蛋白/脂筏依赖内吞、网格蛋白介导的内吞和大胞饮是含甘油三酯的混合脂质纳米粒的基本摄取方式，而含磷脂的混合脂质纳米粒则主要依赖小窝蛋白/脂筏依赖内吞作用向细胞内转运。与可消化性纳米乳处方相比较，这类半消化性纳米粒对促进沙奎那韦口服吸收不具有优势，纳米乳更能促进模型药物的吸收。这可能与混合脂质纳米粒不易被转吞有关。另一个有趣的现象是，游离型人源血浆白蛋白和白蛋白纳米粒都可被肠上皮细胞转运吸收，但摄取机制不同。游离型白蛋白通过Fc受体转运吸收，而白蛋白纳米粒是通过一些特殊机制。白蛋白纳米粒的跨上皮细胞转运能力比分子型白蛋白更强。白蛋白在胃肠道易被消化，形成纳米粒后可减缓消化行为，这也间接说明消化和降解能影响微粒的细胞生物学行为及药物吸收。

对于系统给药，微粒不发生消化，但会发生降解。生物降解性是微粒给药系统安全性的一个重要保障。大部分微粒给药系统血管内给药后，很快被血中调理素调理化，然后被巨噬细胞所吞噬和消解，这是机体自我防御的表现。非降解微粒在循环系统中长时间滞留，会导致体内蓄积，产生慢性毒性。非降解微粒大多是无机载体，体积较小的微粒部分经肾排泄，而较大的微粒只能从胆汁排泄，但这些微粒必须能够被转吞和外排。虽然微粒的生物降解性和其细胞生物学行为没有直接的联系，但是一些生物慢降解材料制备的纳米粒在体内滞留时间并不长。例如，常用的生物可降解材料 PLGA 体内生物降解时间高达一个月以上，但由 PLGA 制备的载药纳米粒体内半衰期通常不超过 24 h。理论上，微粒刚性越强，越容易被机体识别为外源性危险粒子，更容易被免疫细胞识别和被巨噬细胞消除。亲水性材料如 PEG、白蛋白、司盘 80 修饰可显著延长 PLGA 纳米粒在体内的滞留时间。因此，就血管内给药而言，微粒的可降解性对其细胞生物学行为影响较小，而其表面性质是决定其细胞生物学行为的主要因素。

六、表面工程化

微粒的表面工程化是对微粒表面做技术处理，以改变微粒表面特性获得特殊性能的制剂工程，涉及表面修饰和包衣两个方面。除了微粒固有的特性如粒径和形状，微粒的 Zeta 电位、拓扑结构和机械强度则可以通过对微粒进行表面修饰和包衣改造升级，使之更适合于药物传递。微粒的表面修饰主要涉及配体和抗体的偶合，配体和抗体将显著改变微粒的细胞生物学行为，而包衣如 PEG 化、亲水材料修饰将会显著改变微粒的体内药动学。近年来，各种表面工程化技术逐渐应用到微粒的结构优化上，如 PEG 化结合配体、抗体修饰技术。药物或活性化合物载入微粒后，其体内药动学和药效学将会发生很大程度的改变，这可归因于活性物质的理化性质被微粒所掩盖和隐匿，其体内药动学行为取决于微粒的动力学行为。同样地，微粒的表面工程化也会导致微粒细胞生物学行为改变和血液动力学行为变化。配体、抗体修饰和包衣导致微粒表面性质发生改变，其细胞生物学行为与所使用的配体、抗体和包衣材料的性质有关，而微粒本身的理化性质将退居次要地位，正如不同类型纳米载体经叶酸修饰后，均表现出增强的癌细胞摄取和内化一样。通常情况下，微粒固有理化性质对药物释放及其细胞内行为起关键性作用，而微粒表面性质决定了其与细胞的相互作用和体内转运行为。配体和抗体可以和细胞表面受体特异性结合，触发特殊的膜动转运，这种转运在效率上和方式上显著不同于非修饰微粒。可用于微粒表面工程化的配体种类很多，常用的包括维生素类配体如叶酸、生物素和维生素 B_{12}，糖类配体如半乳糖、甘露糖等，脂肪酸和胆酸（盐）类配体，转铁蛋白，凝集素，寡肽类配体等。可使用的抗体则更多，取决于疾病的种类和细胞表面受体过表达情况。基于不同类型的疾病，可利用特异性抗体对微粒进行修饰，改变微粒的细胞生物学行为实现药物靶向递送。微粒表面包衣有三个方面的作用：①改变微粒的结构特性，实现药物的缓控释；②改善微粒的亲水性，优化载体的体内滞留时间；③改变微粒的生物黏附性，提高微粒的黏膜黏附性和渗透性。亲水性表面活性剂（泊洛沙姆、聚山梨酯 80 等）、PEG 类材料、壳聚糖、卡波姆、聚丙烯酸酯、纤维素衍生物等常用来修饰和包衣微粒载体。无论是口服还是注射给药，表面工程化对微粒的细胞生物学行为都将产生不同影响，进而影响其体内吸收和转运。

配体抗体修饰对微粒细胞生物学行为的影响可在平行条件下对修饰载体和非修饰载体进行对比研究。例如，半乳糖修饰的聚合物纳米粒相对于普通聚合物纳米粒，展示出更高的细胞摄取和肠上皮亲和性，可有效促进伊马替尼口服吸收。半乳糖配基的加入改变了 PLGA 纳米粒的细胞摄取机制，半乳糖化聚合物纳米粒可通过网格蛋白介导的内吞、非特异性小窝蛋白介导的内吞和 SGLT1 介导的转运进入细胞，而普通聚合物纳米粒仅有网格蛋白介导的内吞参与其细胞摄取。包衣对微粒的细胞生物学亦会产生影响，Zhu 等利用熔融-水化法制备了雷公藤红素药质体，并利用原位还原技术将硒层积于药质体上，实现微粒的硒包衣。研究发现，硒包衣尽管减缓了药物释放，但也导致 Caco-2 细胞摄取降低，这与硒的层积有很大关系，药质体表面结构的改变影响了其与细胞的亲和性。除了配体修饰和包衣，微粒的生物黏附性也对其细胞生物学行为产生较大影响。生物黏附不仅可以延长微粒在胃肠道内的转运时间，也可以影响上皮细胞间紧密连接的功能。壳聚糖等阳离子型聚合物可通过正负电荷的相互吸引作用而对胃肠道黏液层表现出较强的黏附性能。植物凝集素、巯基化合物、丙烯酸类聚合物、黏蛋白等也表现出较强的黏膜黏附性。微粒的生物黏附性增加了微粒透过黏液层的概率，到达上皮细胞的黏附微粒也能作用于细胞，从而引起细胞的生理变化，诱发微粒内化或经细胞旁路转运。例如，P-糖蛋白外排泵底物紫杉醇口服不易吸收，但由壳聚糖衍生物制备的紫杉醇纳米粒可同时通过细胞通路和细胞旁路途径被摄取和吸收，这种生物黏附性的纳米粒可以穿透黏液层到达上皮细胞被摄取，并通过暂时开放细胞间紧密连接，渗入细胞间隙。

配体抗体修饰微粒给药系统在系统给药中的应用更为广泛，配体抗体修饰微粒给药系常被称为靶向给药系统。靶向给药系统，系利用载体将药物选择性地富集于病灶或体内特定部位的给药体系。靶向药物递送的实现很大程度上依赖于微粒表面的配体或靶头，荷载药物体内生物分布的差异性表面上是由微粒在循环系统中的动力学不同引起的，实质上是由微粒在循环系统中的细胞生物学行为决定的。微粒与血管上皮细胞的亲和性和内化速率决定了微粒在体循环中的滞留时间和向外周组织和器官的扩散方向和渗透速率。微粒在病灶和组织器官的富集跟微粒与该部位细胞的相互作用密切相关，微粒与某组织或器官的细胞亲和性高，可被摄取和转运，则微粒在此部位蓄积和滞留就会增加。微粒的表面工程化即是在微粒表面偶合配体、抗体或覆被其他功能配基，赋予微粒特殊的细胞生物学行为，使其能够选择性递送活性物质。表面修饰和包衣也可以同时进行，配体和抗体也不限用于一种或两种，可以多策略组合使用，赋予微粒更多功能性。近年来，配体修饰和仿生包衣策略越来越多地应用到微粒给药系统中以实现药物特异性传递，如配体修饰的红细胞膜包衣药物纳米晶用于胶质瘤靶向递送，癌细胞膜伪装的仿生纳米粒用于同源靶向治疗。基于表面工程化的微粒给药系统设计充分利用了细胞生物学原理，可通过微粒与细胞的特异性相互作用促进治疗药物的摄取和转运。

第六节　微粒的体内命运

微粒的体内命运涉及微粒在体内的消化、降解、解聚、重组、消除等生理生化过程（图 9-3）。微粒的体内命运与给药途径密切相关，不同给药途径的微粒其体内生物命运有所不同。本章主要讨论口服和血管内给药的微粒体内命运，这两种给药途径是最具代表性的给药途径，涵盖了绝大多数药物的给药方式。消化和降解是指组成微粒的载体材料在体内酶的作用下发生生物转化的过程，消化多是指大颗粒被分解为小颗粒或转化为小分子物质的过程，而降解既可以是指小分子的分解，也可以是高分子聚合物分子链变短、分子量减小的过程。解聚和重组涉及分子聚集体（微粒）的解离和聚合，这也是微粒在体内经常会发生的生理现象。消除是指微粒的代谢和排泄过程，涉及两个层面的含义，一是指微粒从大变小、从有到无的分解或解离过程，二是指微粒以整体形式从体内排出。上述几种体内过程是微粒给药后在体内可能会发生的主要生理命运。

用于口服给药的微粒制剂尽管上市品种不多，但也有相关产品在临床上使用，代表性的产品是自微乳软胶囊，如已上市应用多年的环孢素软胶囊（新山地明）。口服微粒给药系统以脂质处方为主，常用的有乳剂（普通乳剂、微/纳米乳）、固态脂质纳米粒、纳米结构脂质载体、脂质体、混合胶束等，其显著特点是易发生胃肠道脂解。脂解是一种发生在分子层面上的消化过程，是组成脂质微粒的载体材料在消化道酶的作用下被分解为相应产物的过程（如甘油三酯被胰脂肪酶降解为甘油二酯和脂肪酸，磷脂被水解为甘油磷酸和胆碱）。微粒在胃肠道的消化和降解对其

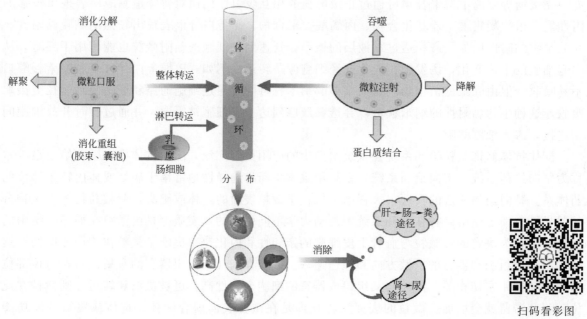

图 9-3　微粒的体内命运

扫码看彩图

本身及其荷载的药物的吸收有深刻影响。以脂质纳米粒为例，其在肠道内的吸收经历多个生理处置过程，涉及肠上皮细胞前行为和肠上皮细胞后行为，肠上皮细胞前行为包括脂解、胶束化和跨上皮细胞转运，肠上皮细胞后行为包括上皮细胞内重组为乳糜微粒、毛细血管和淋巴管选择性转运等。脂质微粒的消化发起于胃内，胃脂肪酶大概可使 25% 的脂质发生消化。脂质微粒的消化在小肠内进一步加剧，在胰脂肪酶的作用下，可导致 50%～70% 脂质发生脂解。除了脂肪酶，还有羧酸酯酶参与了脂质的消化过程。脂解一般发生在微粒的表面，脂解生成的极性产物可在体内胆盐、磷脂的协助下及时自组装形成混合胶束或囊泡。这种重组的表面亲水性较强的胶束或囊泡容易渗透通过肠上皮顶端不流动水层（unstirred water layer），为后续的跨上皮细胞吸收创造了有利条件。当重组的胶束或囊泡被摄取进入肠上皮细胞，这些脂质消化产物可再次被酯化为甘油三酯，然后在细胞的滑面内质网上和磷脂、胆固醇及载脂蛋白重组为乳糜微粒。乳糜微粒可从上皮细胞基底侧外排进入细胞间隙。由于乳糜微粒尺寸较大，不易透过毛细血管壁，而更易进入中央乳糜管，随后转运至与乳糜管相连的毛细淋巴管，最后经淋巴管进入体循环。大部分以脂质为基础的口服脂质微粒都将经历上述生理过程，而脂质微粒消化后的制剂特性也会影响其后的细胞生物学行为，取决于制备微粒所使用的载体材料。对于不降解材料或聚合物、生物可降解但不消化的聚合物制备的微粒，其口服后胃肠道命运则应区别对待，其体内命运主要涉及生物黏附性、黏膜渗透性和细胞相互作用。除此之外，还有一些 pH 依赖性载体材料制备的微粒如壳聚糖纳米粒，其体内命运相对较为简单，在胃内低 pH 环境下即已发生溶解和解聚，这类纳米粒在进入十二指肠后微粒形态将不复存在。

尽管大部分脂质微粒口服给药后被消化，但仍有一部分粒子可以通过整体纳米粒形式被吸收和转运至体循环。微粒口服给药后能否以粒子形式完整吸收已经被证实，生物成像技术已经能证实纳米粒可以被肠道上皮完整吸收并转运至体循环。微粒给药系统在血液循环中的命运与在胃肠道中的命运截然不同，在胃肠道中消化降解、黏膜渗透和跨上皮转运是微粒主要经历的生物处置过程，而微粒系统给药后，在血液中随循环不断分布，会受到更多因素的影响，可与血液中的免疫细胞、调理因子、血浆蛋白、结合酶等发生相互作用，从而影响微粒的体内命运。

根据载体的形态和类型，微粒给药系统可分为微球、微囊、脂质体、纳米粒、纳米囊、纳米凝胶、胶束、乳剂等。由于人体特殊的组织构造和生理作用，能将这些微粒分散体系进行有效筛分，可选择地将一些结构和尺寸合适的粒子富集于机体某个器官或部位，微粒载体不仅能够保护药物免遭代谢失活，而且可以将所荷载药物输送到特定部位，发挥更强的疗效。研究表明 7 ～ 12 μm 的微粒可被肺泡机械截流而摄取；大于 12 μm 的微粒可被阻滞于毛细血管床而到达肝、肾及荷瘤器官中。0.1 ～ 0.2 μm 的微粒注射给药后，很快被网状内皮系统的巨噬细胞从血液中清除，最终到达肝细胞溶酶体中。50 ～ 100 nm 的微粒则能进入肝实质细胞中；小于 50 nm 的微粒能透过肝脏内皮细胞，或通过淋巴转运到达脾和骨髓。这种微粒在体内选择性富集或被摄取主要是物理层面的（机械式渗透和截留），但微粒的组织分布特征不仅与粒径有关，还取决于载体表面电荷、疏水性和附着分子（细胞和组织亲和性）。近年来研究发现，粒径小于 200 nm 的纳米载体，被单核巨噬细胞摄取的机会大大降低，即使被摄入单核吞噬细胞系统，其通过毛细血管孔隙逃逸重新进入体循环的机会也大大增加。除了巨噬细胞的吞噬作用外，微粒还会和血液中的一些蛋白质发生相互作用。例如，脂质体静脉注射后可至少与两种血浆蛋白发生作用，一种是血液中的调理蛋白或称调理素（opsonin），它可吸附到脂质体表面，并在其介导下进一步被单核吞噬细胞系统的巨噬细胞以及体内的单核巨噬细胞吞噬；另一种是高密度脂蛋白，它能够与脂质体双分子层上的磷脂分子发生相互作用，导致脂质体磷脂双分子层不同程度的破坏，一方面引起脂质体内包封的药物的释放，另一方面在调理素的介导下，被单核吞噬细胞系统摄取。利用载药微粒的特性，可改变药物原有的体内分布特性，从而实现药物的增效减毒。

微粒在体循环作用下不断向外周组织和器官分布，在分布过程中和分布后将进入消除过程。微粒的消除可在血液循环过程中进行，也可在分布后进行。在分布过程中，有些微粒即已发生解聚或结构破坏。微粒在体循环过程中的消除速率取决于它的结构特性和血浆稳定性。血浆稳定性较好的微粒则会在完成分布后被消除。当然，也有些微粒不能被消除，如粒径较大的生物惰性颗粒，则会发生体内蓄积的现象。这种不能被消除的微粒存在一定的生物安全性，不建议用于药物传递。而大部分微粒，尤其是纳米粒，可以通过自身降解、解聚或整体排泄的形式被消除。微粒的整体排泄一般可通过两种途径来实现：一是通过肾脏排泄，二是通过胆汁经粪便排泄。至于通过哪种途径消除，很大程度上取决于微粒的粒径和表面性质。尽管肾脏内部毛细血管孔径只有约 6 nm，但越来越多的证据表明较大的纳米颗粒仍可从尿液中排出。例如，Naumenko 等研究发现 140 nm 的铁氧化物和纳米颗粒可经肾脏排入尿液中。这可能与肾细胞可以通过某些特殊机制主动转运微粒有关，因为对于像微粒这类分子集合体而言，经细胞膜和微孔扩散较难发生。除了经肾排出，微粒也可经胆汁途径排出。大部分生物可降解微粒可在肝脏内代谢分解，少部分微粒被肝细胞外排随胆汁排入胆囊，在食物的诱导下经十二指肠排入肠腔，再经粪便排出体外。对于生物不降解微粒，粒径较小的仍可经肾脏排泄，但也有粒子驻留或蓄积在机体内不能完全排泄的现象。微粒能否被机体排泄，除粒径和形状外，还取决于其表面性质及其在体内的细胞生物学特征。微粒的可摄取性、摄取速率、内吞和转吞可否顺利发生都直接或间接影响到微粒的解毒和排泄。系统毒性是发展微粒给药系统需要关注的重要方面，关于纳米粒毒性方面的研究报道较多，但涉及的机体排泄机制尚不十分清晰。

参考文献

[1] Yu Z，Fan W，Wang L，et al. Slowing down lipolysis significantly enhances the oral absorption of intact solid lipid nanoparticles [J]. Biomater Sci，2019，7（10）：4273-4282.

[2] Ye Y，Zhang T，Li W，et al. Glucose-based mesoporous carbon nanospheres as functional carriers for oral delivery of amphiphobic

raloxifene: insights into the bioavailability enhancement and lymphatic transport [J]. Pharm Res, 2016, 33 (3): 792-803.

[3] Deng W, Xie Q, Wang H, et al. Selenium nanoparticles as versatile carriers for oral delivery of insulin: Insight into the synergic antidiabetic effect and mechanism [J]. Nanomedicine, 2017, 13 (6): 1965-1974.

[4] Karasulu HY. Microemulsions as novel drug carriers: the formation, stability, applications and toxicity [J]. Expert Opin Drug Deliv, 2008, 5 (1): 119-135.

[5] Lu Y, Qi J, Wu W. Absorption, disposition and pharmacokinetics of nanoemulsions [J]. Curr Drug Metab, 2012, 13 (4): 396-417.

[6] Lu Y, Qi J, Dong X, et al. The in vivo fate of nanocrystals [J]. Drug Discov Today, 2017, 22 (4): 744-750.

[7] Petros R A, DeSimone J M. Strategies in the design of nanoparticles for therapeutic applications [J]. Nat Rev Drug Discov, 2010, 9 (8): 615-627.

[8] Chithrani B D, Ghazani A A, Chan W C. Determining the size and shape dependence of gold nanoparticle uptake into mammalian cells [J]. Nano Lett, 2006, 6 (4): 662-668.

[9] Norris D A, Puri N, Sinko P J. The effect of physical barriers and properties on the oral absorption of particulates [J]. Adv Drug Deliv Rev, 1998, 34 (2-3): 135-154.

[10] Du X J, Wang J L, Iqbal S, et al. The effect of surface charge on oral absorption of polymeric nanoparticles [J]. Biomateri Sci, 2018, 6 (3): 642-650.

[11] Yu Z, Fan W, Wang L, et al. Effect of surface charges on oral absorption of intact solid lipid nanoparticles [J]. Mol Pharm, 2019, 16 (12): 5013-5024.

[12] Wu J, Zheng Y, Liu M, et al. Biomimetic viruslike and charge reversible nanoparticles to sequentially overcome mucus and epithelial barriers for oral insulin delivery [J]. ACS Appl Mater Interfaces, 2018, 10 (12): 9916-9928.

[13] Sahay G, Alakhova D Y, Kabanov A V. Endocytosis of nanomedicines [J]. J Control Release, 2010, 145: 182-195.

[14] Kolhar P, Doshi N, Mitragotri S. Polymer nanoneedle-mediated intracellular drug delivery [J]. Small, 2011, 7 (14): 2094-2100.

[15] Banerjee A, Qi J, Gogoi R, et al. Role of nanoparticle size, shape and surface chemistry in oral drug delivery [J]. J Control Release, 2016, 238 (4): 176-185.

[16] Zhao Y, Wang Y, Ran F, et al. A comparison between sphere and rod nanoparticles regarding their in vivo biological behavior and pharmacokinetics [J]. Sci Rep, 2017, 7 (1): 4131.

[17] Yu M, Wang J, Yang Y, et al. Rotation-facilitated rapid transport of nanorods in mucosal tissues [J]. Nano Lett, 2016, 16 (11): 7176-7182.

[18] Sun J, Zhang L, Wang J, et al. Tunable rigidity of (polymeric core) - (lipid shell) nanoparticles for regulated cellular uptake [J]. Adv Mater, 2015, 27 (18): 1402-1407.

[19] Anselmo A C, Zhang M, Kumar S, et al. Elasticity of nanoparticles influences their blood circulation, phagocytosis, endocytosis, and targeting [J]. ACS Nano, 2015, 9 (3): 3169-3177.

[20] Palomba R, Palange A L, Rizzuti I F, et al. Modulating phagocytic cell sequestration by tailoring nanoconstruct softness [J]. ACS Nano, 2018, 12 (34): 1433-1444.

[21] Christensen D, Henriksen-Lacey M, Kamath A T, et al. A cationic vaccine adjuvant based on a saturated quaternary ammonium lipid have different in vivo distribution kinetics and display a distinct CD4 T cell-inducing capacity compared to its unsaturated analog [J]. J Control Release, 2012, 160 (3): 468-476.

[22] Yu M, Song W, Tian F, et al. Temperature- and rigidity-mediated rapid transport of lipid nanovesicles in hydrogels [J]. Proc Natl Acad Sci U S A, 2019, 116 (12): 5362-5369.

[23] Wang K, Qi J, Weng T, et al. Enhancement of oral bioavailability of cyclosporine A: comparison of various nanoscale drug-delivery systems [J]. Int J Nanomedicine, 2014, 9 (1): 4991-4999.

[24] Li Q, Xia D, Tao J, et al. Self-assembled core-shell-type lipid-polymer hybrid nanoparticles: intracellular trafficking and relevance for oral absorption [J]. J Pharm Sci, 2017, 106 (10): 3120-3130.

[25] Hashem L, Swedrowska M, Vllasaliu D. Intestinal uptake and transport of albumin nanoparticles: potential for oral delivery [J]. Nanomedicine (Lond), 2018, 13 (11): 1255-1265.

[26] Rafiei P, Haddadi A. Docetaxel-loaded PLGA and PLGA-PEG nanoparticles for intravenous application: pharmacokinetics and biodistribution profile [J]. Int J Nanomedicine, 2017, 12: 935-947.

[27] Martins L G, Khalil N M, Mainardes R M. PLGA Nanoparticles and polysorbate-80-coated PLGA nanoparticles increase the in vitro antioxidant activity of melatonin [J]. Curr Drug Deliv, 2018, 15 (4): 554-563.

[28] Zhang X, Wu W. Ligand-mediated active targeting for enhanced oral absorption [J]. Drug Discov Today, 2014, 19 (7):

898-904.

[29] Li Y，Yang B，Zhang X. Oral delivery of imatinib through galactosylated polymeric nanoparticles to explore the contribution of a saccharide ligand to absorption ［J］. Int J Pharm，2019，568（10）：118508.

[30] Zhu S，Luo C，Feng W，et al. Selenium-deposited tripterine phytosomes ameliorate the antiarthritic efficacy of the phytomedicine via a synergistic sensitization ［J］. Int J Pharm，2020，578：119104.

[31] Soundararajan R，Sasaki K，Godfrey L，et al. Direct *in vivo* evidence on the mechanism by which nanoparticles facilitate the absorption of a water insoluble，P-gp substrate ［J］. Int J Pharm，2016，514（1）：121-132.

[32] Chai Z，Ran D，Lu L，et al. Ligand-modified cell membrane enables the targeted delivery of drug nanocrystals to glioma ［J］. ACS nano，2019，13（5）：5591-5601.

[33] Chen Z，Zhao P，Luo Z，et al. Cancer cell membrane-biomimetic nanoparticles for homologous-targeting dual-modal imaging and photothermal therapy ［J］. ACS Nano，2016，10（11）：10049-10057.

[34] Zhang X，Wu B. Submicron lipid emulsions：a versatile platform for drug delivery ［J］. Curr Drug Metab，2015，16（3）：211-220.

[35] Naumenko V，Nikitin A，Kapitanova K，et al. Intravital microscopy reveals a novel mechanism of nanoparticles excretion in kidney ［J］. J Control Release，2019，307：368-378.

（暨南大学 张兴旺）

第十章

药物的胞内靶向与动力学研究

自20世纪70年代靶向给药系统提出以来，器官靶向、组织靶向、细胞靶向的许多基本问题已得到攻克。由于许多药物的作用靶点（如蛋白质、核酸、酶、受体等功能性生物分子）位于细胞内，药物需进一步克服胞内屏障，被递送到特定的细胞器/细胞结构，达到发挥药效、降低毒性的目的，仅仅依赖分子量、溶解度、油水分配系数、氢键生成能力等药物分子本身的物理化学性质很难实现亚细胞结构的特异性富集。因此，在组织/细胞靶向的基础上，设计和研究具备细胞器靶向特性的药物是提高药物治疗指数的有效途径。将靶向配基与药物连接是常见手段，但存在药物适用范围窄、药理活性可能改变等缺点。纳米材料修饰性强、可调控性好、选择种类广泛，研究者可以根据体内及胞内多步骤处置环节，对载体进行逐步修饰，达到逐级递送的目的。常用的脂质体、聚合物纳米粒、胶束、金纳米粒、硅纳米粒、树枝状聚合物等多功能递送系统在疾病治疗、影像、诊疗、手术引导、治疗监控方面均有成功应用。本章将针对纳米给药系统及其所携载药物的胞内递送及处置过程、影响因素、动力学行为及细胞器靶向策略进行介绍，旨在为纳米药物的合理设计和应用转化提供参考。

第一节　细胞处置及动力学

对颗粒的功能设计和精确调控本质上取决于生物体如何对颗粒进行处置。例如：当纳米粒通过静脉输送到人体后，颗粒首先与血液接触，血浆蛋白非特异性地吸附在颗粒表面形成蛋白冠。蛋白冠可引起纳米粒本身物理化学性质的改变，最终决定纳米粒的分布和转运。胞内递送也一样，细胞与纳米粒的相互作用，决定了纳米粒与胞内靶点的结合情况、药物的胞内动力学、药理/毒理学性质。纳米粒与细胞的相互作用包括：①纳米粒的细胞摄取；②纳米粒的胞内转运；③纳米粒与细胞/细胞器相互作用的动力学过程。

一、入胞途径

细胞膜是药物入胞的最外层屏障。细胞膜总体带负电荷，局部区域荷正电，对离子、分子和纳米粒子选择性通透。纳米粒的入胞途径分为内吞和直接入胞。

（一）内吞

内吞作用是目前公认的生物体摄取生物大分子的主要途径，它通过细胞膜的变形将细胞外物质转入细胞内。根据所形成的胞内囊泡的大小可分为大颗粒吞噬（phagocytosis）和小颗粒胞饮（pinocytosis）。其中，胞饮又可以进一步细分为：①网格蛋白介导的内吞（clathrin-mediated endocytosis），②小窝蛋白介导的内吞（caveolin-mediated endocytosis），③非网格蛋白/小窝蛋白依赖的内吞（clathrin/caveolin-independent endocytosis）和④大胞饮（macropinocytosis）。纳米粒被内吞后，依据途径的不同会被包裹在内体、吞噬体、大胞饮体等胞内囊泡中（图10-1）。

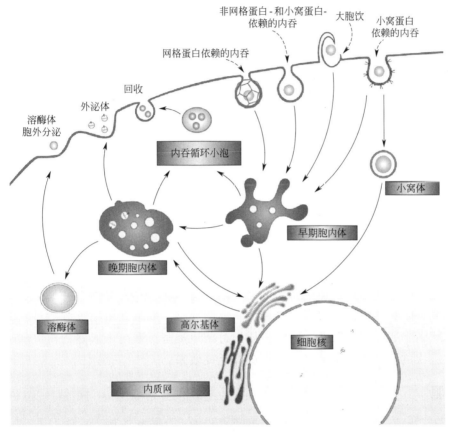

图 10-1　细胞胞饮及胞吐途径

扫码看彩图

1. 吞噬作用

吞噬作用存在于巨噬细胞、树突状细胞、中性粒细胞和 B 淋巴细胞。其主要作用是清除病原体、病变细胞及异体颗粒。纳米粒进入血液循环后，免疫球蛋白、补体蛋白或其他血清蛋白对其进行调理和吸附。吞噬细胞通过其表面 Fc 受体、甘露糖受体、清道夫受体、补体受体与纳米粒物理结合，启动吞噬。被吞噬后，纳米粒被包裹于吞噬体中。随着与溶酶体结合形成吞噬溶酶体，纳米粒最终被降解。针对单核巨噬细胞系统的捕获作用，发展出了长循环修饰技术，而多次重复使用 PEG 颗粒可能产生 PEG 抗体，加速纳米粒的清除。带有"自体表面配体"如 CD47 的纳米粒，可减少纳米粒和吞噬细胞的相互作用，降低吞噬水平。

2. 网格蛋白介导的内吞

网格蛋白介导的内吞是最常见的特异性受体介导的内吞，也是纳米粒的主要入胞途径。在细胞膜表面存在附有网格蛋白包被的小泡，与相应的配体结合形成复合物后集中到细胞内面有网格蛋白的质膜区，形成小窝。随后此区域细胞膜发生弯曲及内陷，最终离断、脱去进入细胞浆，形成直径约 $100\sim500$ nm 的内体。早期内体成熟成为晚期内体，最后和其余内体或溶酶体融合。内容物会在低 pH 环境和溶酶体酶系作用下消化、降解。网格蛋白则从囊泡上解包被、回收，重新参与新一轮小泡的形成。常见的细胞膜受体有转铁蛋白受体、低密度脂蛋白受体、表皮生长因子受体、β2 肾上腺素能受体。

3. 小窝蛋白介导的内吞

小窝蛋白介导的内吞是另一种重要的受体特异性纳米粒内化途径，它依赖小窝蛋白包裹的质膜内陷——胞膜小窝（caveolae）实现。其常见配体有叶酸、白蛋白、霍乱毒素 B 和胆固醇。胞膜小窝直径 $50\sim100$ nm，从质膜脱落形成 pH 条件和生物环境相对温和的小窝体（caveosome），随后转运到高尔基体和内质网。该内吞过程可避免经典的内体/溶酶体转运系统，保护摄入物质，对蛋白质、核酸类药物的胞内靶向递送具有重要意义。

小窝蛋白介导的内吞会引起小窝蛋白的跨细胞转运，该过程也被称为转胞吞作用。发生在血管内皮、黏膜上皮细胞中的转胞吞作用可实现纳米粒的跨血管转运和口服吸收，有助于携载药物进入特定组织。

4. 非网格蛋白/小窝蛋白依赖的内吞

非网格蛋白/小窝蛋白依赖的内吞涉及脂筏，常见于免疫过程，病毒样颗粒和某些类别的纳米粒可借助此途径入胞。经特殊细胞穿膜肽（cell-penetrating peptides，CPPs）和核酸表面修饰的纳米粒可通过脂筏介导的内吞入胞。

5. 大胞饮

大胞饮是细胞质膜褶皱非选择性地包裹细胞外营养物质和液相大分子的过程。通过大胞饮，纳米粒及其他物质被包裹在 $0.5\sim1.5$ μm 的胞饮体内，最终被转运到溶酶体降解。胞饮体膜有一定的渗漏性，内容物有可能从其中逃逸出来，避免溶酶体的降解。大胞饮是免疫激活过程中的重要环节。未成熟树突状细胞通过大胞饮摄入胞外物质进行抗原提呈。靶向未成熟的树突状细胞进行疫苗递送，利用大胞饮增强抗原的交叉提呈，可提高免疫效果。

（二）直接入胞

除了上述内吞过程，纳米粒还可以依靠生物化学或者物理方法直接入胞。

一些小粒径颗粒（<10 nm）由于其特殊的形态或表面性质（两性离子）扰乱细胞膜的磷脂双分子层结构，增加膜流动性，可直接扩散进入胞浆。该过程不依赖能量，避免了内体包裹。此外，CPPs 的修饰也可引导颗粒直接入胞。CPPs 是一类可以横穿细胞膜的短肽，多条内化途径包括内吞和直接入胞均参与了 CPPs 的跨膜。纳米粒类型和细胞膜局部的脂质及多肽修饰密度都会影响颗粒的入胞过程。同样的，通过内吞途径被内体捕获的部分纳米粒，也可以依赖 CPPs 介导的直接跨膜作用克服内体膜屏障，进入胞浆。膜融合则是利用可以与细胞膜融合的脂类材料如1，2-二油酰-SN-甘油-3-磷脂酰乙醇胺（DOPE）、乙醇胺、鞘磷脂、磷脂酸等，直接将内容物递送到胞浆的过程。

物理方法中电致孔使用最为广泛，被成功应用于基因工程。它通过电脉冲破坏细胞膜，在膜上造成瞬时孔道，便于纳米粒进入胞浆。通过对电压和持续时间的调控，可控制膜孔的生成。显微注射也可以直接克服细胞膜及细胞器膜屏障，同时排除纳米粒到达细胞前的体内环境因素对颗粒理化性质造成的影响。但由于需要对单个细胞分别进行小体积的胞浆内注射操作，通量受限、成本过高。目前显微注射是研究颗粒细胞内转运和细胞器靶向的有力工具。

二、入胞的影响因素

纳米粒入胞途径与载体材料种类、颗粒表面化学、粒子大小、形状、细胞种类等化学和生物因素有关。通过使用内吞抑制剂或 siRNA 降低内吞相关蛋白活性，可以了解纳米粒的具体摄取通路。以下将着重介绍纳米粒的物理化学性质对细胞摄取的影响。

1. 粒径

纳米粒的尺寸和形状与纳米粒的扩散性、细胞接触面积、细胞黏附性能、细胞膜运动所需的应变能有关，进而影响细胞的摄取。有关粒径对细胞摄取的研究很多，目前仍然没有统一的结论。有结果显示小尺寸的金纳米粒胞内聚集能力较大颗粒强。也有研究表明适合的粒径大小（50 nm），而不是过大（74 nm）或过小（14 nm）的球形纳米粒入胞效率最高。除了对细胞摄取水平有影响外，粒径也会改变入胞途径。聚乙二醇-b-聚己内酯胶束的细胞摄取呈现出尺寸依赖性。小粒径（50～120 nm）胶束更倾向于通过网格蛋白介导和小窝蛋白介导的内吞途径入胞，而大胶束（250 nm）的摄取途径则只通过小窝蛋白介导。80 nm 的金纳米粒借助大胞饮入胞，而 15 nm 和 45 nm 的金纳米粒则依赖受体介导的内吞进入细胞。同时，蛋白冠的形成也会增大纳米粒粒径，改变纳米载体的入胞途径。常规研究使用单分散颗粒进行细胞摄取，而实际载药纳米粒的粒径是分布在一定范围内的。Li 等考察了粒径为 50 nm 和 100 nm 的硅混合纳米粒在 HeLa 细胞中的内化情况。结果表明，两种颗粒在无血清培养液中均通过网格蛋白介导的内吞入胞，大颗粒显著提高了小颗粒的摄取水平，而小颗粒抑制了大颗粒的入胞。使用混合颗粒可促进胞内总粒子数量增加。

2. 表面电位

纳米粒表面电位通常用 Zeta 电位表征。由于细胞膜总体带有负电荷，带正电的纳米粒可促进细胞黏附、提高胞内药物浓度。同时，纳米粒表面阳离子密度导致细胞膜去极化，引起 Ca^{2+} 的流入，可抑制细胞增殖。增加溶酶体内阳离子浓度可能破坏溶酶体结构，产生 ROS，进而触发线粒体损伤，最终引起细胞凋亡和死亡，产生毒性。

纳米粒表面电位随环境改变发生动态变化。蛋白冠的形成可使得表面电位归一化，Zeta 电位最终维持在 $-5\sim -10$ mV。当使用阳离子和阴离子同时修饰纳米粒表面时，获得的两性离子纳米粒显著减少血浆蛋白吸附，抑制蛋白冠形成，改变和影响了纳米载体与细胞间的相互作用。

3. 弹性

细胞通过感知与周围物质或临近细胞相互作用力的变化，对环境中的微小改变做出应答，触发特定的信号通路，进而调节细胞铺展、增殖、分化等生命过程。纳米粒弹性可影响细胞摄取、颗粒的体内分布和靶向性。粗粒化分子动力学模拟结果显示"软"颗粒与细胞膜的接触面积更大，膜受体扩散能力更好，导致内化初期质膜包裹"软"纳米粒的速度更快。随着颗粒形变需要的能量提高，细胞膜包裹速度减慢，摄取效率下降。

尽管表征纳米颗粒的力学性质存在难度，研究者们仍然从实验层面证明了弹性对纳米粒-细胞间相互作用的重要性。Hui 等制备了一系列弹性不同的硅纳米囊，杨氏模量跨度从 560 kPa 到 1.18 GPa。透射电镜观察到细胞摄取过程中刚性纳米囊可保持球形，而柔性颗粒在受体-配体相互作用的细胞膜包裹内化过程中发生形变，降低了与细胞膜结合及后续的内化速率。由于在网格蛋白介导的内吞以及吞噬和巨胞饮过程中存在网格蛋白和纤维肌动蛋白的招募，增加了与纳米囊结合区域的细胞膜刚性，导致"软"颗粒的形变甚至扁平化。因此在以吞噬和受体介导为主的巨噬细胞颗粒内吞过程中发生了上述现象，而肿瘤细胞不依赖网格蛋白/小窝蛋白内化硅纳米囊，表现出非弹性依赖性摄取。除了摄取速率，实验数据也证明弹性会影响细胞摄取水平。肿瘤细胞（MCF7）和非肿瘤细胞（MCF10A）对"软"颗粒的摄取量明显高于"硬"颗粒。在后续的小鼠原位 4T1 乳腺癌模型中，"软"颗粒在肿瘤组织的积累更多，而"硬"颗粒大多分布在肝脏。

4. 形状

形状对纳米粒的细胞摄取、体循环时间和体内分布都有重要影响。与传统的球形颗粒相比，各向异性的棒状纳米粒和圆盘状纳米粒可顺利通过脾脏，并被肿瘤细胞高效摄取。高长径比的纳米盘较其他形状有更高的内化效率。在有关介孔硅纳米粒的实验中也证实，长杆颗粒（长径比4∶1）的细胞摄取量高于短杆颗粒（长径比 2∶1）和球形颗粒（长径比 1∶1）。静脉给药后，球形颗粒主要分布在肝脏，而长杆颗粒滞留于脾脏。在肿瘤组织中，长杆颗粒较球状颗粒浓度更高。被摄取物质的几何形状也可改变入胞途径和内化速率。以新型树状大分子为材料制备的纳米片和纳米球在肿瘤细胞中表现出形状依赖性的细胞内化。网格蛋白介导的内吞和大胞饮是纳米球的主要摄取机制，而纳米片经网格蛋白介导入胞。尽管纳米粒均通过大胞饮进入吞噬细胞，但棒状金纳米粒的摄取速率显著高于球形纳米粒。

5. 靶向配体修饰

纳米粒的靶向配体修饰可使纳米粒与细胞的表面受体发生特定的相互作用，实现主动靶向。常用的靶向配体有：小分子配体、多肽/蛋白质、糖蛋白、抗体/抗体片段及核酸，表 10-1 总结了部分常用的靶向配体。纳米粒的细胞靶向效果与靶向配体种类、与受体的亲和力、修饰密度及修饰方式等都有密切关系。虽然大量体外细胞水平的研究证实了主动靶向的优点，但在体内主动靶向配基是否能增加对特异性细胞的相互作用仍不明确。Chan 等的研究表明，在卵巢癌 SKOV-3 小鼠异位瘤模型中，曲妥珠单抗修饰的金纳米粒和未修饰纳米粒在肿瘤细胞摄取方面无显著性差异。两种纳米粒却更容易被肿瘤相关巨噬细胞（tumor-associated macrophages，TAMs）而非肿瘤细胞摄取。Weissleder 等也证实 TAMs 是肿瘤靶向纳米粒的主要瘤内屏障。全身给药时，纳米粒与高浓度的血浆蛋白接触，在其表面形成的蛋白冠可能会屏蔽靶向基团，加上后续免疫细胞的内化清除，最终影响纳米粒靶向效果。针对细胞表面受体进行的主动靶向需谨慎选择配体并优化表面修饰策略。除了考虑纳米粒与细胞的相互作用外，也要充分评估体内动态环境对靶向性能的影响。成功进入细胞后，纳米粒将会被细胞转运和处理，需克服多重胞内屏障才能到达细胞器/亚细胞结构。下面将针对纳米粒的胞内命运展开讨论。

表 10-1　主动靶向纳米粒及常用配体

分类	配体	受体	靶细胞
小分子配体	叶酸	叶酸受体	上皮肿瘤
	甘露糖/半乳糖	半乳糖凝集素	巨噬细胞/树突状细胞
糖蛋白	转铁蛋白	转铁蛋白受体	脑、肿瘤
多肽/蛋白质	VEGF	VEGF 受体	内皮细胞
	RGD	整合素	肿瘤血管内皮细胞
	胰岛素	胰岛素受体	脑
	CLT1 多肽	纤维连接蛋白	肿瘤基质
抗体/抗体片段	HER2 单抗	HER2	HER2 阳性肿瘤
	抗转铁蛋白受体抗体	转铁蛋白受体	脑
核酸	核酸适体	蛋白质/小分子	肿瘤

三、胞内转运

细胞摄取后，纳米粒会被处置和转运到多个胞内终点。如前文内吞途径所述，通过吞噬、大胞饮、网格蛋白介导的内吞途径入胞的颗粒会被分别限制在吞噬体、胞饮体和内体中，最终与溶酶体融合，在消化酶的作用下降解内容物。内体还可以在核周区域被加工或回收，与溶酶体融合后被运送到细胞膜，通过后续的胞吐过程被排出细胞。依赖小窝蛋白入胞的纳米粒则随小窝体转运到高尔基体和内质网。图 10-1 总结了纳米粒主要的胞内转运路径。通常，纳米粒的内体捕获对药物递送是不利的。在溶酶体酶的作用下，纳米粒所包裹的药物活性和药效会受损。因此，对纳米粒的物理化学性质如表面电荷、修饰基团进行合理设计，使其具备克服内体屏障的能力，协助它们到达胞浆、细胞器和其他细胞内结构，有助于实现药物胞内高效递送的目的。

四、胞吐

胞吐是运输囊泡通过与细胞膜的融合将内容物释放到细胞外基质的过程。其作用是释放分泌颗粒，排出废物以维持细胞稳态。纳米粒的出胞与内吞和胞内转运过程相关，主要分为 5 条：①包裹有纳米粒的早期内体可以被迅速回收至细胞膜或递送到高尔基体；②含有纳米粒的囊泡沿微管移动过程中，部分纳米粒随着内体成熟可从囊泡中逃逸出来，再通过自由扩散出胞；③早期内体成熟经历多泡体和溶酶体阶段，最终与细胞膜融合，释放内容物至细胞外，该途径也称为内体-溶酶体介导的胞吐过程，是纳米粒最重要的细胞排泄路径；④某些细胞在一定条件下发生细胞应激，溶酶体介导的胞吐将纳米粒外排；⑤见于内皮细胞的纳米粒转胞吞作用。

与细胞内化一样，胞吐也受制剂因素和生物因素的影响。胞吐速率、颗粒滞留时间、滞留分数与细胞种类、蛋白冠形成、纳米粒粒径、形状、表面修饰均有关系。纳米粒的胞吐一般呈现先快后慢的规律，72 h 基本可达平台。需要指出的是，细胞的内吞和胞吐是同时发生的，胞内滞留量是二者共同作用的结果。小粒径金纳米粒胞吐速度较快，棒状二氧化钛的胞吐分数比球形颗粒高。PEG 修饰抑制了金纳米粒在巨噬细胞内的聚集，促进了内体回收，胞吐速率提高。氨基修饰可使氧化铁纳米粒富集于多泡体，从而增强内体-溶酶体介导的颗粒分泌。其他分子如 cRGD-fK、透明质酸的表面修饰也可增强细胞胞吐。

和内吞作用相比，针对细胞胞吐的研究较少。为了延长载药纳米粒或造影颗粒在细胞内的停留时间，需要从改变入胞途径和转运途径两方面着手。改变纳米粒的定位，使之分布在细胞核、细胞浆或者线粒体等非溶酶体细胞器中；抑制溶酶体介导的胞吐环节如抑制溶酶体酸化、抑制微管形成和肌动蛋白聚合，可大幅减少胞吐。对纳米粒粒径、形状和表面修饰基团进行优化，也可以调控颗粒的胞吐行为。

五、胞内动力学

有效的胞内递送需克服胞内的多重屏障，纳米粒内吞速率、内体逃逸、胞内转运、代谢/降解及胞吐决定了药物的动力学、毒理学和药效学性质。理解纳米粒及药物的胞内动力学行为对纳米药物设计和体内外应用十分必要。下文将就纳米粒的摄取动力学、纳米粒胞内转运动力学和药物胞内动力学进行讨论。

1. 纳米粒摄取动力学

纳米粒的细胞内吞速率通常呈现先快后慢，最后达到饱和的动力学规律。Lunov 等以人巨噬细胞摄取氧化铁纳米粒为例，依据摄取时间 t 与胞内纳米粒数量 $N(t)$ 之间的关系，建立了用于描述纳米粒摄取动力学过程的数学模型，计算了摄取速率、平均摄取时间、纳米粒最大摄取数量、胞内纳米粒数量与胞外浓度的相关系数等药动学参数。

$$N(t) = N_s(1 - e^{-t/T}) \tag{10-1}$$

式（10-1）为胞内纳米粒数量与摄取时间的关系。$N(t)$ 是 t 时刻时，胞内纳米粒数量；N_s 代表 t 无穷大，即细胞摄取能力饱和时胞内纳米粒数量（纳米粒最大摄取数量）；T 定义为巨噬细胞摄取纳米颗粒的特征时间。纳米粒最大摄取速率 $\mathrm{d}N(0)/\mathrm{d}t$ 为初始摄取速率，计算公式如式（10-2）：

$$\frac{\mathrm{d}N(0)}{\mathrm{d}t} = \frac{N_s}{T} \tag{10-2}$$

纳米粒摄取过程可细分为细胞膜表面吸附及纳米粒内化两个步骤。Lesniak 等使用式（10-3）对荧光标记聚苯乙烯纳米粒的入胞动力学过程进行了估算。

$$J(C_0) = N_{m,max} k_{m1}/[1 + (k_{m0} + k_{m1})/k_{0m}C_0] \tag{10-3}$$

式中，$J(C_0)$ 是在胞外纳米粒初始浓度为 C_0 时纳米粒的细胞摄取速率；$N_{m,max}$ 是吸附在细胞膜上纳米粒的最大数量；k_{m1} 为纳米粒摄取速率常数；k_{0m} 和 k_{m0} 分别为纳米粒的细胞膜吸附和解吸附速率常数。该公式强调了蛋白冠的存在对纳米粒细胞摄取动力学的影响。与对照纳米粒相比，蛋白冠减少了纳米粒与细胞膜的吸附。但蛋白冠中特定的生物分子可能会诱导与细胞膜的特殊识别，从而促进纳米粒摄取。

受体与配体的相互作用对靶向修饰纳米粒的入胞过程有重要作用，在不考虑细胞增殖、忽略非特异性结合、游离配体浓度在摄取过程中近似不变（浓度足够高）、配体只与一种特定的非回收性受体结合、配体的胞内转运过程符合一级速率过程的前提下，可以用式（10-4）~式（10-6）描述动力学过程。

$$\mathrm{d}[R]_s/\mathrm{d}t = V_r - k_t[R]_s - k_a[L][R]_s + k_d[LR]_s \tag{10-4}$$

$$\mathrm{d}[LR]_s/\mathrm{d}t = k_a[L][R]_s - k_d[LR]_s - k_e[LR]_s \tag{10-5}$$

$$\mathrm{d}[LR]_I/\mathrm{d}t = k_e[LR]_s - k_h[LR]_I \tag{10-6}$$

式中，$[R]_s$ 为细胞表面受体数量；$[LR]_s$ 是细胞表面配体-受体复合物数量；$[LR]_I$ 是细胞内吞配体-受体复合物数量。V_r 是受体插入细胞膜的速率常数；k_t 是游离配体的内吞速率常数；k_a 和 k_d 分别是配体-受体结合常数和解离常数；k_e 是配体-受体复合物内吞速率常数；k_h 是胞内配体降解速率常数。

2. 纳米粒胞内转运动力学

大部分纳米粒在胞内经内体/溶酶体途径转运，研究人员一般使用 pH 敏感的荧光探针和电子显微镜对细胞器定位，追踪颗粒的运输轨迹。通过对胞内金属元素的定量分析，还可以得到无机纳米粒转运的动力学结果。Liu 等利用电感耦合等离子体原子发射光谱（ICP-AES）测定了经双链脱氧核糖核酸修饰的金纳米粒被 HeLa 细胞摄取的情况，发现纳米粒的摄取是时间依赖的，8 h 达摄取平台。摄取 2 h 时，使用全内反射荧光显微镜和暗场显微镜，可在早期内体中观察到分散良好的金纳米粒，它们在内体中展现出高度运动性。一旦内体开始成熟（摄取 4~12 h 后），金纳米粒开始在晚期内体/溶酶体中发生聚集，运动性降低。该研究描绘了纳米粒随时间在内体、溶酶体中分散状态转变的过程。使用酸敏感化学键连接纳米载体和药物是药物递送的常用策略，适时适地的水解和释放极为关键。Wang 等使用腙键连接重组多肽和多柔比星，观察了所得胶束在活细胞不同囊泡内的命运。他们根据不同的荧光信号对具有不同 pH 的胞内囊泡进行了逐一的记录和像素分析，再通过多柔比星释放引起的信号变化判断腙键水解程度和发生水解的位置，研究了药物释放水平与 pH 之间的关系。结果显示，腙键在 pH 低于 6 的内体/溶酶体中发生断裂。在转运过程中，水解并不完全，多柔比星没有实现完全释放。不过，多柔比星游离后可从溶酶体中逃逸出来，进入胞浆，最终进入细胞核。在对量子点的外排研究中人们发现，摄取 2 h 后，超过一半的颗粒会被胞吐，其胞内半衰期仅为 21 min。对于依赖晚期内体/溶酶体释放药物的递药系统或诊断颗粒而言，这么短的半衰期和胞内滞留时间是不够的，需在控制颗粒的胞吐方面进行改进。

纳米粒的胞内过程是一个动态变化的过程。当纳米粒物理化学性质和聚集状态发生改变时，其负载的药物也面临胞内命运的改变。这些胞内动力学过程会使基因类药物如 siRNA 药物、DNA 药物等失活，或者改变小分子药物的功能和药理学效应。因此，有必要对纳米粒胞内转运动力学及其影响因素进行更为深入的探究。

3. 药物胞内动力学

已知胞外、胞内、总体药物浓度随时间变化的规律，可以通过隔室模型拟合药动学曲线。Langer 等使用正电子发射断层显像（PET）测定了静脉输注环丙沙星后人肌肉组织的细胞外、细胞内和组织间隙药物浓度，微透析技术测得细胞间隙非结合型药物浓度，根据式（10-7）～式（10-9），计算了 C_{max}、t_{max}、$t_{1/2}$、AUC、血液与间质及细胞与间质之间的药物转运速率常数（图 10-2）。

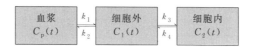

图 10-2 肌肉组织内药物动力学三室模型示意图

$$\frac{dC_1(t)}{dt} = k_1 C_p(t) - (k_2 + k_3)C_1(t) + k_4 C_2(t) \tag{10-7}$$

$$\frac{dC_2(t)}{dt} = k_3 C_1(t) - k_4 C_2(t) \tag{10-8}$$

式中，$C_p(t)$ 是血浆药物浓度；$C_1(t)$ 为胞外药物浓度；$C_2(t)$ 代表胞内药物浓度。一级速率常数 k_1 和 k_2 分别是药物从血浆向胞外，以及胞外向血浆转运的速率常数；k_3 和 k_4 是药物在胞外和胞内相互转运的速率常数。

$$C(t) = (1 - V_b)[C_1(t) + C_2(t)] + V_b C_b(t) \tag{10-9}$$

式中，$C(t)$ 代表组织内总体药物浓度；V_b 是血管容量与组织的体积比；$C_b(t)$ 是全血中药物的浓度。

对于纳米载体而言，药物需要在胞内释放，且以未结合的形式才能在胞内靶点发挥药理效应。胞内药物浓度与血浆中游离药物浓度不一定相同，可能受到细胞主动转运、细胞清除的影响。可以引用细胞生物利用度（F_{ic}）来评价载体的递送效率。F_{ic} 是胞内游离药物与胞外给药浓度的比值，也被用于研究药物转运体对胞内药物浓度的影响。当 F_{ic} 等于 1 时，胞内游离药物浓度和培养液中药物浓度一致；小于 1 代表减小了细胞生物利用度；大于 1 说明增加了细胞生物利用度。多种因素包括药物转运体、药物代谢酶、内体/溶酶体降解、细胞组成成分都会影响 F_{ic}值。研究发现，胞内磷脂水平升高会提高药物的胞内结合，降低 F_{ic}。中性脂质水平不会影响药物胞内结合，但由于增加了溶酶体 pH 值，会改变 F_{ic}。

第二节 细胞器靶向

真核细胞中的细胞器包括细胞核、内质网、线粒体、溶酶体、高尔基体。每种细胞器都有其独特的生物学功能及特性，例如特殊的药物转运体、跨膜电化学梯度、细胞器内 pH 均会影响药物的胞内分布。药物分子需要克服细胞膜及细胞器膜屏障才能到达其作用靶点，发挥药理作用（表 10-2）。本节将从各细胞器结构与功能入手，详细介绍细胞器靶向策略和纳米给药系统在胞内靶向中的应用。

表 10-2　细胞内药物作用靶点及对应药物分子

亚细胞结构	药物分子	靶点及药理作用	应用
溶酶体	α-葡萄糖苷酶、β-氨基己糖苷酶、β-呋喃果糖苷酶、α-甘露糖苷酶	酶替代疗法	溶酶体贮积症
内质网	抗原肽	向 APCs 递送抗原并形成 MHC-Ⅰ类分子复合物	肿瘤免疫
	荧光染料	内质网环境依赖性荧光响应	肿瘤诊断及 ER 示踪，离子检测
	吲哚菁绿、酞菁、卟啉类光敏剂、近红外荧光团	内质网应激	肿瘤治疗/诱导免疫原性细胞死亡
	奥巴克拉	Bcl-2 抑制剂，引起线粒体相关自噬	肿瘤治疗
	姜黄素	肌浆网钙泵抑制剂	慢性肉芽肿病
细胞浆	抗肿瘤药物、siRNA、质粒	利用穿膜肽等直接递送至胞浆	肿瘤治疗等
线粒体	Gamitrinibs	Hsp90	肿瘤治疗
	抗氧化剂(辅酶 Q、姜黄素、维生素 E)	抑制及清除 ROS	神经退行性疾病，缺血再灌注损伤
	3-溴丙酮酸	己糖激酶抑制剂	肿瘤治疗
	神经酰胺、香紫苏醇、多柔比星	诱导凋亡	肿瘤治疗
	PNA(核酸类似物)	抑制突变 mtDNA 的复制	线粒体基因缺陷疾病
细胞核	化疗药(多柔比星)、抗肿瘤蛋白(凋亡素、凋亡诱导因子)	DNA	诱导肿瘤凋亡
	治疗性 DNA(DNA 疫苗、TRAIL 质粒)	转录机制	肿瘤免疫/肿瘤治疗
	转录因子(Oct4、Sox-2、c-Myc、Klf 4)	DNA	诱导多能干细胞(组织工程)

一、胞浆递送

胞浆中存在多种药物的作用靶点，也是到达各类细胞器的必经之路。克服细胞膜屏障，实现胞浆递送是亚细胞器结构靶向给药的前提。分子质量超过 1 kDa 的分子无法透过细胞膜。借助呼吸链抑制实验，目前一般认为小颗粒如 14 nm 的硅颗粒、4 nm 的量子点、25 nm 的壳聚糖纳米粒等具备被动扩散穿越细胞膜的能力。大尺寸复合物和纳米粒需借助特殊的内吞途径入胞。提高纳米粒细胞摄取的策略主要有：受体介导的内吞、CPPs、物理方法。

1. 受体介导的内吞

根据靶细胞和非靶细胞表面分子的表达差异而设计的靶向策略，可以将药物载体有选择性地主动递送至靶细胞内部，常用受体如表 10-1 所述。

2. 细胞穿膜肽（CPPs）

CPPs 也称结构蛋白转导域（PDTs），是一类具有细胞穿透功能的短肽，由 5～30 个氨基酸残基组成。它们可以双向穿越细胞膜，进入细胞质甚至细胞核，能以共价或非共价结合的方式携带多肽、蛋白质、核酸、造影颗粒和脂质体等纳米载体进入细胞内。根据物理化学性质，CPPs 可分成阳离子型、两亲型和疏水型肽。其中，以阳离子型和两亲型 CPPs 为主，约占 85%。阳离子型 CPPs 主要由精氨酸和赖氨酸组成，具体包括人类免疫缺陷病毒 HIV

的核转录反式激活因子（TAT）、寡精氨酸（R8 或 R9）、鱼精蛋白、果蝇触足肽（Antp）等。有一类的特殊的阳离子型 CPPs 也是核定位信号（nuclear localization signal，NLS）序列，能通过核孔复合物转运到细胞核，如：猴病毒 40（SV40）和核质蛋白。但由于多数 NLS 序列电荷数小于 8，穿透细胞膜的效率并不高。当其与疏水肽序列共价连接形成两亲型 CPPs 时可有效穿膜。两亲型 CPPs 由亲水结构域和疏水结构域组成，如 MAP 及其类似物、Pep-1、transportan 等。疏水型 CPPs 则含有非极性残基，如 pepducins、整合素 b3 的信号序列。

CPPs 可能的内吞途径有两条：①CPPs 通过静电作用与细胞膜结合并诱导膜脂质双分子层产生短暂空隙，直接渗透入细胞；②通过网格蛋白介导的内吞、脂筏依赖的内吞和大胞饮等内吞作用进入细胞。CPPs 的内化途径目前尚存在争议，问题焦点是内吞是否参与了 CPPs 的内化。但公认的是 CPPs 内化途径与多种因素有关：CPPs 的性质、CPPs 与细胞膜相互作用的能力、细胞膜脂质构成、载体性质及种类、载体浓度、CPPs 的表面修饰密度。

3. 物理方法

除了上述药剂学方法外，电致孔通过高强度的电场作用，瞬时扰乱细胞膜结构，提高通透性，可协助大分子 DNA、RNA、蛋白质、多肽、纳米粒等被动扩散进入胞浆。

二、 内体/溶酶体逃逸

（一）结构与功能

内体（endosome）是细胞内的膜性细胞器，负责向溶酶体传输内吞物质。根据上一节介绍的纳米粒入胞及转运过程可知，除了小窝蛋白依赖的内吞，经其他途径介导入胞的纳米粒被膜泡包被进入细胞后，经过脱包被作用与初级内体融合。内体上有 ATP 驱动的质子泵，将氢离子泵入内体腔内，使腔内 pH 由约 6.2 降低至约 5.5，促使初级内体成熟，形成次级内体。次级内体与溶酶体融合，导致许多药物特别是生物药物（DNA 药物、RNA 药物、siRNA 药物和蛋白质药物），在到达其他细胞器前即面临溶酶体酶造成的失活及破坏。因此，内体/溶酶体逃逸是获得高效胞内递送的关键。

（二）内体/溶酶体逃逸方法

1. 降低膜稳定性

膜融合脂质和融合肽可以通过与内体/溶酶体膜脂质双分子层的融合作用或降低膜稳定性，促进内容物释放进入胞浆。膜融合脂质研究最多的是 1，2-二油酰-SN-甘油-3-磷脂酰乙醇胺（DOPE），它在酸性条件下可发生 Lα→HII 相的转变。将 DOPE 和其他阳离子脂质材料制备成膜融合脂质体，可促进脂质体与内体膜发生融合，实现内体逃逸。融合肽的构型在环境 pH 由中性（pH 7.0）向酸性（pH 5.0）变化时，从无规则线团转变成两亲 α 螺旋，黏附或插入内体膜中形成跨膜孔洞，使内体/溶酶体膜失稳。天然来源的融合肽有：流感血凝素 HA-2、HIV 融合蛋白 HIV gp41 蜂毒肽、抗菌肽。常用的人工合成融合肽有 GALA、KALA 等。融合肽可提高阳离子脂质体、阳离子复合物、阳离子环糊精聚合物、融合肽/DNA 复合物等多种非病毒类基因载体介导的转染效率。与穿膜肽 TAT 联用，可同时增强载体的细胞内化和内体逃逸能力。

双十二烷基二甲基溴化铵（DMAB）和十六烷基三甲基溴化铵（CTAB）等阳离子表面活性剂可以直接破坏生物膜，使用它们修饰的纳米粒也具备内体逃逸能力。基于纳米粒表面锚定能力、阳离子数量、疏水性和细胞毒性的差异，具体种类选择需仔细筛选。

2. "质子海绵效应"

具有"质子海绵效应"的阳离子聚合物通常含有可质子化的仲胺或叔胺基团，当内体/溶酶体 pH 下降后，可以大量捕获质子，引起氯离子内流，进而提高了离子浓度并导致水的流入。由于渗透压的关系，内体膜破裂，内容物释放至胞浆中。这些阳离子聚合物可以像海绵一样吸收质子，因此该现象被称为"质子海绵效应"。具有上述效应的聚合物有：聚乙烯亚胺（PEI）、枝状大分子（PAMAM）、脂多胺等。内体逃逸效果受阳离子聚合物缓冲能力及浓度、内体/溶酶体酸化程度和尺寸大小影响。值得注意的是具有"质子海绵效应"的聚合物分子同样也可能具备膜融合作用，反之亦然。例如(1-氨基乙基)亚氨基[N-(油酸半胱氨酸-1-氨基乙基)丙酰胺（ECO）中的乙二胺头部具有质子缓冲能力，而该分子的油酸长链则含有膜融合作用。类似的，膜融合脂质 DOPE 和磷脂酰乙醇胺（PE）也含有可质子化的氨基。通常，膜融合过程会导致载体结构解体，而利用"质子海绵效应"实现的内体逃逸可保持结构形态完整。在细胞核靶向传递中，以完整的载体结构实现内体逃逸对基因递送更为有利。

目前一般用内体/溶酶体标志物与载体共定位，来测定载体靶点浓度，证明非病毒类基因载体的内体逃逸能力。也可以通过测定载体与脂质体的融合能力、红细胞溶血试验、内体氯浓度变化及内体 pH，或者利用质子泵抑制剂抑制溶酶体酸化来证明"质子海绵效应"。这些研究可以为内体逃逸机制研究提供有价值的证据，了解载体是如何携带目标分子达到胞浆，并进行后续的细胞器递送。

3. 膨胀破裂

某些阳离子聚合物上的氨基在内体中发生质子化，受电荷排斥和后续的聚合物内部水化作用，聚合物发生膨胀，引起内体破裂，促进内体/溶酶体逃逸。虽然这一假说仍还没有定论，但越来越多的实验数据支撑了上述观点。Hu 等以聚[2-(二乙氨基)甲基丙烯酸乙酯]为核，聚甲基丙烯酸氨基乙酯为壳，聚乙二醇二甲基丙烯酸酯交联制备得到了 pH 响应膨胀型纳米粒。当 pH 从 7.4 降至 4.9 时，粒径从 200 nm 增加到 550 nm，突变 pH 为 7.0～6.8。在树突状细胞 DC 2.4 中能有效释放出抗原卵清蛋白。当然，"质子海绵效应"也在上述材料的溶酶体逃逸过程中发挥了作用。

4. 光化学内化

光化学内化是胞内光敏剂（TPPS4、TPPS2a、AlPcS2a、树枝状酞菁等）受光线激发后产生的活性氧破坏内体膜，从而将大分子从内体/溶酶体释放到细胞浆中的技术。但大多光敏剂的激发光源是紫外/可见光，不仅光能量高且组织穿透力弱，使用核壳结构的荧光上转换颗粒负载光敏剂后受长波段光激发，可同时发射紫外可见波段光线，激发光敏剂，使纳米载体从内体逃逸。

三、细胞核靶向

（一）结构和功能

细胞核是细胞内遗传信息储存、复制和转录的主要场所，是肿瘤、心脏及脑部疾病的治疗靶点（表 10-2）。双层核膜是药物核靶向过程中最核心的屏障。细胞核内膜和外膜结合于核孔复合物（nuclear pore complex，NPC），NPC 呈圆柱形，直径 100～150 nm，厚度 50～70 nm。在 NPC 中间有长约 50 nm、宽约 30 nm 的通道，该通道是大分子和极性小分子物质入核的唯一通道。分子质量超过 45 kDa 的大分子或半径大于 9 nm 的颗粒均会被排除在外，只有当细胞处于分裂 M 期时核膜消失，纳米粒等物质才有机会进入细胞核。当细胞处于间期时，通过对颗粒表面的特殊修饰也可以使其具备跨越核膜的能力，入核的可能途径有 4 条（图 10-3）。

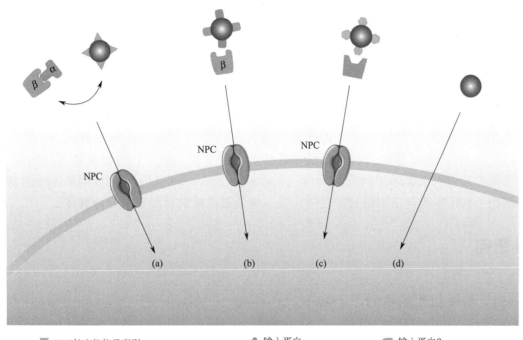

▼ NLS核定位信号序列	◀ 输入蛋白α	▇ 输入蛋白β
▇ PY-NLS带有脯氨酸/酪氨酸的NLS	▇ 核受体	● 纳米粒
⬡ NLS核定位信号序列	▇ NPC核孔复合物	

扫码看彩图

图 10-3　纳米粒入核途径

（a）核转运受体输入蛋白 α/β 依赖的入核机制。输入蛋白 α 一端连接带有 NLS 序列的纳米粒，另一端与输入蛋白 β 结合。通过输入蛋白 β 和 NPC 上核孔蛋白（Nup）的相互作用，复合物经 NPC 入核。（b）带有脯氨酸（Pro）/酪氨酸（Tyr）NLS（PY-NLS）序列的纳米粒直接与输入蛋白 β 连接，并经后者介导入核。（c）核受体通常位于细胞质中，当与配体结合时穿过细胞核，也可作为纳米粒核传递的一种方式。（d）纳米粒引起核膜通透性改变，扩散入核

（二）细胞核靶向药物传递方法

胞浆空间拥挤，细胞骨架和可溶性大分子组成的网状结构不利于入胞后的纳米颗粒及药物向细胞核移动。病毒在细胞质内借助细胞骨架系统移动，然而纳米载体从溶酶体释放进入细胞质后，缺乏这类协助作用，因此需要在纳米载体上进行特殊的靶向修饰以促进入核。

1. NLS

NLS 是亲核蛋白 C 端的一段信号序列，具有一个带正电荷的短肽核心，一条或多条 NLS 被输入蛋白 α/β 识别后形成 NPC 靶向复合物，通过能量依赖机制转入细胞核，可协助蛋白及尺寸超过 10 nm 的颗粒进入细胞核 ［图 10-3（a）］。NLS 肽被分为经典和非经典序列。第一条被确定的来自于病毒 SV40 T 抗原的 NLS（PKKKRKV）和爪蟾核质蛋白 NLS（KRPAATKK-AGQAKKKK）属于经典序列。被广泛使用的从人免疫缺陷病毒 I（HIV-1）中获得的 Tat 肽则是非经典 NLS 肽。NLS 可以直接连接 DNA/PNA，也可以修饰脂质体、阳离子脂质复合物、聚合物胶束、金纳米粒、硅纳米粒等纳米载体，不仅可使颗粒的入核尺寸增加到 168 nm，也能使物质入核速率大为提高（30 min）。影响入核效率的因素有：NLS 的序列选择、修饰方式和修饰密度等。最近，一类新型的 NLS，即 PY-NLS 被发现也具备核靶向能力。参与 mRNA 转运的蛋

白通常含有 PY-NLS，通过与输入蛋白 β 的直接作用，经 NPC 入核 ［图 10-3（b）］。当核转运受体输入蛋白 α/β 依赖的入核机制失效时，PY-NLS 可作为潜在的核靶向递送策略。

2. 核受体

核受体是一类在生物体内广泛分布的，配体依赖的转录因子。雌激素受体、糖皮质激素受体和胰岛素受体均属于核受体。核受体也为入核提供了一种思路，与核受体激动剂相连的分子可获得受体的穿梭能力进入细胞核，例如：接有地塞米松的纳米粒可通过糖皮质激素受体入核［图 10-3（c）］。

3. 其他

一些阳离子纳米粒与病毒类似，可以通过与核膜的直接作用，暂时破坏核膜，不依赖于 NPC 入核 ［图 10-3（d）］，入核性能与材料组成和载体分子量有关。另外，将脂质体与特定的、经紫外灭活的病毒融合，所制备的膜融合脂质体（fusogenic liposomes，FL）既能降低病毒类载体的风险，又利用了病毒本身与细胞融合的性质，是一种低毒高效的新型基因导入载体。

四、线粒体靶向

（一）结构、功能与相关疾病

线粒体是细胞进行有氧呼吸的场所，负责电子传递、ATP 合成、ROS 生成、钙代谢和凋亡途径的启动，参与如三羧酸循环、氨基酸合成、脂肪酸氧化、糖异生、甾体激素合成等重要的代谢过程，对维持细胞和机体正常生理功能十分重要。线粒体由两层膜包被，分为线粒体外膜、线粒体内膜、线粒体膜间隙和线粒体基质四个功能区。基质中含有环状 DNA（mtDNA）、酶、蛋白质及代谢物。线粒体含有大量电压依赖性阴离子通道，允许 10 kDa 以下的极性及中性分子通过。线粒体内膜上含有与电子传递链（ETC）和 ATP 合成相关的多种蛋白。在合成 ATP 的过程中产生的跨膜电化学梯度导致极高的内膜电位（-160～-180 mV），是大多数药物进入线粒体基质的跨膜屏障。

线粒体疾病通常发生在肌肉、内分泌系统、视网膜、大脑等能量需求高的组织中。正常情况下线粒体在氧化还原反应过程中产生的活性氧簇（ROS）与内源性抗氧剂处于平衡状态。当发生线粒体损伤时，过多的 ROS 打破平衡，导致脂质和蛋白质氧化紊乱、mtDNA 突变和氧化应激，引起肿瘤的发生与转移、神经退行性疾病、糖尿病、肥胖、老年病、心肌缺血、甲状腺功能亢进和苯丙酮尿症。线粒体靶向是调控细胞代谢和控制线粒体功能障碍相关疾病的有效策略。通常两条路径实现：①向线粒体递送化疗分子或增加氧化应激实现凋亡介导的细胞杀伤；②清除 ROS 保护目标。

（二）线粒体靶向药物传递方法

目前线粒体靶向主要围绕线粒体跨膜电位和线粒体蛋白的进入机制进行设计。线粒体的药物靶向策略主要包括亲脂阳离子介导和线粒体蛋白导入两种途径。

1. 亲脂阳离子

亲脂阳离子（delocalized lipophilic cations，DLCs）是一类与线粒体有高度亲和力的小分子化合物。它们可依赖线粒体内膜与胞浆间的电势差，跨过内膜并浓集于线粒基质。1969 年，Skulachev 首次报道了线粒体靶向分子甲基三苯基膦，随后越来越多的 DLCs 包括三苯基膦（TPP）、地喹氯铵（DQA）、罗丹明 123、4-［(E)-2-(1H-吲哚-3-基)乙烯基］-1-甲基吡啶鎓碘化物

（F16）等被人们发现并应用。TPP 既可以和小分子抗氧剂或化疗药物连接，也可以靶向修饰生物大分子 PNA、DNA 和纳米载体如脂质体、聚合物纳米粒、树状大分子等。MitoE 和 Mito Q 是 TPP 分别与维生素 E、辅酶 Q 轭合后形成的复合物，二者可有效地通过脂质双分子层进入线粒体，清除 ROS，保护线粒体免于氧化应激损伤。QDA 具有自组装能力，所形成的类阳离子脂质体囊泡（QDAsomes）则主要用于基因药物的线粒体靶向递送。DLCs 的价格经济、性质稳定，缺点是在高浓度时会对线粒体膜电位产生影响，引起细胞毒性。

2. 多肽

线粒体虽然拥有自身的遗传物质和遗传体系，但大部分线粒体蛋白和线粒体酶是在细胞核编码的。在胞浆中完成前体蛋白的翻译后，需借助线粒体外膜转运酶（TOM）和线粒体内膜转运酶（TIM）进入线粒体。前体蛋白所携带的 N 端前导序列又称为线粒体靶向信号（MTS）肽，可特异性靶向 TOM 受体。通常由 20～40 个氨基酸组成的 MTS 肽具备阳离子双亲 α 螺旋结构，在高度负电荷化的线粒体驱动下，MTS 肽穿过 TIM 复合物，到达线粒体基质。将 MTS 肽与药物或载体连接，或将编码 MTS 的 DNA 序列与治疗性 DNA 整合，可实现化学分子、蛋白质、催化酶及核酸的线粒体靶向传递。MTS 肽的主要缺点是分子量大、溶解度低、细胞膜穿透力较弱，因此可以和 CPPs 合用，依次跨越细胞膜和线粒体屏障。

除了 MTS 肽，还有一些人工合成肽也具备线粒体靶向能力。水溶性 Szeto-Schiller（SS）肽由酪氨酸（Tyr）、二甲基酪氨酸（Dmt）、苯丙氨酸（Phe）、精氨酸（Arg）和赖氨酸（Lys）中的四个芳香氨基酸或碱性氨基酸交替构成。SS 不仅可以穿透细胞膜，选择性富集在线粒体内膜上，还有抗氧化能力。被报道的 SS-01（Tyr-D-Arg-Phe-Lys-NH$_2$）、SS-02（Dmt-DArg-Phe-Lys-NH$_2$）、SS-31（D-Arg-Dmt-Lys-Phe-NH$_2$）结构中，芳香族氨基酸 Dmt 和 Tyr 与肽的抗氧化活性有关。与 TPP 大于 10 μmol/L 即产生毒性的特点不同，SS 肽即使在毫摩尔级别的浓度条件下也不会导致线粒体去极化。线粒体穿透肽（MPPs）是另一类线粒体靶向人工肽，它具备阳离子端和高度疏水片段。这类含有 4～16 个氨基酸的多肽依赖电化学梯度主要聚集在线粒体基质。优点是可调控性强，易于合成。

3. 过渡金属配合物

过渡金属如钌、铱配合物具备固有的线粒体靶向特性，其细胞器定位性质受金属配体种类及相应的反离子调控。鉴于过渡金属配合物出色的光敏及光热效应，当这类亲脂性阳离子金属复合物聚集在线粒体上时，激发它们进行肿瘤的光动力和光热治疗，可扰乱线粒体膜电位，引起细胞死亡。

五、内质网靶向

（一）结构、功能与相关疾病

内质网是细胞内的精细膜系统，分别与细胞膜和核外膜相通。它参与细胞内物质运输，负责蛋白质、脂类和糖类的合成，是分泌性蛋白和膜蛋白翻译、合成、折叠、修饰的主要场所，也是细胞内钙离子的储存场所，具有调节细胞应激反应的生物学作用。营养不良、ATP 生成受损、辐射、缺血缺氧等遗传或环境因素会扰乱内质网蛋白稳态，引起内质网应激，导致未折叠蛋白反应（URP）和内质网相关蛋白降解（ERAD）。过度的内质网应激可触发细胞程序性死亡，被认为与心血管疾病、糖尿病、神经退行性疾病、胰岛素抵抗和癌症等许多人类疾病有密切关系。由于新合成的 MHC-I 类分子在内质网完成抗原肽的装载，继而引起细胞毒性 T 细胞的免疫应答。

将抗原肽靶向内质网，不仅可以绕过蛋白的泛素化和降解，同时可以促进抗原肽-MHC-Ⅰ类分子复合物的形成，是一种高效激活抗原提呈细胞的方法。因此，化学药物、多肽、核酸、抗原等药物的线粒体精准递送给线粒体相关疾病的治疗带来了希望。

（二）内质网靶向传递方法

内质网的靶向途径可分为 2 类：①根据内质网天然特性（如内质网膜受体、离子通道、内质网膜物理化学性质）设计的靶向策略；②基于内质网靶向肽和内质网滞留信号肽的内质网靶向递送。

1. 小分子配体

广泛存在于内质网上的磺酰脲受体与磺胺类分子亲和力强、选择性好。以磺酰脲类降糖药格列本脲及其衍生物或其结构类似物为基础的探针可浓集于内质网上。由于格列本脲分子量较大且具备独特的药理活性，磺胺类药物的使用更为广泛，比如内质网荧光染料 ER-Tracker Blue-White DPX 使用甲苯磺酰胺作为靶向配体，使之具备非常显著的内质网共定位性质。同理，基于磺酰脲受体和配体间的相互作用，还获得了大量线粒体选择性荧光探针，用于检测胞内活性氧/氮、硫化氢、谷胱甘肽、半胱氨酸、金属离子等含量。在对甲苯磺酰胺的引导下，将光敏剂递送到线粒体内进行光动力学治疗，可以诱导免疫原性细胞死亡（ICD），促进免疫细胞的活化，发挥良好的抗肿瘤作用。为提高细胞选择性，使用双靶向策略，在酞菁上同时连接对甲苯磺酰胺和分子靶向药物埃罗替尼时，可以使治疗分子在表皮生长因子（EGFR）高表达的肿瘤细胞线粒体内浓集，产生 ROS 诱导线粒体应激，上调 Ca^{2+} 浓度，降低线粒体膜电位从而引起细胞死亡和消融。另外，除了磺酰脲受体与其配体的作用，内质网上的氯离子通道与含氯化合物的相互作用也被用于线粒体荧光探针的结构设计。

2. 内质网定位信号肽

内质网在功能上一方面选择性运出分泌性蛋白和跨膜蛋白，另一方面要保留内质网定位蛋白以维持其结构和功能。与蛋白质运输有关的内质网蛋白定位信号总体可分为返回信号和保持信号。返回蛋白研究较多的是内质网腔蛋白的 KDEL 信号及内质网膜蛋白的双赖氨酸信号 KKXX。根据信号肽假说，分泌蛋白在 N 末端带有疏水氨基酸残基的信号肽的引导下可跨越内质网膜，到达内质网内腔。通常的信号肽由 15～30 个氨基酸构成，具备疏水核、正电荷 N 端（Arg 和 Lys）及中性 C 端。内质网分子伴侣即通过内质网滞留序列 KDEL 进入内质网，协助蛋白质的折叠和修饰。保持信号中研究较多的是内质网膜蛋白的双精氨酸信号（XXRR），大多位于膜表面功能复合体的亚基中。1987 年人们首次发现用内质网滞留序列 KDEL 标记的蛋白质主要聚集在内质网内，开创了以多肽为基础的线粒体靶向递送系统的先河。由于多肽的靶向特异性好、修饰简单，被广泛用于线粒体靶向纳米载体如 PLGA 纳米粒、γ-聚谷氨酸纳米粒的构建。

除了上述信号肽，某些天然来源的多肽也有内质网趋向能力。Pardaxin 是一种从红海比目鱼中提取的阳离子多肽，通过非溶酶体转运途径靶向内质网，还具有一定抗菌及抗肿瘤活性。You 等先后用 Pardaxin 修饰脂质体和中空金纳米球，联合光动力学治疗诱导 ICD。

为减少内源性内质网靶向肽的生物活性和使用风险，研究者们使用截头、氨基酸引入、残基取代等方法构建新肽库，并使用计算生物学方法保证序列的相似度，由此获得大量的内质网定位序列。将内质网定位信号与报告基因、特定表位或治疗分子融合，是研究细胞结构和提高药物疗效的有力工具。

3. 其他

内质网膜主要由脂质和蛋白质构成。根据相似相溶原理，平衡靶向分子的亲水/亲油特性，可使其具备一定的内质网靶向性，但需要注意的是它们在其他生物膜上存在非选择性分布现象。如膜电位染料 DiOC$_6$ 在高浓度时可染色内质网，低浓度时对线粒体具选择性。带有正电荷和良好疏水性的金属配合物具备一定的内质网趋向性能，可被用作光敏剂和探针（如三芳基硼类化合物、有机金属 Ir(Ⅲ) 配合物、Ru(Ⅱ) 配合物等）。

六、溶酶体靶向

（一）结构、功能与相关疾病

溶酶体是具备单层膜的囊泡状细胞器，内含多种水解酶，在 pH 4.6～5.0 范围内可以分解蛋白质、核酸、多糖、脂质等生物大分子。溶酶体功能紊乱可能导致未加工大分子在溶酶体中的积聚，影响细胞稳态，引起溶酶体贮积病（lysosomal storage disorders，LSD)、肿瘤、神经退行性病变（帕金森病、阿尔茨海默病、亨廷顿舞蹈症）、传染病、炎症、衰老及自身免疫性疾病。另一些溶酶体疾病和溶酶体介导的细胞自噬异常或吞噬体成熟抑制有关。通过受体介导的内吞及其他手段向溶酶体内递送药物，正向调节溶酶体功能有助于上述疾病的治疗。

（二）溶酶体靶向传递方法

除细胞膜小窝蛋白介导的内吞外，其他方式的内吞均涉及溶酶体过程，这对溶酶体靶向而言非常有利。利用纳米技术保护大分子药物在溶酶体中的生物活性，同时使用与细胞受体相互作用的靶头对递药系统功能化，有助于增强颗粒的溶酶体富集，帮助药物跨越细胞及溶酶体屏障。此外，药物的精准递送还依赖于靶细胞器的定点释放。利用溶酶体特殊的酸性和酶环境构建的触发型给药系统，可实现上述给药目的。

1. LSD 的酶替代疗法

LSD 是一组遗传性代谢疾病，基因突变致溶酶体中有关酸性水解酶缺失或缺乏，导致机体中相应的生物大分子不能正常降解而在溶酶体中贮积，继而诱导氧化应激、自噬损伤、破坏钙稳态，引起细胞组织器官功能障碍。酶替代疗法（ERT）通过静脉注射天然或者重组酶来替代原本的缺陷酶，可有效治疗 LSD。但 ERT 存在非特异性分布、靶点浓集低、易产生抗性等不足，影响临床疗效。利用脂质体、PLGA 纳米粒、壳聚糖纳米粒等包裹 β-呋喃果糖苷酶、β-葡糖醛酸苷酶、唾液酸酶、α-甘露糖苷酶等进行 ERT 时，可增加酶摄取、延长胞内存留时间、提高溶酶体降解底物的能力。通过进一步对纳米载体的靶向基团修饰，如转铁蛋白、叶酸、RGD、甘露糖-6-磷酸、血管内皮生长因子、低密度脂蛋白等可以促进替代酶的溶酶体递送，应用于法布里病、戈谢病、庞贝病（糖原贮积症Ⅱ型）等 LSD 的治疗。鉴于 LSD 以多器官功能障碍为特征，广泛表达的受体分子，例如细胞间黏附分子-1（ICAM-1）是替代酶递送的优良靶点。ICAM-1 在 LSD 病理状态下表达增高，可协助颗粒通过内吞作用进入细胞。通过在纳米载体表面修饰抗 ICAM-1 抗体。可显著提高多种脏器如肝、脾、心、肾、肺、脑的酶摄取。将替代酶与 ICAM 抗体连接后，结合物可被内吞进入溶酶体，或者经转胞吞作用跨越至细胞另一侧。

2. 溶酶体触发型给药系统

基于溶酶体酸性微环境设计的 pH 敏感纳米载体可实现药物的定点释放，主要用于以多柔比星为代表的抗肿瘤药物的胞内递送。含有缩醛、腙等化学键的聚合物胶束在酸性条件下可发生断裂，引起聚合物胶束的解体，达到溶酶体药物释放的目的。若直接用上述酸敏感化学键制备纳米前体药物（角鲨烯-青霉素 G 胶束），借助内吞途径入胞，可提高胞内抗生素浓度。在水解作用下青霉素 G 游离出来，发挥药效，用于胞内感染的治疗。

另一方面，溶酶体内丰富的酶也是溶酶体触发型递药系统的设计依据。组织蛋白酶 B 是一种溶酶体内的半胱氨酸蛋白水解酶，与肿瘤细胞的浸润转移有密切关系，在许多肿瘤细胞中有高度表达。组织蛋白酶 B 可以选择性地识别并降解一些多肽片段（Val-Cit、Phe-Lys、Gly-Phe-Leu-Gly 等），与酸敏感化学键的应用类似，可以用组织蛋白酶 B 底物肽将药物与载体分子或聚合物连接，获得酶响应释放特性。

实际应用中，细胞器靶向系统的设计需要考虑血液循环、细胞间质、细胞内等多重屏障。根据屏障在转运过程中出现的先后顺序，多级多功能纳米载体可以获得更高的靶向效率。比如，PEG 虽然减少了 RES 对纳米颗粒的系统清除，但屏蔽了基因载体的阳离子，减少其内体逃逸能力。在阳离子脂质体表面以酸敏感肟键连接 PEG，既可以延长在血浆中的循环时间，也可以在内体低 pH 条件下发生水解，脱去 PEG，暴露阳离子。类似的，为了先后克服体循环和溶酶体逃逸不同的 pH 要求，Shen 等制备了聚己内酯嵌段聚乙烯亚胺（PCL-PEI）电荷翻转纳米粒。在中性条件下该颗粒带负电荷，pH<6 时酰胺键水解，暴露出 PEI 的氨基，使纳米粒重获内体逃逸能力，进行后续的细胞核药物递送。又譬如大分子药物的线粒体递送方面，用 R8 和 MTS 修饰含有 DOPE 的膜融合脂质体表面获得双功能脂质体 DF-MITO-Porter，可实现载体的入胞、内体/溶酶体逃逸以及线粒体靶向三级转运功能。另一方面，多细胞器靶向也受到了人们的关注。同时向线粒体和细胞核递送药物，对肿瘤的治疗有协同作用。

细胞器靶向递药已取得许多进展，但关于细胞处置和药物的胞内动力学过程研究还没有形成完整的体系。近年来，单细胞电感耦合等离子体质谱（SC-ICP-MS）、质谱流式细胞技术、超分辨率显微镜等单细胞药物分析方法的出现和发展为纳米药物的胞内命运追踪和定位研究提供了有力工具。随着对纳米药物细胞转运过程和颗粒-细胞相互作用更深入的认识和理解，细胞器靶向技术将成为纳米制剂的设计主流，并对当前纳米精准治疗产生重大影响。

参考文献

[1] Wong A C，Wright D W. Size-dependent cellular uptake of DNA functionalized gold nanoparticles [J]. Small，2016，12（40）：5529-5600.

[2] Chithrani B D，Ghazani A A，Chan W C. Determining the size and shape dependence of gold nanoparticle uptake into mammalian cells [J]. Nano Lett，2006，6（4）：662-668.

[3] Langston Suen W L，Chau Y. Size-dependent internalisation of folate-decorated nanoparticles via the pathways of clathrin and caveolae-mediated endocytosis in ARPE-19 cells [J]. J Pharm Pharmacol，2014，66（4）：564-573.

[4] Ding L，Yao C，Yin X，et al. Size，shape，and protein corona determine cellular uptake and removal mechanisms of gold nanoparticles [J]. Small，2018，14（42）：e1801451.

[5] Li L，Xi W S，Su Q，et al. Unexpected size effect：the interplay between different-sized nanoparticles in their cellular uptake [J]. Small，2019，15（38）：e1901687.

[6] Mosquera J，García I，Henriksen-Lacey M，et al. Reversible control of protein corona formation on gold nanoparticles using host-guest interactions [J]. ACS Nano，2020，14（5）：5382-5391.

[7] Shen Z，Ye H，Li Y. Understanding receptor-mediated endocytosis of elastic nanoparticles through coarse grained molecular dynamic simulation [J]. Phys Chem Chem Phys，2018，20（24）：16372-16385.

[8] Hui Y，Yi X，Wibowo D，et al. Nanoparticle elasticity regulates phagocytosis and cancer cell uptake [J]. Sci Adv，2020，6（16）：eaaz4316.

[9] Guo P，Liu D，Subramanyam K，et al. Nanoparticle elasticity directs tumor uptake [J]. Nat Commun，2018，9（1）：130.

[10] Agarwal R，Singh V，Jurney P，et al. Mammalian cells preferentially internalize hydrogel nanodiscs over nanorods and use shape-specific uptake mechanism [J]. Proc Natl Acad Sci U S A，2013，110（43）：17247-17252.

[11] Shao D, Lu M M, Zhao Y W, et al. The shape effect of magnetic mesoporous silica nanoparticles on endocytosis, biocompatibility and biodistribution [J]. Acta Biomater, 2017, 49: 531-540.

[12] Guo Y, Zhao S, Qiu H, et al. Shape of nanoparticles as a design parameter to improve docetaxel antitumor efficacy [J]. Bioconjug Chem, 2018, 29 (4): 1302-1311.

[13] Bartneck M, Keul H A, Singh S, et al. Rapid uptake of gold nanorods by primary human blood phagocytes and immunomodulatory effects of surface chemistry [J]. ACS Nano, 2010, 4 (6): 3073-3086.

[14] Dai Q, Wilhelm S, Ding D, et al. Quantifying the ligand-coated nanoparticle delivery to cancer cells in solid tumors [J]. ACS Nano, 2018, 12 (8): 8423-8435.

[15] Miller M A, Zheng Y R, Gadde S, et al. Tumor-associated macrophages act as a slow release reservoir of nano-therapeutic Pt (IV) prodrug [J]. Nat Commun, 2015, 6: 8692.

[16] Oh N, Park J H. Surface chemistry of gold nanoparticels mediates their exocytosis in macrophages [J]. ACS Nano, 2014, 8 (6): 6232-6241.

[17] Wang Y, Wu Q, Sui K, et al. A quantitative study of exocytosis of titanium dioxide nanoparticles from neural stem cells [J]. Nanoscale, 2013, 5 (11): 4737-4743.

[18] Brandenberger C, Mühlfeld C, Ali Z, et al. Quantitative evaluation of cellular uptake and trafficking of plain and polyethylene glycol-coated gold nanoparticles [J]. Small, 2010, 6 (15): 1669-1678.

[19] Serda R E, Mack A, van de Ven A L, et al. Logic-embedded vectors for intracellular partitioning, endosomal escape, and exocytosis of nanoparticles [J]. Small, 2010, 6 (23): 2691-2700.

[20] Yanes RE, Tarn D, Hwang A A, et al. Involvement of lysosomal exocytosis in the excretion of mesoporous silica nanoparticles and enhancement of the drug delivery effect by exocytosis inhibition [J]. Small, 2013, 9 (5): 697-704.

[21] Lunov O, Zablotskii V, Syrovets T, et al. Modeling receptor mediated endocytosis of polymer-functionalized iron oxide nanoparticles by human macrophages [J]. Biomaterials, 2011, 32 (2): 547-555.

[22] Lesniak A, Salvati A, Santos-Martinez M J, et al. Nanoparticle adhesion to the cell membrane and its effect on nanoparticle uptake efficiency [J]. J Am Chem Soc, 2013, 135 (4): 1438-1444.

[23] Myers A C, Kovach J S, Vuk-Pavlović S. Binding, internalization, and interacellular processing of protein ligands. Derivation of rate constants by computer modeling [J]. J Biol Chem, 1987, 262 (14): 6494-6499.

[24] Liu M, Li Q, Liang L, et al. Real-time visualization of clustering and intracellular transport of gold nanoparticles by correlative imaging [J]. Nat Commun, 2017, 8: 15646.

[25] Wang J, Bhattacharyya J, Mastria E, et al. A quantitative study of the intracellular fate of pH-responsive doxorubicin-polypeptide nanoparticles [J]. J Control Release, 2017, 260: 100.

[26] Jiang X, Röcker C, Hafner M, et al. Endo- and exocytosis of zwitterionic quantum dot nanoparticles by live HeLa cells [J]. ACS Nano, 2010, 4 (11): 6787-6797.

[27] Langer O, Karch R, Müller U, et al. Combined PET and microdialysis for in vivo assessment of intracellular drug pharmacokinetics in humans [J]. J Nud Med, 2005, 46 (11): 1835-1841.

[28] Treyer A, Mateus A, Wiśniewski J R, et al. Intracellular drug bioavailability: effect of neutral lipids and phospholipids [J]. Mol Pharm, 2018, 15 (6): 2224-2233.

[29] Sun D, Schur R M, Sears A E, et al. Stable retinoid analogue targeted dual pH-sensitive smart lipid ECO/pDNA nanoparticles for specific gene delivery in the retinal pigment epithelium [J]. ACS Appl Bio Mater, 2020, 3 (5): 3078-3086.

[30] Hu Y, Litwin T, Nagaraaja A R, et al. Cytosolic delivery of membrane-impermeable molecules in dendritic cells using pH-responsive core-shell nanoparticles [J]. Nano Lett, 2007, 7 (10): 3056-3064.

[31] Cheng F Y, Wang S P, Su C H, et al. Stabilizer-free poly (lactide-co-glycolide) nanoparticles for multimodal biomedical probes [J]. Biomaterials, 2008, 29 (13): 2104-2112.

[32] Derfus A M, Chan W C W, Bhatia S N. Intracellular delivery of quantum dots for live cell labeling and organelle tracking [J]. Adv Mater, 2004, 16 (12): 961-966.

[33] Deng H, Zhou Z, Yang W, et al. Endoplasmic reticulum targeting to amplify immunogenic cell death for cancer immunotherapy [J]. Nano Lett, 2020, 20 (3): 1928-1933.

[34] Zhao X, Ma H, Chen J, et al. An epidermal growth factor receptor-targeted and endoplasmic reticulum-localized organic photosensitizer toward photodynamic anticancer therapy [J]. Eur J Med Chem, 2019, 182: 111625.

[35] Li W, Yang J, Luo L, et al. Targeting photodynamic and photothermal therapy to the endoplasmic reticulum enhances immunogenic cancer death [J]. Nat Commun, 2019, 10 (1): 3349.

[36] Ghaffarian R, Roki N, Abouzeid A, et al. Intra- and trans- cellular delivery of enzymes by direct conjugation with non-multiva-

lent anti-ICAM molecules ［J］. J Control Release，2016，238：221-230.

［37］ Sémiramoth N，Di Meo C，Zouhiri F，et al. Self-assembled squalenoylated penicillin bioconjuages：an original approach for the treatment of intracellular infections ［J］. ACS Nano，2012，6 (5)：3820-3831.

［38］ Xu P，Van Kirk E A，Zhan Y，et al. Targeted charge-reversal nanoparticles for nuclear drug delivery ［J］. Angew Chem Int Ed Engl，2007，46 (26)：4999-5002.

［39］ Mallick A，Moer P，Ghosh S，et al. Dual drug conjugated nanoparticle for simultaneous targeting of mitochondria and nucleus in cancer cells ［J］. ACS Mater Interfaces，2015，7 (14)：7584-7598.

（浙大城市学院　孙晓译）

第十一章
分子生物药剂学研究的新模型与新方法

作为从分子水平和细胞学水平研究剂型因素对药物疗效影响的分子生物药剂学，与医药学中其他一些学科如药理学、生物化学有着密切的联系，在内容上互相渗透、互相补充、共同研究药物及其他药理活性物质与机体的关系。随着细胞模型、分子生物学、微透析技术以及人工神经网络等技术的发展，不断拓展分子生物药剂学研究的新模型与新方法，为新药创制研究提供了广泛的研究思路和技术手段。不久的将来，分子生物药剂学这门融合多方面知识的学科，必将在今后新药的研发设计中日益显示出其重要价值。

第一节　细胞培养模型的应用

细胞培养模型是近年来研究药物吸收方面取得的重要成就。药物设计与开发过程中应用细胞模型可以测定候选药物的渗透性，研究药物的转运途径和代谢，研究主动转运过程中结构活性的关系，评价被动扩散过程中最佳的物理化学性质等。细胞模型方法所需的药物量少，实验方法经济，药物分析简单、迅速，温度、pH 和环境条件均能得到有效控制，能最大程度地获得药物通过生物膜的转运机制信息。

一、肠上皮细胞模型

肠上皮细胞（intestinal epithelial cell，IEC）是具有极性的柱状上皮细胞，参与肠道的消化、吸收、分泌、免疫屏障和应激反应等。黏膜上皮内含有大量的免疫细胞和免疫分子，是机体内最大的免疫组织。IEC 是体内更新最快的一类细胞，对维持肠上皮的功能有重要作用。快速更新的特性，使其成为研究细胞增殖和分化调控机制、营养素对肠上皮的作用、细胞信号转导、肠道免疫等理想的体外模型。

目前人体肠道上皮细胞模型的构建方法有两种，分别是 transwell 模型和 gut-on-a-chip 肠道器官模型。transwell 模型由 Borchardt 和 Workers 1989 年提出，获得了美国 FDA 认证。通过在标准塑料培养皿或 transwell 插入物中培养，从人肠肿瘤中分离出来的 Caco-2 细胞，来研究体外肠道吸收和代谢。虽然这些培养物形成了分子运输的上皮单层屏障，但这些细胞呈现出非生理的鳞状上皮形态（并不是真实生理环境中的柱状突起），并不能重现人体肠道大多数的细胞分化及组织特异性特征。gut-on-a-chip 肠道器官模型是由 Hyunjungkim 等在 2012 年创建（如图 11-1），通过模拟人体肠道结构、运输吸收、生理病理属性以及关键微生物共生体，研制开发的仿生微型装置。肠道芯片由两条微流体通道组成，通道被涂有细胞外基质的多孔渗透柔性膜隔开，采用人肠道上皮细胞填满渗透性柔性膜，且通过施加循环应变模拟肠道生理蠕动运动，一个柱状上皮组织迅速向两级分化，自发地生长成折叠肠道绒毛结构，更加精确地模拟肠道复杂结构及生理变化。该模型的缺点是细胞接种过程复杂，需要的时间长，培养过程中需要添加额外的机械装置（蠕动泵、真空控制器），很难规模化应用。肠道上皮细胞因其独特的优势，已被越来越多地应用于药物吸收机制的研究。在众多类型的肠道上皮细胞中，应用最多的是 Caco-2 细胞模型。

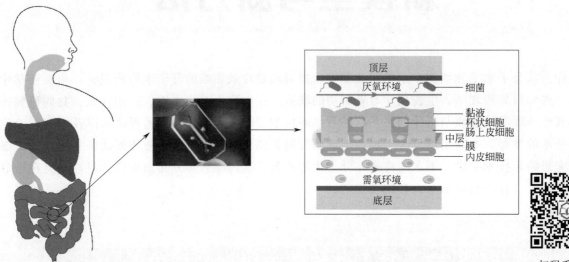

图 11-1　肠道芯片模型示意图

扫码看彩图

二、 Caco-2 细胞模型

（一） Caco-2 细胞模型概述

Caco-2 细胞是人类结肠癌细胞，在一定的实验条件下可以分化成与肠上皮细胞功能和形态相似的单层细胞。成熟时，Caco-2 细胞在邻近细胞之间建立紧密的连接，使单层细胞具有与肠上皮细胞相似的特征。Caco-2 细胞单层不仅在形态学上类似小肠吸收细胞，并且具有典型的小肠微绒毛水解酶和营养物质的转运体，与正常小肠上皮细胞相同的极性，药物在其中的吸收与小肠吸收相关性良好，可以分别研究药物从肠腔侧摄入、在细胞中的滞留代谢及基底侧的外排过程，更清楚地提示药物分子透过肠黏膜转运的机制，准确计算出被动转运的扩散系数，提供细胞水平的肠吸收信息，区分不同的药物吸收途径，在细胞水平上提供药物分子透过小肠黏膜的吸收、代谢、转运的综合信息。该模型可用于药物高通量筛选、新药筛选，从细胞水平上考察肠吸收和转运情况，实验结果重现性良好（如图 11-2）。彭芳芳等利用 Caco-2 细胞模型研究枳实和麸炒枳实中黄酮类成分橙皮苷、新橙皮苷及其单体的双向跨膜转运特征，通过高效液相色谱法测定和分析枳实炮制前后橙皮苷、新橙皮苷经细胞转运后的含量变化，计算表观渗透系数（P_{app}），考察时间对二者吸收和转运的影响。通过比较枳实和麸炒枳实中黄酮类成分橙皮苷、新橙皮苷及其单体在Caco-2 细胞模型中的吸收转运机制，从而解析炮制原理。邓改改等采用国际公认的可以模拟小肠上皮细胞的人结肠腺癌细胞系 Caco-2 细胞单层模型，分别用 6 孔和 12 孔 transwell 板，对禹白芷总香豆素及主要香豆素单体化合物进行了肠吸收转运对比研究，探索禹白芷中香豆素成分在香豆素单体给药及提取物给药情况下，吸收转运是否存在差异。为研究含有禹白芷的复方中药的禹白芷香豆素的肠吸收研究奠定了基础。

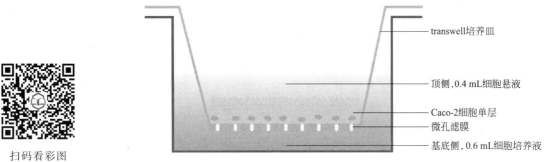

扫码看彩图

图 11-2　Caco-2 细胞模型培养示意（悬挂式 transwell）

（二）　Caco-2 细胞模型评价及优缺点

1. Caco-2 细胞模型评价手段

Caco-2 细胞模型可以通过以下指标进行评价：① 用碱性磷酸酶来评价细胞单分子层的酶；②光学显微镜和电镜检测细胞单分子层的表面和细胞间的结构；③测定细胞单分子层的跨膜电阻；④细胞间转运标准物的渗透量。

2. Caco-2 细胞模型的优点

Caco-2 细胞模型具有如下优点：① Caco-2 细胞虽然来源于人的结肠癌细胞，但在很多方面与人小肠上皮细胞是相似的，不会产生上皮细胞形态学和生理学性质上的种属差异，同源性好；②与动物实验相比，Caco-2 细胞生命力强，培养方法简单，培养细胞相对要比动物实验更省时经济；③Caco-2 细胞模型可同时对大批量药物进行快速筛选，所需药物量少，仅需数毫克即可；④受环境因素影响小，实验条件可精确控制，与动物实验相比较个体差异小；⑤培养成熟的 Caco-2 细胞是致密的单层细胞，具有与正常的小肠上皮细胞相同的极性，可以从不同方向进行摄取和转运实验，可用于区分肠腔内吸收的差异；⑥无正常成熟小肠上皮细胞在体外培育过程中出现的反分化情况；⑦Caco-2 细胞含有与刷状缘上皮细胞相关的酶系，能够检测药物的代谢稳定性，在代谢情况下测定药物的跨膜转运；⑧Caco-2 细胞含有大量转运蛋白的表达，可以用来研究包含蛋白的转运机制；⑨Caco-2 细胞可以观察药物对黏膜的毒性作用。

3. Caco-2 细胞模型的缺点

与其他药物吸收评价模型相比，尽管 Caco-2 细胞具有预测口服药物吸收和生物利用度的诸多优势，并且在形态学和功能上与小肠上皮细胞较为相似，但是与小肠上皮细胞相比，该细胞本身也存在着局限性：

① 缺少产生黏蛋白的细胞，缺少肠壁的黏液层。在小肠中，散在吸收细胞之间的杯状细胞持续释放黏蛋白形成一层黏液层，覆盖在胃肠道上形成一道对于营养物质、药物、离子、毒素、重金属和大分子的扩散障碍。对于特殊的物质如铁的转运，黏液层就不只是屏障作用。铁吸收蛋白和黏蛋白一起分泌进入肠腔，黏蛋白可以和铁螯合并促进其吸收进入细胞。而在单纯的 Caco-2 单细胞层中没有黏液层，所以其对上述药物的转运和人体小肠会有一些差异。

② 缺少细胞异质性。

③ 具有较高的细胞通透性、喂养次数多、某些酶载体或细胞内容物溢出等。

④ 细胞紧密连接比小肠细胞的胞间连接更紧密，人体小肠中紧密连接的平均孔径大约为

0.8～1.3 nm，在细胞模型中胞间孔径大约 0.4 nm，会低于经细胞旁路转运的化合物渗透性。电生理和渗透性数据表明，Caco-2 细胞紧密连接的渗透性低于小肠的平均水平。对这种现象的一种解释是，Caco-2 单细胞层的开孔数比小肠少，而平均孔径的差异是可以忽略的。另一种解释是 Caco-2 单细胞层紧密连接的孔隙（约 0.37 nm）小于小肠（约 0.8～1.3 nm），这种紧密连接使通过细胞旁路途径吸收的化合物渗透性大大降低，即使是低分子量的亲水性药物（如二甲双胍、呋塞米等）在 Caco-2 细胞模型中渗透性也很差，而这些药物在人体内却能充分吸收。另外，不同实验室培养的 Caco-2 单细胞层紧密连接差异较大，变化范围可高达 20 倍。

⑤ 代谢酶的差异。Caco-2 细胞能表达小肠上皮细胞中的多种代谢酶，如刷状缘水解酶、UDP-葡糖醛酸基转移酶、谷胱甘肽-S-转移酶等，因此可用于模拟口服药物小肠代谢的研究。值得注意的是，一些关键药物代谢酶的表达量与正常小肠细胞是有差别的，如碱性磷酸酯酶的表达与小肠相比至少高 3 倍。羧酸酯酶（CES）同工酶 hCE1 在 Caco-2 细胞中的表达比 hCE2 的水平高，而在人体小肠中则刚好是相反的。如果药物是 hCE 的底物，在 Caco-2 细胞渗透过程中会被水解，但是事实上此类药物在正常人体小肠中很少被代谢。因此，Caco-2 细胞预测部分酯类前药吸收时会产生错误的结果。与口服药物小肠代谢最相关的酶是细胞色素 P450 同工酶（CYP450），而研究表明：这一酶系中的多种亚型（最重要的是 CYP3A4）的表达不到十二指肠的三分之一。CYP3A4 在 Caco-2 细胞中的低水平表达，使得 Caco-2 在预测经该酶代谢的底物时遇到困难，如西罗莫司和咪达唑仑。

⑥ 屏障特性与结肠上皮细胞更类似，而与小肠上皮细胞还有一些差别，其细胞膜两侧的电阻差值高于小肠上皮细胞。

⑦ 细胞的培养和代系对于 Caco-2 细胞形态学和生理性质有影响，引起细胞对药物转运产生差别。

⑧ 培养条件的差别，使不同实验室得出的结果缺乏可比性。通过对不同实验室培养的 Caco-2 细胞对比研究，发现在转运研究中即使采用标准规程，不同实验室也会产生不同的结果。培养细胞系的转运和代谢性质会受到下列因素的影响：培养条件、接种密度、传代数、融合情况、过滤器与支持器、单细胞层年龄、分化时期等。在转运实验中，药物经细胞吸收的性质可由于下列条件而改变：转运缓冲液的组成和 pH 值、药物的浓度和溶解性、温度、添加剂或潜溶剂、搅拌作用、漏槽状态、分析方法等。以培养时间为例，不同代数 Caco-2 细胞间表达代谢酶和转运体的数目都是不同的。人多药耐药基因 1（hMDR1）、人多药耐药蛋白 2（hMRP2）和人乳腺癌耐药蛋白（hBCRP）的表达最佳时间是 2 周而不是普遍的最佳时间 21 天。在同一个实验室这种变异性可以通过对细胞培养方法进行标准化而避免，还应在单分子层完整性、主动转运和被动转运上设定验收标准。在不同的实验室间对比时可以设定参考化合物进行重复性评价。

⑨ 由于转运蛋白在细胞模型中活性比体内低得多，导致细胞培养模型与体内研究主动药物转运间没有定量的关系。尽管 Caco-2 细胞表达多种重要的转运体，如 P-糖蛋白（P-gp）、葡萄糖转运体、多药耐药蛋白（MRPs）等，但与正常小肠细胞相比，在数量上存在较大差异。研究表明，肽转运体、有机离子转运体、葡萄糖转运体、核苷酸转运体等转运体在 Caco-2 细胞中的表达比十二指肠上皮至少高 3 倍以上；但同时还有一些转运体在 Caco-2 细胞中表达偏低，如氨基酸转运体 ATB0、线粒体溶质载体等。转运体表达水平的过高或过低，会直接造成载体介导转运的药物预测产生与正常情况不一致的结果。因而，Caco-2 细胞模型只适用于新药研发的初级阶段。

4. Caco-2 细胞模型的应用

Caco-2 细胞模型可以用于以下领域：

（1）筛选口服药物的吸收特性　　口服药物的开发需要了解肠屏障的基本特性，候选药物在开发阶段耗资巨大，但是由于生物利用度低而被排除，通过在Caco-2细胞体外模型中对药物的吸收特征的研究，可以了解小肠吸收口服药物的结构特性，促进活性口服药物的发现；还可以筛选在肠液中稳定，小肠表皮转运良好的候选药物；研究前药的代谢和转运，筛选先导化合物；结合肝脏生物转化和代谢研究结果，对在肝脏中进行生物转化或代谢中稳定，但是生物利用度低的口服药物进行结构修饰，以提高肠吸收的生物利用度。范晨怡等将生品与炮制品加入细胞绒毛面AP侧或者基底BL侧作为供给侧，接受侧加入空白的HBSS溶液。把加好药物溶液和空白HBSS溶液的transwell培养板置于转速为50 r/min的37℃恒温摇床中，分别在1 h、2 h、3 h吸取供给池、接收池溶液各400 mL，同时补足相应的溶液。表明炮制品中的吸收渗透系数比生品中淫羊藿苷的吸收渗透系数要大。推测淫羊藿经炮制后能促进淫羊藿苷的吸收，并将淫羊藿生品、炮制品与淫羊藿苷单体进行比较，结果淫羊藿苷的分泌渗透系数均显著降低，其中炮制品种的淫羊藿苷外排比率最小，可能与炮制过程中产生对外排泵有竞争性抑制的活性成分有关，减少外排促进淫羊藿苷的吸收。应用Caco-2细胞模型可以对比淫羊藿生品和炮制品中的淫羊藿苷的吸收机制。

（2）评价药物对黏膜的毒性作用　　药物的毒性决定了它能否应用于临床，外源性物质（如铜、锌等金属离子、海洋毒素、乙醛、胆酸盐等）常常在不显示出明显的细胞毒性的剂量下，就可引起Caco-2细胞的细胞间紧密连接功能改变，以及细胞单层的通透性增加，使得肠道上皮细胞的屏障功能下降，从而导致在正常情况下不能进入体循环的分子进入机体，引起局部或更为广泛的系统效应。因此可以借助Caco-2细胞来评价外源性物质对肠道上皮细胞的毒性。何万领等研究几种常见铁化合物的有效性和毒性。用1.5 mmol/L的各种铁化合物溶液分别孵育Caco-2细胞24 h后，用细胞铁吸收量作为铁有效性指标，通过3-(4,5-二甲基-2-噻唑)-2,5-二苯基溴化四氮唑蓝（MTT）比色，乳酸脱氢酶（LDH）渗漏及细胞碱性磷酸酶（AKP）、超氧化物歧化酶（SOD）和谷胱甘肽过氧化物酶（GSH-Px）活性分析评价铁对细胞的毒性。1.5 mmol/L铁浓度对Caco-2细胞已构成毒害，且二价铁毒性大于三价铁；铁有效性越高的化合物，其毒性越强，EDTA-FeNa铁有效性和毒性均显著高于其他铁化合物。

（3）研究药物的转运机制　　由于转运蛋白在Caco-2细胞模型中与体内表达水平的不可比较或者是有效面积的差异，而且当用Caco-2细胞模型筛选化合物时，通常用低浓度的药物使主动转运的药物处于不饱和的状态，所以导致细胞模型与体内研究主动转运之间没有定量的关系。寻找对各种药物载体具有专一性标记作用的抑制剂或者底物，可以在Caco-2细胞模型研究中阐述药物转运机制。聂珍贵等采用Caco-2细胞模型考察转运时间、药物浓度对胡桃醌吸收的影响，同时采用高效液相色谱法测定胡桃醌浓度，计算表观渗透系数值。结果显示，表观渗透系数值在胡桃醌的浓度为10 μmol/L、50 μmol/L、100 μmol/L时，均无明显差异，提示胡桃醌的吸收机制主要为被动转运。张蕾等采用Caco-2细胞单层模型对黄芩苷、汉黄芩苷、汉黄芩素和千层纸素A由AP侧到BL侧和BL侧到AP侧2个方向的转运过程进行研究，同时采用高效液相色谱-紫外检测法对上述4个黄酮成分进行分析，计算表观渗透系数值。结果显示，当4种黄酮类成分从AP侧到BL侧的表观渗透系数值为$1\times10^{-6}\sim6\times10^{-6}$cm/s时，提示药物吸收良好；当药物转运量呈现一定的时间依赖性、表观渗透率值均为1时，提示4种黄酮类成分均以被动扩散为主的转运机制。Caco-2细胞模型是一种很有价值的研究肠吸收和代谢的体外模型。

三、呼吸道上皮细胞模型

呼吸道上皮细胞模型用于肺部给药研究，其模型有肺上皮细胞A549、支气管细胞HBE4/E6/E7和Calu-3等。Calu-3细胞从人支气管上皮分离得到，具有浆液细胞性质，可用作肺部给药筛选的工具。人流感病毒主要结合呼吸道表面的 α-2,6-唾液酸受体，而禽流感病毒主要结合 α-2,3-唾液酸受体。人类副流感病毒（human parainfluenza virus，HPIV）是引起婴幼儿严重呼吸道疾病主要病原体之一，特别是 HPIV3 亚型仅次于呼吸道合胞病毒。有实验利用极化的肺泡 Ⅱ型细胞系、A549 细胞系研究 HPIV3 的感染情况，发现其感染和随后的病毒脱落主要但并不唯一地发生在细胞顶端表面，而 HPIV3 与 A549 细胞的相互作用分为两种受体，一半是唾液酸基团，而另一半是细胞表面的硫酸乙酰肝素基团。鉴于单层细胞无法反映真实的呼吸道上皮，Zhang 等利用分化好的人呼吸道上皮细胞（HAEC），通过检测其构建的重组 HPIV3 在 HAEC 模型中的感染情况表明 HPIV3 主要是通过细胞顶端表面 α-2,6-键合的唾液酸基团专一性地感染纤毛细胞，然而在 HAEC 模型中观察到的 HPIV3 融合糖蛋白极性聚集于纤毛轴，限制了其与相邻细胞膜的接触，这可能是 HAEC 模型和感染者体内缺乏合胞体形成的原因。

第二节　生物物理实验技术的应用

近代物理学实验技术的发展及其与生物科学的结合和相互渗透，使得生物药剂学的研究进入细胞与分子水平。例如，电子显微技术以及近年研制成功的扫描隧道显微技术，使人们能直观地观察亚细胞的构造，甚至可以得到生物大分子的影像，可用来研究大分子药物和靶细胞的相互作用。扫描隧道显微镜的工作原理是量子力学中的隧道效应，即在低电压下两电极之间具有很大的阻抗。当两电极接近到一定距离时，电极之间产生隧道电流，电流大小和针尖与样品之间的距离呈指数关系。这样，针尖的位置就可以确定，样品表面的形貌也便于观察。中子衍射方法可用来研究药物分子在磷脂双分子层中的位置，将小分子药物进行氘氢交换，可以给出它们在生物膜中的精确位置。振动光谱可用来研究生物膜与药物及其他膜外分子的相互作用，包括膜脂与药物的相互作用和膜蛋白与药物的相互作用等。

红外光谱（IR）研究药物对脂质体相互行为影响及其分子机制，拉曼光谱和红外光谱研究抗体与脂质体相互作用机制，另外利用差示扫描量热法（DSC）、IR、核磁共振（NMR）等方法能研究药物和脂质体相互作用分子机制，用拉曼光谱可以研究脂质体的结构。通过原子力显微镜研究脂质体膜结构及对药物转运的影响。

第三节　疏水离子对的应用

由于生物技术的飞速发展，越来越多的生物药物用于临床，一方面在疾病防治中显示巨大的作用，另一方面由于其固有的特性给药剂学提出了新的挑战，即制备安全、有效、稳定的生物药物给药系统。疏水离子对（HIPs）（如图 11-3）通过将带电荷的亲水性分子与带相反电荷的疏水性抗衡离子进行离子络合而形成水不溶性物质，该电荷通常是一价或二价，分子质量低于 500 Da。作为将带电荷的小分子和肽/蛋白质治疗剂封装到纳米载体中的一种手段，该技术已获得了显著的发展。可以将水溶性差的药物配制成纳米载体，例如用纳米级的一系列可能的技术（如纳米沉淀或乳化）来完成对疏水离子对的封装。Ristroph 等从阳离子抗菌肽多黏菌素 B 硫酸盐和阴离子反离子油酸钠中获得的模型疏水离子对，并将其封装到用闪速纳米沉淀法（FNP）形成的约100 nm 的纳米载体中，并由两亲性二嵌段共聚物聚己内酯-b-聚乙二醇进行稳定。通过同步加速器小角 X 射线散射（SAXS）和透射电子显微镜（TEM）观察内部结构，发现内部结构随多黏菌素油酸酯的电荷比变化而变化。在两个 pH 和两个电荷比下测量了体外药物释放速率，为多黏菌素电荷比依赖性的敏感性提供机理方面的解释。

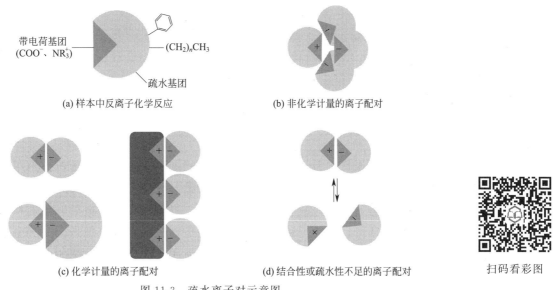

(a) 样本中反离子化学反应　　　　(b) 非化学计量的离子配对

(c) 化学计量的离子配对　　　　(d) 结合性或疏水性不足的离子配对　　　扫码看彩图

图 11-3　疏水离子对示意图

疏水离子对自乳化给药系统（SEDDS）也有着广泛的应用。Nazir 等采用单/二羧酸表面活性剂脱氧胆酸钠（SDC）、月桂酸钠（SDD）、硬脂酰谷氨酸钠（SSG）和帕莫酸二钠盐（PAM）合成亮氨酸（LEU）、胰岛素（INS）和牛血清白蛋白（BSA）在不同的 pH 和离子强度下，对 HIPs 的沉淀效率、$\lg P_{\text{正丁醇/水}}$ 和解离行为进行了评价。对这些 HIPs 的溶解度进行了研究，确定了制备 SEDDS 的合适溶剂。结果表明，HIPs 的稳定性是提高其对 SEDDS 油滴亲和度并减少其在肠液稀释后过早释放的重要控制因素。

第四节　微透析技术的应用

微透析（microdialysis）技术是由早期神经生化实验室中的灌流取样技术发展和延伸而来的一项新技术。最近，它在分子生物药剂学研究领域中有重要应用，发展速度很快。微透析技术是以透析原理作为基础的在体取样技术，是在非平衡条件下，灌注埋在组织中微透析探针，组织中待测化合物沿浓度梯度逆向扩散进入透析液，被连续不断地带出，从而达到从活体组织中取样的目的。这是一种动态连续的取样方法。微透析系统一般由微透析探针、连接管、收集器、灌流液和微量注射泵组成。探针是微透析系统中最重要的部分，根据探针的形态可分为同心圆形、线性、柔性、分流探针。其中，同心圆形探针是应用最广泛的（如图 11-4）。

微透析最大的优点在于可在其基本上不干扰机体生命活动的情况下实时、在体、在线取样，可以反映药物在特定时间内其浓度变化趋势及机体生命状态的动态变化。其采用具有特定分子量的半透膜，使透析液中不存留蛋白质和酶等大分子物质，可直接进入检测器进行检验，避免了样

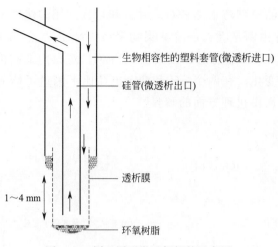

图 11-4　同心圆型微透析探针示意图

品处理过程中造成的样品污染及操作误差，提高了实验结果的准确性。其次微透析技术可以在同一动物的不同器官连续同时采样，减少了取样次数和动物数量，避免了体液损失对分布情况的影响及动物个体差异所引起的误差。药物跨膜转运具有双向性，当药物吸收入血后，微透析除了可以测定药物在机体内的浓度，还可以作为一种给药途径，将药物运送至特定靶点。大部分药物在吸收入血后，到达特定的靶器官才能发挥药效，微透析技术为现代新型给药系统的研究提供了重要方法。但微透析技术也存在局限性，由于半透膜材料及灌流液特有的性质，其只适用于水溶性、小分子的物质，大分子物质则难以透过半透膜。同时微透析取样样品浓度低，体积小，药物难以量化，通常需与 HPLC 或 HPLC-MS 等仪器联用。如果微透析可以突破这些局限性，其应用范围将更为广泛。

微透析技术在生物药剂学研究中的应用，最早主要用于研究药物向脑部的分布和转运。脑微透析法采用高灵敏度微量化学分析技术对透析液中的成分进行连续、在线、实时定量分析，以检测和分析脑内细胞外液中各类物质的含量和释放形式，是探索脑内细胞外液中物质浓度-时间变化的一种重要方法。与其他测定药物向脑组织分布和转运的方法相比，脑微透析法具有更明显的优点，如在单一动物连续取样测定 CNS 中游离药物浓度具有极好的时间和空间分辨性，而且在测定有关药物时选择性好，不受代谢物的干扰。如今，已有研究在神经重症监护病房中使用了脑微透析技术来监测颅脑外伤或蛛网膜下腔出血的患者。沈晓等探讨不同剂量的补阳还五汤益气组与活血组有效成分在 MCAO 大鼠体内的药动学特征。复制大鼠脑缺血再灌注动物模型，建立补阳还五汤微透析样品的液质联用检测方法，研究补阳还五汤益气组低、中、高剂量股静脉给药后脑缺血再灌注损失大鼠中有效成分的药动学特征。结果证明，高剂量益气组延缓芍药苷在脑内被代谢，这有利于延长芍药苷在脑内的作用时间。多巴胺是一种儿茶酚胺神经递质，在水溶液中会迅速降解。因此，脑微透析后的多巴胺分析具有挑战性。El-Sherbeni Ahmed A 等开发和验证了一种创新性的微透析偶联 LC-MS/MS 系统，提高了稳定性、准确性和周转时间，通过脑微透析技术成功监测了不稳定的多巴胺。Wan 等开发了一种新的高特异性高效液相色谱-串联质谱（LC-MS/MS）方法，并将其与微透析样品结合使用，并验证了该方法可同时测定 L-麻黄碱、D-伪麻黄碱、L-甲基麻黄碱、肉桂酸、甘草酸、液体白蛋白和苦杏仁苷。结果表明，七种成分在大鼠血液和大脑中完全不同，麻黄碱和苦杏仁苷在血液和大脑中的生物利用度较高，而麻黄碱的平均滞留时间最短。在大鼠大脑中，三种麻黄生物碱的消除率低于其余四种组分的消除率。这项研究为麻黄汤的安全机制提供了更基本的药代动力学信息。

微透析技术可用于体外药物与血浆蛋白结合的研究，其实验结果与传统的平衡透析和超滤法测定结果一致。微透析技术已用于研究非甾体抗炎药物双氯芬酸钠、布洛芬皮肤局部给药后在皮下靶组织中达到的浓度。利用眼微透析法可以获得药物在眼局部吸收、处置及消除的资料，解决了长期以来研究药物眼部处置缺乏有效方法问题。蒋阿梅等利用微透析技术研究蒙脱石镶嵌盐酸倍他洛尔微球混悬液在兔眼房水的药动学特征，结果正、反向透析法测定的回收率在同一流速下基本一致，证明连续取样微透析技术用于该新型离子交换微球混悬液的眼部药动学研究方法可行。

第五节　人工神经网络的应用

人工神经网络（artificial neural network，ANN）是以计算机来模拟生物神经网络的某些结构和功能的一种技术（如图 11-5）。人工神经网络是由类似于神经细胞的相互紧密联系的处理单元组成，它具有模式识别、系统优化、结果预测乃至联想记忆等方面的功能。人工神经网络不仅能用于分子生物药剂学研究，而且可以用于制剂处方的筛选，近来也用于药动学和药效学方面的研究。

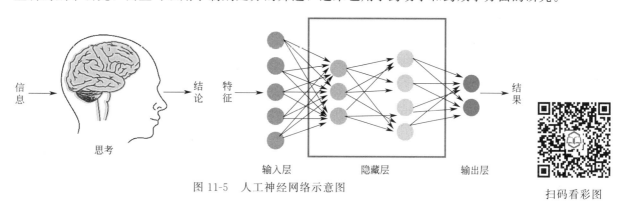

图 11-5　人工神经网络示意图

扫码看彩图

一、生物利用度研究

生物利用度是指某种剂型中药物的吸收速率与程度。人工神经网络可建立生物利用度与剂型体外特性之间的非线性关系，即体内外相关性，对剂型的生物利用度进行预测。同时由于人工神经网络可以逆向运行，为达到理想的药物体内过程，将人工神经网络中输入与输出参数对调即可得到体外释放度的控制方法。如用实测的生物利用度数据来训练人工神经网络系统，它能对未知人群的生物利用度数据进行预测，即进行群体药动学的研究。Kalluri 等使用人工神经网络（ANN）和 logistic 回归（LR）模型预测他克莫司的生物利用度和移植后糖尿病的风险。ANN 模型的 5 次交叉验证与生物利用度实验数据具有良好的相关性（$r^2 = 0.93 \sim 0.96$）。较年轻、男性、最佳体重指数显示他克莫司的生物利用度较低。ABCB1 1236 C＞T 和 2677G＞T/A 呈负相关，CYP3A5＊3 与他克莫司生物利用度呈正相关。性别偏倚与 ABCB1 3435 C＞T 多态性相关。CYP3A5＊3 与 ABCB1 1236 TT 或 2677GG 基因型合用可协同提高生物利用度。人工神经网络和多药耐受性模型探讨了调节他克莫司生物利用度和移植后糖尿病风险的个体和变量的协同效应。

二、化合物构效关系的研究

化合物的结构与药效之间存在一定的联系，但这种联系不易被轻易识别。采用人工神经网络技术模拟构效关系，已经得到了应用。文献报道，人工神经网络技术在构效关系模拟问题上比多元回归方法更为准确方便。如药物经皮吸收可以将药物的分子体积（V）、最高占据分子轨道能级（EHOMO）、最低占据分子轨道能级（ELUMO）、氢键受体的氧原子和氮原子净电荷之和（$Q_{O,N}$）与氢键给体的氢原子净电荷之和（Q_H）等相关的理论参数作为输入层神经元，用人工神经网络技术预测药物经皮渗透性，该法比通常所用的实测理化参数进行预测要简单得多。sigma-1受体已被指出是治疗神经性疼痛的有希望的药物靶点。为了帮助开发针对神经性疼痛的新型治疗剂，Laise P. A. Chiari 等使用偏最小二乘（PLS）和人工神经网络将定量构效关系（QSAR）技术应用于一系列以嘧啶为骨架的化合物网络（ANN）设计新的 sigma-1R 拮抗剂。对设计好的化合物进行 QSAR 模型预测其生物学活性值。新化合物显示出显著的生物亲和力，其中可以突出显示具有出色的 pK_i 预测值的化合物 L2、L4、L14、L17 和 L18，并通过 PLS 和 ANN 模型确认。因此，此处介绍的 PLS 和 ANN 模型的预测能力及其稳健性可以提取出可用于设计新化合物以及预测其生物学活性值的重要信息。

参考文献

[1] 梁文权. 生物药剂学与药物动力学 [M]. 3版. 北京：人民卫生出版社，2000：173.

[2] 傅贻柯. 生物药剂学简介 [J]. 中国药学杂志，1979（1）：43-46.

[3] 黄志俊. 生物药剂学及其应用 [J]. 西藏医药杂志，1990（1）：51-54.

[4] 李岩，石万，吴扬，等. 人体肠道上皮细胞模型的构建方法 [P]. 湖北省：CN110628702A，2019-12-31.

[5] Arturtsson P，Palm K，Luthman K. Caco-2 monolayers in experimental and theoretical predictions of drug transport [J]. Advanced Drug Delivery Reviews，2012，64：67-84.

[6] Hubatsch I，Ragnarsson E G E，Arturtsson P. Determination of drug permeability and prediction of drug absorption in Caco-2 monolayers [J]. Nature protocols，2007，2（9）：2111-2119.

[7] Breemen R B V，Li YM. Caco-2 cell permeability assays to measure drug absorption [J]. Taylor & Francis，2005，1（2）：175-185.

[8] 彭芳芳，林桂梅. 枳实生制品提取液中黄酮类成分及其单体在 Caco-2 细胞模型中的吸收转运研究 [J]. 中华中医药学刊，2021，39（1）：107-110.

[9] 邓改改，徐嵬，杨秀伟. 禹白芷香豆素成分在人源 Caco-2 细胞单层模型上的吸收转运研究 [J]. 中国中药杂志，2021，46（8）：2094-2103.

[10] Jin F X，Welch R，Glahn R. Moving toward a more physiologi -calmodel：application of mucin to refine the *in vitro* digestion /Caco-2 cell culture system [J]. Journal of Agricultural and Food Chemistry，2006，54（23）：8962-8967.

[11] Arturtsson P，Palm K，Luthman K. Caco-2 mo nolayersin experimental and theoretical predictions of drug transport [J]. Advanced Drug Delivery Reviews，2001，46（1-3）：27-43.

[12] Balimane P V，Chong S. Cell culture-based moels for intesti nalperme ability：acritique [J]. Drug Discovery Today，2005，10（5）：335-343.

[13] Fine K D，Santaana C A，Porter J L，et al. Effect of changing intest inalflow rate on a measurement of intestinal permeability [J]. Gastroenterology，1995，108（4）：983-989.

[14] Hidalgo I J. Assessing the absorption of new pharmaceuticals [J]. Current Topics in Medicinal Chemistry，2001，1（5）：385-401.

[15] Ungella L B. Caco-2 replace or refine [J]. Drug Discovery Today：Technologies，2004，1（4）：423-430.

[16] Imai T，Imoto M，Sakamoto H，et al. Identification of esterases expressed in Caco-2 cells and effects of their hydrolyzing activity in predicting human intestinal absorption [J]. Drug Metabolism and Disposition，2005，33（8）：1185-1190.

[17] Carolyn L C，Wolfgang J，uwe C，et al. CYP3A4-trans fected Caco-2 cells as a tool forunder standing biochemical absorption barriers：studies with sirolimus and midazolam [J]. Journal of Pharmacology-and Exper imental，Therapeutics，2004，308（1）：143-155.

[18] Hayeshi R，Hilgendorf C，Arturtsson P，et al. Comparison of drug transporter gene expression and functionality in Caco-2 cells

from 10 different laboratories [J]. European Journal of Pharmaceutical Sciences, 2008, 35 (5): 383- 396.

[19] Volpe D A. Variability in Caco-2 and MDCK cell-based intestinal perme ability assays [J]. Journal of Pharmaceutical Sciences, 2008, 97 (2): 712-725.

[20] Kamiyama E, Sugiyama D, Nakai D, et al. Culture period dependent change of function and expression of ATP-binding cassette transporters in Caco-2 cells [J]. Drug Metab olism Disposition, 2009, 37 (9): 1956-1962.

[21] Briske-Anderson M J, Finley J W, Newman S M. The inf luence of culture time and passage number on the morphological and physiological development of Caco-2 cells [J]. Proceedings of the Society for Experimental Biology and Medicine, 1997, 214 (3): 248-257.

[22] Sun D, Lennernas H, Welage L S, et al. Comparsion of human duodenumand Caco-2 gene expressionp rofiles for 12, 000 gene sequencestags and corelation with perme ability of 26 drugs [J]. Pharmaceutical Research, 2002, 19 (10): 1400-1416.

[23] 范晨怡, 陈彦, 蔡垠, 等. 淫羊藿生品及羊脂炙品中主成分淫羊藿苷的吸收差异比较 [J]. 中药材, 2012, 35 (9): 1408-1410.

[24] 何万领, 李晓丽, 禹学礼, 等. 用 Caco-2 细胞模型评价几种铁化合物有效性和毒性 [J]. 中国粮油学报, 2010, 25 (9): 82-86, 91.

[25] 聂珍贵, 高春艳, 梁翠茵, 等. 胡桃醌经大鼠肠道及 Caco-2 细胞模型转运特征的研究 [J]. 中南药学, 2013, 11 (3): 182-184.

[26] 张蕾, 冯志强, 陈孝健, 等. 黄芩总黄酮在 Caco-2 细胞上的吸收特征 [J]. 中成药, 2013, 35 (1): 59-63.

[27] Bereswill S, Chan R W Y, Yuen K M, et al. Influenza H5N1 and H1N1 virus replication and innate immune responses in bronchial epithelial cells are influenced by the state of differentiation [J]. PLoS ONE, 2010, 5 (1): e8713.

[28] Bose S, Malur A, Banerjee A K. Polarity of human parainfluenza virus type 3 infection in polarized human lung epithelial A549 cells: role of microfilament and microtubule [J]. Journal of virology, 2001, 75 (4): 1984 1989.

[29] Santanu B, Amiya K B. Role of heparan sulfate in human parainfluenza virus type 3 infection [J]. Virology, 2002, 298 (1): 73-83.

[30] Zhang L Q, Bukreyev A, Thompson C I, et al. Infection of ciliated cells by human parainfluenza virus type 3 in an *in vitro* model of human airway epithelium [J]. Journal of Virology, 2005, 79 (2): 1113-1124.

[31] 翟中和, 王喜忠, 丁明孝. 细胞生物学 [M]. 4 版. 北京: 高等教育出版社, 2011: 31-39.

[32] Ristroph K D, Prud'homme R K. Hydrophobic ion pairing: encapsulating small molecules, peptides, and proteins into nanocarriers [J]. Nanoscale Advances, 2019, 1 (11): 4207-4237.

[33] Kurt D. R, Jie F, Simon A. M, et al. Prud'homme. Spray drying OZ439 nanoparticles to form stable, water-dispersible powders for oral malaria therapy [J]. BioMed Central, 2019, 17 (1): 97.

[34] Song Y H, Shin E, Wang H, et al. A novel in situ hydrophobic ion pairing (HIP) formulation strategy for clinical product selection of a nanoparticle drug delivery system [J]. Journal of Controlled Release, 2016, 229: 106-109.

[35] Ashton S, Song Y H, Nolan J. Aurora kinase inhibitor nanoparticles target tumors with favorable therapeutic index *in vivo* [J]. Science Translational Medicine, 2016, 8 (325): 325ra17.

[36] Ristroph K, Salim M, Wilson B K, et al. Internal liquid crystal structures in nanocarriers containing drug hydrophobic ion pairs dictate drug release [J]. Journal of Colloid and Interface Science, 2021, 582 (PB): 815-824.

[37] Nazir I, Asim M H, Dizdarević A, et al. Self-emulsifying drug delivery systems: Impact of stability of hydrophobic ion pairs on drug release [J]. International Journal of Pharmaceutics, 2019, 561: 197-205.

[38] Wang W Y, Wang W, Wu H. Microdialysis sampling combined with ultra-high-performance liquid chromatography/tandem mass spectrometry for the determination of geniposide in dialysate of joint cavities in adjuvant arthritis rats [J]. Rapid Communications in Mass Spectrometry, 2018, 32 (6): 8056.

[39] Wang P S, Zhou Y L, Ouyang H, et al. A protocol for studying the interaction between small-molecular drug and DNA using microdialysis sampling integrated with chemiluminescent detection [J]. Journal of Pharmaceutical and Biomedical Analysis, 2018, 150: 294-299.

[40] 董冉冉, 王萌, 刘志东, 等. 微透析技术在中药成分体内分析研究中的应用 [J]. 中草药, 2015, 46 (20): 3117-3124.

[41] Wang P S, Zhou Y L, Ouyang H, et al. A protocol for studying the interaction between small-molecular drug and DNA using microdialysis sampling integrated with chemiluminescent detection [J]. Journal of Pharmaceutical and Biomedical Analysis, 2018, 150: 294-299.

[42] 宋宇尘, 韩新民, 袁海霞, 等. 脑微透析技术在神经精神疾病中的研究进展 [J]. 医学研究生学报, 2018, 31 (7): 750-755.

[43] Oliveira M L, KAIRALLA A C, FONOFF E T, et al. Cerebral microdialysis in traumatic brain injury and subarachnoid hemorrhage: state of the art [J]. Neurocritical Care, 2014, 21 (1): 152-162.

[44] 沈晓，余健烨，闾向丽，等．微透析技术结合液质联用的不同黄芪剂量的补阳还五汤在脑缺血损伤大鼠血药动学研究 [J]．中国医院药学杂志，2019，39（10）：996-1001.

[45] El-Sherbeni A A，Stocco M R，Wadji F B，et al. Addressing the instability issue of dopamine during microdialysis：the determination of dopamine，serotonin，methamphetamine and its metabolites in rat brain [J]．Journal of Chromatography A，2020，1627：461403.

[46] Wan H Y，Pan L J，Wang Y，et al. Pharmacokinetics of seven major active components of Mahuang decoction in rat blood and brain by LC-MS/MS coupled to microdialysis sampling [J]．Naunyn Schmiedebergs Archives of Pharmacology，2020，393：1559-1571.

[47] 蒋阿梅，李娟，韩鑫玥，等．微透析技术研究蒙脱石镶嵌盐酸倍他洛尔微球混悬液在兔眼房水的药动学特征 [J]．广东药科大学学报，2019，35（3）：327-332.

[48] Kalluri T，Kumar V K，Mohammad N S，et al. Artificial neural network model for predicting the bioavailability of tacrolimus in patients with renal transplantation [J]．PloS ONE，2018，13（4）：e0191921.

[49] Laise P A C，Aldineia P D S，Aline A D O，et al. Drug design of new sigma-1 antagonists against neuropathic pain：A QSAR study using partial least squares and artificial neural networks [J]．Journal of Molecular Structure，2020，1223：2021.

（沈阳药科大学　赵龙山）